HEYNE BÜCHER

W0238820

ESOTERISCHES WISSEN

MARK SEEM / JOAN KAPLAN

GEISTKÖRPER-HEILUNG

Das Handbuch zum Verständnis
energetischer Heilverfahren
traditioneller und alternativer
Medizin

Deutsche Erstausgabe

WILHELM HEYNE VERLAG
MÜNCHEN

HEYNE ESOTERISCHES WISSEN
Herausgegeben von Michael Görden
08/9648

Aus dem Amerikanischen übertragen
von Susanne Seiler

Titel der Originalausgabe:
BODYMIND ENERGETICS.
TOWARD A DYNAMIC MODEL OF HEALTH
erschienen bei
Inner Traditions International Ltd.
Rochester, USA

Printed in Germany 1994
Umschlaggestaltung: Atelier Adolf Bachmann, Reischach
Umschlagillustration: Elmar Kohn, Landshut
Satz: Schaber Satz- und Datentechnik, Wels
Druck und Bindung: Ebner Ulm

ISBN 3-453-07740-7

Im Gedenken an Michel Foucault, dessen Nietzschesche Perspektive und Führung mich auf den Weg sandten, Olga Bernal, die mich durch ihre frühe Unterstützung ermutigte, ein engagierter Denker zu bleiben, an Lourdes Alvarez-Klein, deren Einfluß in dieser Abhandlung allgegenwärtig ist, und für meine Kinder, Illyan und Anya Kaplan-Seem, die mich lehrten, die Dinge erfahrungswissenschaftlich zu sehen.

M. D. S.

Inhalt

Danksagung

Viele Freunde und Kollegen haben mir wertvolle Hinweise gegeben bei der Klärung und Artikulierung der hier vorgestellten Ideen, doch niemandem bin ich zu mehr Dank verpflichtet als der mexikanischen Ärztin, Akupunkteurin und Homöopathin Lourdes Alvarez-Klein, die mich mit dem Werk Georg Groddecks bekannt machte und viele Stunden darauf verwendete, den vorliegenden Text zu kommentieren. Ihre Einsichten und ihre klinische Erfahrung haben mich dazu geführt, sowohl meine Arbeitsweise mit meinen Patienten als auch mein Denken über Gesundheit und Krankheit zu revidieren.

Der Akupunkteur Robert Duggan, Präsident des ›Traditional Acupuncture Institute‹ und eine führende Kraft in der Entwicklung der amerikanischen Akupunktur, hat wesentliche Punkte meines Manuskripts kritisiert und mir dabei seine Unterstützung und Ermutigung großzügig gewährt. Auch Philip Kaplan möchte ich danken, dessen Logik mich dazu veranlaßte, viele zuvor obskure Passagen zu erhellen; Jeannette Kossuth, für ihre nützlichen Vorschläge, was Format und Struktur des Textes anbelangen; Dr. Gerald Epstein, der mir immer wieder Auftrieb gab, und Jan Resnick für seine wertvollen fachlichen Kommentare zu früheren Versionen des Manuskripts.

Mein Dank gebührt Ehud Sperling, meinem Verleger, der dieses Projekt in einem frühen Stadium annahm und mich dazu anhielt, es mit Nachdruck zu präsentieren, und Leslie Colket, Lektorin bei Thorsons, deren wertvolle Anmerkungen und Fragen zur größeren Klarheit vieler Textstellen beitrugen.

Schließlich und mehr als allen anderen möchte ich Joan Kaplan danken, meiner Frau, die in den letzten fünf Jahren nie müde wurde, mir und meinen Ideen in allen ihren Entwicklungsphasen zuzuhören, und die die riesige Aufgabe übernahm, aus einem leicht verworrenen Manuskript ein verständliches und durchweg ansprechendes Buch zu machen. Während die ganze Verantwortung für die Gedanken, die auf den folgenden Seiten dargestellt werden, bei mir liegt, wäre dieses Buch für viele Leser schwer verdaulich gewesen, hätte meine Frau es nicht so sorgfältig gelesen und überarbeitet.

Wo der Leser auf das Pronomen ›ich‹ stößt, ist der Autor gemeint. ›Wir‹ bedeutet die Körperschaft der amerikanischen Akupunkteure oder, je nach Zusammenhang, diejenigen unter ihnen, von denen gerade die Rede ist, und die die Entstehung eines neuen Paradigmas der Beziehung von Körper und Geist wahrnehmen.

Sollte der Leser die eine oder andere Passage in diesem Buch besonders gelungen finden, ist dies zweifellos den Talenten von Joan Kaplan zu verdanken, deren Sprachbegabung meine eigene bei weitem übertrifft.

MARK D. SEEM
Fire Island, New York
Im Juli 1986

Anmerkung der Co-Autorin

Mark Seem und ich haben ein gemeinsames Zuhause, gemeinsame Kinder und eine gemeinsame Lebensphilosophie. An unseren Begabungen ist jedoch nichts Gemeinsames.

Mark ist die treibende Kraft hinter diesem Buch. Das Wissen, die Ideen und die Vision, auf dem es aufbaut, sowie die klinische Erfahrung, auf der es beruht, sind sein Beitrag.

Was mich angeht, so habe ich das Vergnügen gehabt, mich einem faszinierenden Manuskript zuzuwenden und bei dessen Überarbeitung mitzuhelfen, indem ich schwierige Fragen stellte, auf die ich verständliche und interessante Antworten verlangte, und manche Textstellen neu schrieb, um sie auf übersichtlichere und ausdrucksvollere Weise aussagen zu lassen, was mein Mann anstrebte.

JOAN KAPLAN

Vorwort

Im wirklichen Leben ist der Mensch ein verkörperter Geist und ein geistvoller Körper. Deshalb sind die Konzepte von ›Geist‹ und ›Körper‹ als voneinander getrennte Dinge Abstraktionen von der Ganzheit des Menschen, wie er wirklich ist. Und doch besteht auch ein ganz klarer Unterschied zwischen den beiden, die solche Abstraktionen so real, wichtig und notwendig machen, wie ein Mensch einen Namen, eine Lebensgeschichte oder einen Fuß hat.

Keine medizinische Theorie oder Praxis hat sich mit dieser Spaltung leicht getan. Keine einfachen, fertigen Antworten zum Austausch zwischen Geist und Körper erwarten uns im fernen China, Indien oder Ägypten, im Deutschland des neunzehnten Jahrhunderts oder im zwanzigsten in Wien oder Chicago. Sogar medizinische Systeme, von denen angenommen wird, sie täten sich weniger schwer mit diesem Dilemma, haben sich damit auseinandersetzen müssen. Kapitel vierundzwanzig des ältesten chinesischen Lehrbuchs der Medizin, das *Handbuch der Inneren Medizin des Gelben Kaisers* (200 v. Chr.), enthält eine berühmte Diskussion darüber, wie ein Patient zu behandeln sei, dessen körperliche und psychospirituelle Symptome nicht dieselben sind und auf unterschiedliche Indikationen hinweisen. Im Laufe ihrer Entwicklung hat die chinesische Medizin Theorien zur Beziehung von Körper und Geist aufgestellt, doch im Abendland haben die kartesianische Philosophie und die Gerätemedizin die Einheit von Körper und Geist zur Strecke gebracht und dabei die Fähigkeit der Ärzte, eine angemessene gesundheitliche Betreuung zu gewährleisten, ernsthaft beeinträchtigt. Das Aufkommen der modernen Psychologie und Psychiatrie ist zum Teil eine Reaktion auf dieses Problem.

Mit *Geistkörper-Heilung* hat Mark Seem einen besonderen Dialog aufgegriffen zwischen zwei medizinischen Systemen, die nur selten miteinander kommunizieren. Seine bemerkenswerte und innovative Arbeit untersucht neue Möglichkeiten und bedient sich der Akupunktur, um heutige Psychologen und Psychosomatiker dahingehend zu informieren, wie sie ihre bestehende Praxis der Akupunktur erweitern können. Dieses Buch wiederholt nicht die ›Ewigen Wahrheiten‹ eines einzelnen Systems. Vielmehr läßt es sich ein, untersucht, kritisiert, bedenkt, beobachtet und fragt nach von einem eigenen, authentischen Ausgangspunkt aus.

Während seine Leser/innen vielleicht nicht mit allen Beobachtungen und Interpretationen Dr. Seems einverstanden sein werden, können sie nicht umhin, sich zu informieren und aufgefordert zu sein, die Potentiale zu überdenken, die es in ihrer eigenen theoretischen und klinischen Arbeit zu untersuchen gilt. *Geistkörper-Heilung* ist die mutige Erforschung eines uralten Dilemmas von einer völlig neuen Perspektive aus, die Akupunkteuren, Psychologen, Ärzten und Menschen in allen medizinischen Berufen und ihren Patienten wertvolle Einsichten vermittelt. Dieser Dialog wird die beiden involvierten medizinischen Systeme nicht nur bereichern, er ist ein Beitrag zum gesamten Bereich Gesundheit, Medizin und Heilung.

TED KAPTCHUK
Autor von *Das große Buch der chinesischen Medizin*

I

Die energetische Beziehung von Körper und Geist

1.

Ein neues Paradigma der Gesundheit und der Beziehung von Körper und Geist

Heilung ist nicht nur eine Eigenschaft des physischen Körpers. Wir sind Geist-Körper, und deshalb muß Heilung, ebenso wie Gesundheit und Krankheit, psychosomatisch sein.

ANDREW WEIL[1]

Den Bruch zwischen Körper und Geist heilen

Die Frage nach der Beziehung zwischen Geist und Körper ist so alt wie die abendländische Zivilisation selbst, und durch eine komplizierte Geschichte von Ausschluß und Auslassung verhält sich das gegenwärtige medizinische Modell so, als bestünde ein Bruch zwischen Psyche und Körperprozeß, wobei der Körper die einzige legitime Arena medizinischer Intervention ist, und der Geist die exklusive Domäne der psychologischen Untersuchung bleibt. Eine solche Position spricht dem Individuum, das Behandlung sucht, Geist und Seele ab, während sie die fundamentale Verbindung zwischen dem Geist-Körper und den Kräften der Außenwelt ignoriert.

Jeder ernsthafte Versuch, über das heutige medizinische Modell hinauszugehen, um ein neues Paradigma der Gesundheitsbetreuung zu entwickeln, das sich auf die Gewährleistung eines allgemeinen Wohlbefindens und auf die Krankheitsprävention konzentriert, muß mit der Aufhebung des Körper/Geist-Dilemmas beginnen, ganz besonders im Denken der Mediziner, aber auch im Gesundheitsverständnis der Allgemeinheit. Ein grundsätzliches Ziel dieses Buches besteht darin, die philosophische Position zu artikulieren, die diesem Dilemma zugrunde liegt und zur Trennung der akademischen Wissenschaften von Geist und Körper geführt hat. Nach dieser Klärung werden wir in einer besseren Lage sein, neue Wege zu untersuchen, wie Therapien von Körper und Geist integriert werden können.

Auf den folgenden Seiten wird eine solche Integration untersucht: die von Akupunktur-Energetik und Psychosomatik.

Das westliche Dilemma von Körper und Geist reicht so weit zurück wie das jüdisch-christliche asketische Ideal, demzufolge die Seele als Gefangene des Körpers angesehen wurde. Ziel eines asketischen Lebens war, sich durch Aufopferung und Selbstdisziplin über den Körper zu erheben, denn die Vorstellung von der geistigen Suche war ein entkörpertes Phänomen.[2]

Im deutschen Kulturraum des neunzehnten Jahrhunderts, wo eine Kritik des jüdisch-christlichen asketischen Ideals formuliert wurde, war Sigmund Freud darum bemüht, Anerkennung für die Bedeutung der psychischen Triebe und deren Probleme[3] zu gewinnen, während andere Denker, wie Nietzsche, die Notwendigkeit der Entwicklung einer neuen Moral postulierten, die frei von der jüdisch-christlichen Askese war.

In seinem Ringen um die *Aufwertung des menschlichen Körpers*[4] trachtete Nietzsche die Moral seiner Zeit zu hinterfragen und sich über das Dilemma von Körper und Geist zu erheben, indem er den Körper spiritualisierte. Er schuf eine Philosophie der Kräfte (Machtwille, ewige Wiederkunft, Lebensneid), die sich als ›fröhliche Wissenschaft‹ auf die Gesundheit des Körpers konzentriert, denn »wir bedürfen zu einem neuen Zwecke auch eines neuen Mittels, nämlich einer neuen Gesundheit, einer stärkeren, gewitzteren, zäheren, verwegeneren und lustigeren, als alle Gesundheiten bisher waren«.[5] Diese Gesundheit war kein Zustand, den es selbstzufrieden zu besitzen galt; er war vielmehr durch eine stete Willensanstrengung wieder und wieder zu erlangen.

Nietzsche sah sich als Diagnostiker der geistigen Krankheiten seiner Zeit und suchte nicht nur aufzudecken, auf welche Arten Körper und Geist von einander abgespalten worden waren, sondern auch welche Möglichkeiten für Transformation und Kreativität dem Menschen offenstehen.[6]

Dieser diagnostische Ansatz ist phänomenologisch[7], weil er als Einleitung zur Analyse des eigenen Transformationspotentials eine direkte Erfahrung der Spaltung befürwortet. Nicht länger zufrieden mit einer distanzierten, objektiven Haltung gegenüber der philosophischen und wissenschaftlichen Forschung, konzentriert sich die Erfahrungswissenschaft, die bei Nietzsche anfängt und ihre Blüte in jener Bewegung findet, die als Phänomenologische Psychologie bekannt ist und in Kapitel 4 erörtert wird, auf die subjektive Erfahrung der eigenen Lebensumstände.

Bei der Anwendung der phänomenologischen Vision auf die menschliche Natur betonte C. G. Jung das Bedürfnis, den Körper wiederzuentdecken, der zu lange Gefangener des Geistes gewesen war, und »uns mit dem geheimnisvollen Mysterium auszusöhnen, daß die Seele das innerlich geschaute Leben des Körpers und der Körper das äußerlich geoffenbarte Leben der Seele ist, daß die beiden nicht zwei, sondern eins sind…«[8]

Jeder therapeutische Ansatz, der Psyche und Körperprozeß integrieren will, muß dem Menschen helfen, ein größeres Bewußtsein und eine tiefere physische Erfahrung seiner Seins- und Reaktionsweisen gegenüber der Welt zu erlangen.

Solches Bewußtsein nimmt die Form eines *körperlich empfundenen Gefühls*[9] an, indem wir uns innerhalb unserer selbst spüren und uns unseren tiefsten Wünschen, Mängeln, Bedürfnissen und Unzufriedenheiten stellen. Haben wir dieses Gewahrsein einmal erlangt, wird es uns möglich, »aus den tiefsten Tiefen unseres Schmerzes, unserer Betrübnis und… Unzufriedenheit erneut zu einer Seinserfahrung in ihrer freundlicheren, ganzheitlicheren Dimensionalität zurückzufinden«.[10] David Levin, ein moderner Phänomenologe, nennt diesen therapeutischen Prozeß eine *Rückbesinnung*. Sie erlaubt uns nicht nur die Tuchfühlung mit und die Wiedererlangung von einem Gefühl der Integrität und Einheit, sondern auch die Entwicklung und Kultivierung der Möglichkeiten, die diesem Körperbewußtsein innewohnen. Hat man dieses körperlich empfundene Gefühl für das momentane Dasein in der Welt einmal erlangt, spürt man auch psychisch, was es heißt, in einer starren Geistesverfassung und den entsprechenden Rigiditäten des Körpers *gefangen* zu sein, eröffnen sich eine Reihe von Veränderungsmöglichkeiten. In diesem Sinn besteht die Überbrückung der Kluft von Körper und Geist in einer Erinnerung dessen, »was man uns schon immer zu verstehen gegeben hat«.[11]

Ein Beispiel für die Seinserinnerungen, von denen Levin spricht, ist die Offenheit der Sicht, wie sie vom Kleinkind erfahren wird, das die Welt und seine Beziehung zu ihr unmittelbar und ohne Vorurteile sieht, fühlt, hört und erfährt, ohne Vermittlung des Egos und ohne kritischen Verstand. Nur schon für einen Augenblick das Machtgefühl des Kleinkindes zu erfahren, ermöglicht es uns zu realisieren, »daß der *wirkliche* Mensch einen viel höheren Wert darstellt als der ›wünschbare‹ Mensch irgendeines bisherigen Ideals«.[12]

Hier läßt J. R. Worsley, Begründer einer englischen Schule der Akupunktur der Fünf Elemente[13], Nietzsches und Levins Ziel aus einer etwas anderen Sicht anklingen, denn er betont, daß das Ziel seiner Form von Akupunktur darin besteht, dem Klienten zu helfen, über die Relativität der Krankheit oder Beschwerde hinauszugehen und zu spüren, *wie er wäre, wäre er gesund:* körperlich, geistig und spirituell mehr eine Ganzheit.

Bei der Arbeit an der Heilung der Spaltung zwischen Körper und Geist durch Konzentration auf einen Seinszustand, der *gesund wäre,* müssen wir durch Deutung der Auswirkungen, die sie auf den Körper gehabt haben, lernen, zur Quelle psychologischer und physischer Blockaden zu gelangen. Es ist, als würde man der Auswirkungen des Regens auf die Bodenerosion gewahr oder des Winds auf die Wachstumsmuster von Bäumen. Beobachten wir zum Beispiel angespannte, hochgezogene Schultern, fragen wir uns vielleicht, in welchem Ausmaß dies die Mittel reflektiert, die früh im Leben erlernt wurden, um Druck und Verantwortung standzuhalten. Was ist der Zusammenhang zwischen Kreuzschmerzen und dem Gefühl, das Gewicht der Welt auf dem Rücken zu tragen? Die operative Entfernung eines wuchernden Wirbelstücks löst vielleicht ein örtliches Problem, doch geht sie am körperlich empfundenen Gefühl von Lebensdruck vorbei. Nur eine *Rückbesinnung* wie die oben beschriebene kann einen Menschen dazu führen, sich aufzurichten und dem Leben gesünder gegenüberzutreten. Aus therapeutischer Sicht entspricht diese Erinnerung der historischen Sichtung der Auswirkungen der Vergangenheit auf den gegenwärtigen Zustand von Körper und Geist, die Wahrnehmung des *gelebten Lebens* dieser beiden.[14]

Würden wir bei diesem ersten Schritt im therapeutischen Prozeß haltmachen und die Auswirkungen des Lebens auf Körper und Geist erkennen und behandeln, hätten wir schon viel erreicht. Denn sobald man versteht, wie spezifische Begebenheiten, Druck, Formen von Streß und emotionale Zustände zu Körperveränderungen geführt haben, wird die Realität der völligen Verbundenheit von Körper und Geist klar, und die Trennung ist aufgehoben. Gleichzeitig geht die therapeutische Methode, die ich meine, einen Schritt weiter und nimmt das Auftreten dieses körperlich empfundenen Gefühls zum Anlaß, um zu verstehen, was hätte sein können und immer noch sein kann. Hat man zum Beispiel eingesehen, daß man chronisch verspannte Schulter- und Nackenmuskeln entwickelt hat, weil man den Problemen des Lebens mit einer trotzigen Haltung begegnet, kann man damit beginnen, seine Einstellung zu ändern und so schließlich ein riesiges Maß an Energie freisetzen, das bis dahin in diesen Muskeln zur Aufrechterhaltung einer Blockade gegen das Leben aufgewendet wurde.

Levin betont, daß eine Rückbesinnung von Körper und Geist nicht nur eine *Entdeckung* dessen ist, was war, sondern auch eine *Intervention* oder *Schöpfung* dessen, was sein kann. Doch wird keine solche therapeutische Kreativität stattfinden, wenn der Therapeut oder Arzt ebenfalls im *Körper/Geist*-Dilemma gefangen ist.

Nirgends ist dieses Dilemma so offensichtlich wie bei der Ausbildung von Ärzten, Psychologen und anderen Menschen in medizinischen und psychohygienischen Berufen.

Das Medizinstudium impliziert von Anfang an, daß Studenten sich nur mit dem physischen Leib und seinen getrennten Teilen befassen sollen. Das anfänglich beim Sezieren einer Leiche empfundene Trauma wird bald von einer kalten, unpersönlichen, abwehrenden Haltung abgelöst, die wenig Platz läßt für die Kultivierung menschlicher Gefühle. »Die Wirklichkeit des Sezierens war nicht auszuhalten«, erzählt uns David Hilfliker über sein eigenes Medizinstudium, »also schützten wir uns vor ihr und projizierten uns außerhalb davon, indem wir Schranken aufstellten zwischen uns und der Existenz unserer Leichen.« [15]

Medizinstudenten haben wenig Zeit, über die Bedeutung des Lebens nachzudenken, und so überrascht es nicht, daß sie sich die professionellen Manierismen und den sterilen Jargon bald aneignen, die ihnen dabei helfen, derartige Überlegungen tunlichst zu vermeiden. Wenig Aufmerksamkeit wird im studentischen Stundenplan der Vermittlung zwischenmenschlicher Qualitäten gewidmet, obwohl gerade diese so essentiell sind im Umgang mit kranken, verwirrten und leidenden Menschen. Folglich wird dem Patienten oft klinische Distanziertheit statt menschlicher Sensibilität zuteil.

Der Praktikant der Psychologie ist hingegen sofort mit dem Bereich des Imaginären konfrontiert. Ein Einführungskurs in Neurophysiologie ist alles, was dieser Student wahrscheinlich je genießen wird. Wen wundert's also, daß jede Körperbeschwerde, die vom Klienten ausgedrückt wird, vom Praktikanten als eingebildet und lediglich psychologisch angesehen wird, hat ein Arzt einmal befunden, daß sie keine organische Ursache hat. Durch ihre Ausbildung schlecht dazu erzogen, die physische Komponente der meisten Beschwerden zu verstehen, lernen Psychologen, durch den Körper hindurch in den Geist des Klienten zu blicken und dabei den physischen Aspekt der Störung zu ignorieren.

Vor kurzem kam eine Stewardeß zu mir wegen Magenbeschwerden. Hätte die Frau die Praxis eines Arztes betreten und sich über Appetitlosigkeit, Darmblähungen und ein allgemeines Unwohlsein nach einem kürzlichen Flug beschwert, hätte man sie verschiedenen Körper- und Laboruntersuchungen unterzogen, die darauf abzielen, pathologische Zustände im Darmbereich aufzuspüren. Hätte man nichts Außergewöhnliches festgestellt, wäre ihr das mitgeteilt, und sie wäre entlassen worden. Vielleicht hätte sie die Praxis erleichtert darüber verlassen, da der Arzt keine organische Krankheit feststellen konnte. Möglicherweise hätte sie sich aber auch hilflos und irritiert gefühlt, weil sie immer noch unter Schmerzen litt, auch wenn man ihr gesagt hatte, diese hätten keine objektive Grundlage. Wäre sie ein paar Tage später nach weiteren Flügen zurückgekommen und hätte sie dem Arzt gesagt, daß sie sich nicht wohl fühle – und hinzugefügt, daß sie, wie viele Stewardessen, die sie kennt, unter ›durchhängenden inneren Organen‹ leidet, hätte der Arzt sie möglicherweise an einen Psychiater oder Psychologen überwiesen, der, nach Bestätigung der ärztlichen Diagnose der Abwesenheit von organischen Störungen, angenommen hätte, das Problem bestehe lediglich ›in ihrem Kopf‹. Er hätte die Patientin ihre Gefühle über das Fliegen, ihre Karriere, ihre Beziehungen usw. ausdrücken lassen, doch weder im einen noch im anderen Fall hätte man das körper/geistige Problem der Frau als einen lebendigen Faktor in seiner phänomenologischen Ganzheit gesehen. Demnach wäre sie gezwungen gewesen, ihre psychische und emotionale Erfahrung von dem zu trennen, was sie tatsächlich in ihrem Körper spürte.

Ein Akupunkteur hingegen würde die Klage dieser Frau auf ganz andere Weise anhören, ansehen und fühlen und sich auf das Wahrnehmen von Mustern konzentrieren, die den verschiedenen Beschwerden Sinn geben und sie verbinden. Die Akupunktur sähe darin eine Schwäche im Energiehaushalt der Milz, von der es in alten chinesischen Texten heißt, sie »trägt die inneren Organe und verhindert den Prolaps«.

Manche Akupunkteure werden auch die Beziehung zwischen diesen Beschwerden und dem Erdelement der klassischen Theorie der Akupunktur untersuchen wollen. Indem sie die Erde ständig verlassen (die Erde wird mit dem Energiehaushalt der Milz in Verbindung gebracht), um sich in fremde Länder zu begeben, schwächen Stewardessen ihre inneren Organfunktionen. Das von vielen zum Ausdruck gebrachte Gefühl eines Absackens ihrer Eingeweide würde von einem Akupunkteur sehr wohl ernst genommen, wie auch von jedem anderen Körper-

oder Psychotherapeuten, der vertraut ist mit Körper und Geist als integrierter Einheit.

Ein offensichtlicher Vorteil der Akupunktur besteht darin, daß sie dem *körperlich empfundenen Gewahrsein* des Patienten Glauben schenkt und eine *Seinserinnerung* wachrufen hilft, die immer eine von Körper und Psyche wahrgenommene Rückbesinnung ist.

Obwohl sie es besser wissen, sind erfahrene Ärzte in den meisten Fällen gezwungen, sich so zu verhalten, als gäbe es in ihrer Praxis nur einen Körper und seine Einzelteile, da sie, wenn überhaupt, nur bescheidene therapeutische Mittel zur Hand haben, um auf der psychischen Ebene zu intervenieren.

Gleichermaßen tun die meisten Psychiater, Psychologen und Psychotherapeuten so, als bedürfe nur die Psyche der Aufmerksamkeit, und betrachten körperliche Beschwerden entweder als etwas für den Allgemeinpraktiker oder als Daten, die ausschließlich gemäß ihrer psychologischen Bedeutung zu interpretieren sind.

Während es gegenwärtig eine Bewegung innerhalb der Medizin gibt, die Interaktion von Körper und Geist zu verstehen, ist diese bislang auf die wissenschaftliche Forschung[16] beschränkt geblieben und hat auf die Gepflogenheit unserer Kultur, entweder Ärzte für den Körper oder Ärzte für den Geist auszubilden, nur wenig Einfluß gehabt.

Deshalb überrascht es nicht, daß Patienten laufend bei der Trennung von Körper und Geist mitmachen und nur mit einem Teil ihres Wesens zu einem bestimmten Arzt gehen.

Der energetische Zugang zu Körper und Geist, der in den folgenden Kapiteln dargelegt wird, kann als phänomenologischer Ansatz verstanden werden, der darauf abzielt, Menschen zu helfen, den Kontakt zu ihrem inneren Körperbewußtsein und ihrem Veränderungspotential wiederzuerlangen, um zusammen mit ihnen an der Reintegration von Psyche und Körperprozeß zu arbeiten.

Körperströme

Genau wie es in der heutigen Medizin und Psychologie keinen adäquaten Ausdruck für die Interaktion von Geist und Körper gibt, ist dort auch kein Platz für ein Verständnis des menschlichen Energiehaushalts und der Kräfte, die das menschliche Leben bestimmen.

Auch wenn eine Reihe von Ärzten die konventionelle Medizin sowohl deswegen als auch dafür kritisiert haben, daß sie trotz der Entdeckungen der modernen Physik an dem Dualismus von Körper und Geist festhält, zeigt sie sich auffallend resistent oder aber unfähig, ihrem Wissen das von der Energie als Kernsatz der modernen Quantenphysik einzuverleiben.[17]

Die heutige Medizin entbehrt nicht nur einer Philosophie der Energie, weil ihr laut Andrew Weil »jede Theorie und Philosophie« fehlt.[18] Da sie sich als Wissenschaftler sehen, brauchen moderne Ärzte sich nicht mit einer Lebensphilosophie oder spirituellen Fragen abzugeben. Auch wenn sie manchmal beiläufig diskutiert werden, besitzen Gefühle, Gedanken, Einstellungen und Regungen keine wissenschaftliche Glaubwürdigkeit. Das ist ein ernsthaftes Defizit, denn ein Arzt, der das psychologische und spirituelle Leben seiner Patienten nicht einbezieht, wird niemals in der Lage sein, Präventivmedizin zu praktizieren.

Der Zustand ist jedoch nicht so desolat, wie es scheinen mag, denn wir befinden uns an einem kritischen Punkt bei der Einführung des neuen Paradigmas von Gesundheit und Heilung, das auf Prävention und der Erhaltung von Wohlbefinden abzielt und von einer engagierten Gruppe von Ärzten, Geistes- und Körperwissenschaftlern vorangetrieben wird.

Diese neue Art Therapeut oder Arzt untersucht die Möglichkeit einer Feldtheorie im Bereich des Heilens, die von einem angemessenen Begriff der energetischen Beziehung von Körper und Geist genährt wird und dazu dient, Physiologie und Spiritualität zu verbinden. Diese Wissenschaftler teilen ihre Vision der Wirklichkeit mit der Realität der modernen Physik, Biologie und Psychologie, die, wie Fritjof Capra, selbst ein Physiker, uns mitteilt, »sich dessen bewußt [sind], daß mystisches Denken einen stimmingen und relevanten philosophischen Hintergrund für die Theorien der zeitgenössischen Wissenschaft liefert, in der die wissenschaftlichen Entdeckungen von Männern und Frauen in vollkommener Harmonie mit ihren spirituellen Zielen und religiösen Glaubensvorstellungen sein können«.[19]

Dr. Julian Kenyon, ein britischer Arzt und Forscher auf dem Gebiet der elektrischen Energie, ist der Meinung, daß die wichtigsten Phänomene für die medizinische Forschung und Lehre ihrem Wesen nach energetisch sind. Ausgehend von der Annahme, daß alle biologischen Begebenheiten aus elektrischen Veränderungen bestehen, die, lange bevor eine strukturelle Anormalität auftritt, von einer Reihe von elektro-sensitiven Geräten entdeckt werden können, betont Kenyon die Bedeutung dieser Tatsache für die Präventivmedizin: »Können pathologische Veränderungen auf der energetischen Ebene entdeckt werden, kann schon viel früher eine Diagnose gestellt werden, und auch die Pathologie ist in diesem Stadium leichter rückgängig zu machen, als wenn sich bereits ein Knoten gebildet hat.«[20] Leider betrachtet die Medizin, mit ihrem Nachdruck auf Biologie und Biochemie, diesen Gedanken mit großer Skepsis. Würden Ärzte mehr wie Physiker ausgebildet, argumentiert Kenyon, erschiene ihnen die energetische Sicht eindeutig wissenschaftlicher.

Dr. Robert O. Becker, ein orthopädischer Chirurg, der mehr als zwanzig Jahre auf die Untersuchung der Gliederregeneration und elektrischer Kräfte im menschlichen Körper verwandt hat, kommt zu ähnlichen Schlüssen wie Kenyon.

Als er zu den vitalistischen Vorstellungen des achtzehnten Jahrhunderts zurückkehrte, vor allem in der Arbeit Galvanis, entdeckte Becker erneut die Bedeutung der Elektrizität als vitales Element im Lebensprozeß. Angefangen mit einer Studie, warum und wie Salamander in der Lage sind, ihre verlorenen Glieder nachwachsen zu lassen, sind Becker und seine Kollegen der schwierigen Frage des menschlichen Unvermögens nachgegangen, auf dieselbe Weise zu regenerieren.

Becker fuhr trotz der ungeheuren Hindernisse, die ihm seitens des wissenschaftlichen Establishments in den Weg gelegt wurden, mit seinen Untersuchungen fort; seine Entdeckungen führten zum Begriff der Elektromagnetik in allen Lebewesen. Im Menschen besteht diese aus einem regelrechten *bio-elektrischen Selbst,* das über große selbstheilende Kräfte verfügt.

Seine Arbeit hat zu der heute weitverbreiteten Technik der Heilung von Knochenbrüchen durch elektrische Stimulation beigetragen und wirft weiterhin Fragen zur Körperelektrizität auf – vom Körper als einem Kraftfeld, das von denselben dynamischen Kräften durchdrungen ist, die alles Leben beseelen.

Mit der Entdeckung des Penicillins in den späten Zwanzigern war die Verwandlung der Medizin in eine moderne Technologie vollendet. Während sie zuvor eine Kunst gewesen war, die die Intuition und das Können des Arztes kombinierte und natürliche Heilmittel einsetzte, deren Wirksamkeit sich durch jahrhundetelanges Erproben erwiesen hatte, nahm die technologische Medizin – besonders die Biochemie – die Stellung einer Wissenschaft ein.[21]

Infolge dieser technologischen Verlagerung, meint Becker, habe die Medizin ihre Menschlichkeit verloren.

Gewappnet mit der Annahme, die Praxis der Medizin sei wissenschaftlich und die Wirksamkeit der Therapie liege in der wissenschaftlich effektiven Natur der Verschreibungen und Prozeduren, vernachlässigt der heutige Arzt die Rolle der Persönlichkeit im Behandlungsprozeß und nutzt die angeborene Regenerationsfähigkeit des Patienten nicht. »Es besteht weder ein Bedarf an den autoregenerativen Kräften des Patienten, noch eine Strategie, um diese zu fördern. Das Leben wie einen chemischen Automaten zu behandeln, heißt, daß es keinen Unterschied macht, ob der Arzt sich um den Patienten sorgt – oder ihn überhaupt kennt –, und ob der Patient den Arzt mag und ihm vertraut.«[22]

Die Folge der technologischen Behandlung von Teilen statt Patienten, von Symptomen statt der Person in ihrer ganzen Komplexität, ist, daß viele Patienten, und sogar diejenigen, die die ungeheuren Kosten dieser technologischen Errungenschaften tragen können, sich der Allopathie entfremdet fühlen, was zu der paradoxen Situation geführt hat, in der die Leute den etablierten Ärzten ausweichen, zugunsten von scheinbar holistischen (obgleich oft vorwissenschaftlichen) Behandlungsweisen, die die bedeutenden Fortschritte der modernen Medizin nicht zu schätzen wissen. Unzufriedene Patienten fühlen sich trotz der geringen wissenschaftlichen Beweise ihrer Wirksamkeit von diesen alternativen Therapien angezogen, weil es in ihnen einen Platz gibt für die *»Beziehung von Arzt und Patient, Vorsorge* und die *angeborenen Regenerationskräfte der Natur.«*[23]

Weil sie ihr Heil allein in der Biochemie gesucht hat, hat die Medizin die Möglichkeit geopfert, medizinische Phänomene von anderen Gesichtspunkten aus zu betrachten. Sie hat die Fortschritte einer vitalen und lebendigen Physik mit ihrer Verheißung einer Feldtheorie ignoriert. Während die heutige Medizin diese Fragen zu übergehen scheint, wird die breite Öffentlichkeit sich dessen bewußt, was die Popularität von Capras Bestseller *Das Tao der Physik*[24] erklärt, der der Beziehung zwischen östlicher Mystik und der neuen Physik nachgeht. Jedes Jahr erscheinen mehrere neue Titel zu diesem Thema. Viele handeln von der menschlichen Seite der Physik, von Physik als Wissenschaft und einer Art, das Leben zu betrachten.[25]

Viele Menschen wenden sich östlichen Philosophien und Praktiken zu, in denen Begriffe der Lebenskraft und Energie auf ergänzende Weise zu den Ideen gegenwärtig sind, die in der modernen Physik auftauchen.[26]

Diese alternativen Sichtweisen verlangen nach einem neuen Paradigma in der Medizin, das Krankheit ganz anders problematisiert. Statt sich ausschließlich mit der Entdeckung und Behandlung von organischen Störungen zu befassen, konzentriert sich das neue Paradigma auf die Energie des Klienten und breitet sich langsam über die Grenzen der Welt der Alternativmedizin bis zu den Außenposten der herkömmlichen Medizin aus. Diese Haltung führt zur Zusammenarbeit von Therapeuten von Körper und Geist und erhebt Fragen bezüglich der Möglichkeit einer Frühentdeckung energetischer Unausgewogenheiten, ehe noch organische Veränderungen aufgetreten sind.

Man könnte sagen, daß der Arzt eigentlich nie das *lebendige Ereignis* des tatsächlichen Seinszustands des Patienten diagnostiziert und gewöhnlich nur zur Diagnose eines Zustands kommen kann, wenn dieser Monate, Jahre oder gar Jahrzehnte Zeit gehabt hat, sich zu entwickeln.

Zum Beispiel kann ein Mann in den Vierzigern mit einer diagnostizierten Prostatitis sich jahrelang bei seinem Arzt über Kreuzschmerzen und tropfenweisen Harnverlust beklagt haben. Möglicherweise sind diese Beschwerden während dieser ganzen Zeit als geringfügig abgetan worden, bis eine Untersuchung schlechte Befunde brachte. Wäre die Situation dieses Mannes am Anfang energetisch eingeschätzt oder elektrisch gemessen worden, hätte eine vorbeugende Behandlung initiiert und die Prostatitis vermieden werden können.

Solch vage Beschwerden wie diese machen fünfzig bis achtzig Prozent der Fälle eines Allgemeinpraktikers aus. Eine Grundannahme des neuen Paradigmas wird lauten, daß eine vom Patienten empfundene Unstimmigkeit zur Folgerung führt, es sei in ihm wirklich etwas aus dem Gleichgewicht geraten, das nach einer Art Reintegration von Körper und Geist verlangt. Therapien werden nicht länger nur auf der Basis ihrer wissenschaftlichen Gültigkeit beurteilt, sondern vielmehr in Begriffen, wie effektiv sie sind im Verstehen und Behandeln des Problems, wie es vom Patienten erfahren wird.

Dieses Buch untersucht die energetische Auffassung des Körpers von zwei Seiten: erstens aus der überlieferten Sicht von Akupunktur und Energetik, die es sich zur Aufgabe machen, viele spezifische Unausgewogenheitsmuster zu erklären und zu behandeln, und zweitens von der Warte der klassischen und modernen Psychosomatik, die auf dem Begriff psychischer Energien fußt. Dies führt zu einem dynamischen Zugang zur ›Beziehung von Körper und Geist‹ wobei Körper/Geist als ein energetisches Phänomen betrachtet wird.

Die Wiederentdeckung der Psychosomatik

Bei einem Seminar über die Beziehung von Akupunktur und Psychosomatik, das ich vor drei Jahren anläßlich einer Konferenz über Akupunktur gab, zeigten die Anwesenden nur wenig Interesse an der Akupunktur als psychosomatische Therapie. Zwei Jahre später legten bei einer ähnlichen Konferenz fünf Referenten viel Wert auf den psychosomatischen Ansatz. Also scheint die psychosomatische Frage eine gewisse Dringlichkeit erlangt zu haben, wobei es ein Ziel dieses Buchs ist, den philosophischen Überbau für einen Ansatz zu liefern, der Psychosomatik und Akupunktur-Energetik vereint.

Beim neuen Paradigma des Körper/Geists, zu dem dieses Buch beizutragen hofft, liegt der Nachdruck weniger auf Diagnose und Behandlung von Krankheit, die immer in den medizinischen Bereich fallen werden, sondern konzentriert sich mehr auf die Entdeckung energetischer Unausgewogenheiten und auf Therapien, die in der Lage sind, auf der energetischen Ebene einzuschreiten. Dabei sind eine pragmatische Reihe ineinandergreifender psychologischer und somatischer therapeutischer Modelle und die Zusammenarbeit von Therapeut und Arzt die Regel.

Dadurch wird die wissenschaftliche Präzision beim Benennen einer Krankheit ihre Vormachtstellung einbüßen und durch ein philosophisches Modell ersetzt werden, das den Menschen innerhalb des Kontexts seiner Stellung in Gesellschaft und Universum ansiedelt. Die neuen Therapeuten und Ärzte stimmen mit Georg Groddeck, dem Vater der Psychosomatik, überein, der den energetischen Ansatz zu Körper und Geist inspirierte, daß »die einzig … brauchbare Diagnose die ist, die der Kranke selbst in Wort, Tat und Erscheinung, Symptom, stellt«.[27]

Akupunktur, das fehlende Glied

Weil sie zu einer neuen Sicht der Psychosomatik beiträgt, wird die Akupunktur-Energetik als fehlendes Glied im westlichen Verständnis der Interaktion von Körper und Geist angesehen. Über zweitausend Jahre haben orientalische Ärzte die Art und Weise beobachtet und festgehalten, wie Symptome eines Ungleichgewichts entlang den zusammenhängenden energetischen Pfaden auftreten, die als Meridiane bekannt sind.

Dieses Wissen dient dazu, die Beziehung zwischen dem zu erklären, was im medizinischen und psychologischen Verständnis getrennte Phänomene zu sein scheinen. Anläßlich der Akupunktur-Behandlung erklärt der Therapeut dem Klienten in der Regel, daß seine Symptome Teil eines bestimmten Energiemusters sind, und erhält darauf die eifrige Antwort, daß der Klient schon immer das eindeutige Gefühl gehabt habe, seine unvereinbaren Symptome würden in Wirklichkeit zusammenhängen. Die Energiemuster der Akupunktur sind klinisch nachgewiesen und jahrtausendelang erfolgreich angewandt worden.

Die Aufnahme der Akupunktur-Energetik in den Lehrplan der Interaktion von Körper und Geist dient zunächst dem Ziel, westliche Akupunkteure von der Notwendigkeit zu überzeugen, sich in Studium, Lehre und Praxis der Akupunktur über das überlieferte chinesische Medizinmodell hinauszubewegen und neue Formen der Akupunktur-Therapie zu entwickeln, die auf die spezifischen Probleme westlicher Klienten zugeschnitten sind. Gefangen zu bleiben in den inhärenten Schranken der herkömmlichen chinesischen Medizin wird den Nutzen ernsthaft einschränken, den westliche Menschen aus der Akupunktur sowohl als Therapie als auch als Hilfsmittel bei der Rekonzeptualisierung der Beziehung von Körper und Geist ziehen können. Ted Kaptchuk bemerkt, daß das chinesische Heilungsmodell, wie das der westlichen Medizin, tatsächlich eines ist, das sich auf die Diagnose und Behandlung von Krankheiten konzentriert, und daß es für uns im Westen wichtig ist, über das chinesische Modell zur Behandlung von Krankheit hinauszugelangen und uns statt dessen auf die Erhaltung von Gesundheit und Wohlbefinden zu konzentrieren. In diesem Sinne hoffen wir, daß dieses Buch eine Hilfe sein wird beim Entwurf einer »Unabhängigkeitserklärung der westlichen Akupunktur«.[28]

Zweitens zielt dieses Buch darauf ab, Körpertherapeuten, die sich im Raum dessen bewegen, was ich *somatische Energetik* nenne, die Wichtigkeit und Nützlichkeit von Psychosomatik und Akupunktur-Energetik vor Augen zu führen, die es ihnen ermöglichen, ihre Körperarbeit auf eine energetische Ebene zu lenken, die die Rolle der Psyche nicht mißachtet.

Drittens möchte dieses Buch dazu beitragen, das Interesse an der psychoanalytisch inspirierten Arbeit der Psychosomatik der zwanziger bis fünfziger Jahre wiederzuerwecken, um Psychotherapeuten, die mit diesen Werken nicht mehr vertraut sind, wie auch Akupunkteure und Körpertherapeuten mit einer Phänomenologie der psychischen Energie zu versehen, die, im Gegensatz zur alten orientalischen Philosophie, mit unserer eigenen Kultur übereinstimmt. Der wichtigste Grund für den relativen Niedergang der psychoanalytischen Psychosomatik liegt in ihrem Unvermögen, die psychosomatischen Störungen zu behandeln, die sie so brillant analysiert. Es war die vergebliche Hoffnung jener Therapeuten, daß die moderne Physiologie und vor allem die Endokrinologie die oftmals erstaunliche Beziehung zwischen bestimmten emotionalen Zuständen und spezifischen organischen Funktionen, wie zum Beispiel Kummer und Asthma mit begleitender Konstipation, erklären würde, die der Analytiker symbolisch deuten, aber nicht physiologisch bewerten konnte. Die Akupunktur-Energetik, mit ihrem komplexen System energetischer Zusammenhänge, die spezifische Körperfunktionen zu präzisen affektiven Zuständen in Beziehung setzt, bietet weitreichende Erklärungen für viele bislang undefinierte somatische Reaktionsmuster und Interrelationen des Körper/Geistes. Um die Warte der Akupunktur nützlicher zu gestalten bei der Behandlung westlicher körper/geistiger Störungen, müssen wir uns auch der Einsichten der westlichen Psychosomatik annehmen. Viele westliche Menschen, die ein Interesse an orientalischer Philosophie und Praxis bekunden, leiden unter einem Romantizismus, der östliche Konzepte unhinterfragt übernimmt. Die pauschale Adaption eines östlichen Denkmodells wird der Entwicklung eines neuen westlichen Paradigmas der Gesundheit nicht zuträglich sein, denn die asiatischen Medizinmodelle verfügen nicht über eine hinreichende psychologische Theorie, um der Psychologie des westlichen Individuums Rechnung tragen zu können.

In diesem Zusammenhang passen die Mythen und Metaphern, die von der Psychoanalyse und Psychologie aufgedeckt worden sind, besser zu unserem tatsächlichen Erleben als die Beobachtungen der orientalischen ›Psychologie‹.[29]

Es gilt zu beachten, daß ich mit der Befürwortung einer kombinierten Anwendung von Psychosomatik und Akupunktur-Energetik nicht den gesamten psychoanalytischen Ansatz gutheiße. Dieses Buch beschäftigt sich ausschließlich mit jenem Teil des psychoanalytischen Werks Groddecks, das sich mit dem Entstehen psychosomatischer Störungen und der intrinsischen Beziehung zwischen Psyche und Soma bei manchen, wenn nicht allen Beschwerden befaßt. Sie brauchen sich den psychoanalytischen Konzepten der Psychosexualität nicht anzuschließen, die zu einseitigen Interpretationen führt und alle Begebenheiten auf ein Wiedererleben der frühen Familiendynamik reduziert, um die philosophische Präzision und gewissenhafte Beobachtung schätzen zu können, mit der körper/geistige Phänomene von den Pionieren der psychosomatischen Medizin erkundet wurden.

Schließlich hofft dieses Buch ein Bild der Energetik des Körper/Geists bereitzustellen, das Leserinnen und Lesern hilft, ihre eigenen körperlichen und psychischen Wahrnehmungen zu erkennen, und der subjektiven Erfahrung des Klienten wieder den Vorrang einräumt als Mittelpunkt eines jeden neuen Therapiemodells des Körper/Geists. Während das dominante Medizinsystem von den Leuten verlangt, daß sie ihre geistigen und körperlichen Beschwerden voneinander trennen, wird die phänomenologische Sicht von Körper und Geist sowohl auf einer vereinheitlichten Sicht des Körper/Geists bestehen, als auch auf einem therapeutischen Prozeß, der Klienten wieder lehrt, sich zu erinnern, wie der Körper/Geist sich befinden könnte, wäre er nicht blockiert und würde er frei fließen.

Mit anderen Worten macht sich dieses Buch auf, einen phänomenologischen Zugang zur Energetik von Körper und Geist zu entwickeln, wobei der Körper/Geist als komplexes Energiefeld gesehen wird. Auf diese Weise läßt es den Willen oder die Seele von Klient und Therapeut aufleben, als aktives Agens im Kampf zur Aufrechterhaltung von Gesundheit und der Verhütung von Krankheit.

Der neue Therapeut betrachtet den Körper/Geist als ein lebendiges, offenes System, das auf allen Ebenen seines Funktionierens mit den Himmeln (kosmischen Energien, Wetter, Einflüssen von Sonne und Mond) und der Erde (ökologische und gesellschaftliche Energien und Kräfte) in Verbindung steht. Er geht über die mechanistischen Ansichten eines Descartes hinaus und wendet sich Wissensgebieten zu, in denen der feldtheoretischen Frage nachgegangen wird.[30]

Die Relativität lebendiger Systeme als Energie- oder Kraftfelder weist Parallelen zur überlieferten chinesischen Philosophie auf. Die klassische Akupunktur-Energetik, die auf den alten Konzepten von Energie, Fluß und Transformation basiert, erweist sich als besonders wirksam, wenn es darum geht, die energetischen Therapieformen in die Arena der menschlichen Feldtheorie einzubringen.

Über die Relativität sich gegenseitig beeinflussender Kräfte hinaus gilt es, der Relativität unserer eigenen Position als Beobachtenden und Handelnden Rechnung zu tragen.

Das Körper/Geist-Kontinuum

Während die Sicht von Körper und Geist als integrierte Einheit nicht neu ist, müssen westliche Ärzte und Klienten gleichermaßen lernen, ihre eigene relative Haltung zu erkennen, ob diese nun mehr auf der *psychischen* (Geist) oder der *somatischen* (Körper) Seite liegt – und gleichzeitig anfangen, andere Positionen zu schätzen und das wahrnehmen zu lernen, was als *Körper/Geist-Kontinuum* bezeichnet werden könnte.

Ein Klient, der wegen eines steifen Nackens Hilfe sucht, beginnt vielleicht schon bei der ersten Konsultation über den Schmerz in seinem Leben zu sprechen, über Enttäuschungen, Frustrationen, Lasten und Traumata. Ein solcher Klient befindet sich in seiner eigenen körper/geistigen Erfahrung der Welt eindeutig mehr auf der psychischen Seite als einer, der dasselbe Problem hat, jedoch mit Genauigkeit angeben kann, welcher Wirbel involviert ist, seit wann der damit verbundene Schmerz auftritt und welcher Art er ist. Genauso befindet sich ein Therapeut, der sich mehr auf die Körper*art* konzentriert, die er vor sich hat, dem Haltung, muskuläre Verspannungen, Schwächen, kalte und heiße Körperstellen auffallen, mehr auf der somatischen Seite als einer, der sich statt dessen mit dem Inhalt der Geschichte des Klienten und den inneren Zusammenhängen seiner Gefühle und Triebe auseinandersetzt.

Eine Arbeitshypothese bei der folgenden Diskussion ist, daß wir uns alle irgendwo auf dem Körper/Geist-Kontinuum befinden, wobei wir uns häufig nicht über unsere Stellung im klaren sind und uns manchmal negativ oder kritisch gegenüber Menschen verhalten, die auf diesem Spektrum andere Positionen einnehmen.

Als mein Sohn zehn war, fragte er mich, ob er, wenn er wählen könnte, lieber bester Sportler oder Klassenbester werden sollte. Seine Frage zeigte, daß er begann, die Last der relativen Wichtigkeit zu spüren, sich vor seinen Kameraden sportlich hervorzutun, wobei er sich gleichzeitig seiner eigenen sowie der Position seiner Eltern auf diesem Kontinuum gewahr wurde, die mehr der psychischen Seite zuneigten. Da er vermutete, daß wir, vor die absolute Wahl gestellt, der Intelligenz (Geist) den Vorzug vor athletischen Fähigkeiten (Körper) geben würden, rang mein Sohn mit dem Wo und Wie seiner eigenen Einstellung. Hoffentlich wird er nie in der absoluten Lage sein, den Sport zugunsten einer einseitigen intellektuellen Entwicklung aufgeben zu müssen, sondern sich vielmehr auf der Basis seiner eigenen Stärken und Vorlieben dafür entscheiden, wo er stehen möchte, ohne Vorurteile gegen Kinder zu entwickeln, die sich woanders auf dem Körper/Geist-Kontinuum befinden.

Der westliche Verstand denkt größtenteils in binären Gegensätzen[31]: hell und dunkel, gut und böse, Subjekt und Objekt, innen und außen. Geist und Körper sind einfach ein weiteres Gegensatzpaar, nützlich im Umgang mit der Umwelt und zur Bekräftigung unserer Beziehung zu ihr. Es ist jedoch essentiell, daß wir, die wir im körperlichen und psychischen Bereich der Medizin arbeiten, sowohl für unsere eigene Entwicklung als auch für die unserer Klienten lernen, unsere eigene *relative* Position zu sehen, während wir diejenige anderer Leute bewerten. In den von den unseren am weitesten entfernten Stellungen müssen wir eine wichtige Herausforderung zur Weiterentwicklung sehen anstatt Meinungen, die es als unzutreffend bloßzustellen gilt. Ohne einen grundlegenden Sinn für Relativität führt das Einnehmen binärer Oppositionen letztlich zur Übernahme der archaischsten aller Gegnerschaften, von Gut und Böse. Wir lernen, uns dieser voreiligen Gegenüberstellungen zu enthalten, indem wir unseren Zugang zu Gesundheit, Wohlbefinden und Krankheit beleben. Die angesprochenen Fragen sind zu komplex, um absolute Positionen zu erlauben.

Nachstehend finden Sie ein Schema des Körper/Geist-Kontinuums sowie einige logische Konsequenzen, die aus den absoluten Polen auf dem Kontinuum hervorgehen.

Seite der Psyche	**Seite der Soma**
PSYCHOsomatischer Geistespol	SOMATOpsychischer Körperpol
Langzeittherapie, die zum ›Kern‹ vordringt	Kurzzeittherapie, die das Problem als Ausdruck des Kerns sieht
weniger ersichtlich	leichter ersichtlich
unmanifestiert	manifest
nicht symptombezogen	symptombezogen
Arbeit aus der Tiefe	Arbeit, die auf der Oberfläche ansetzt
Abhängigkeit	Oberflächlichkeit

Im Extremfall kann die Arbeit aus PSYCHOsomatischer Sicht zur größeren Abhängigkeit des Klienten vom Therapeuten führen, während eine auf die SOMAtische Seite ausgerichtete Behandlung eine Tendenz zur Oberflächlichkeit oder gar zur bloßen Symptomatik aufweisen kann. Ein Ziel dieses Buchs besteht darin, uns allen Mut zu machen, damit wir uns von solch absoluten Positionen wegbewegen und lernen, die Komplexität des Körper/Geist-Kontinuums zu respektieren.

Ein psychoanalytisch versierter Psychotherapeut, der eine Position ganz links auf dem Kontinuum einnimmt, geht vielleicht davon aus, daß der Kern der Probleme eines Klienten nur langsam aufgedeckt werden kann, über längere Zeit, während ›Tiefenarbeit‹ gemacht wird, um die zugrundeliegenden Ursachen zu verstehen, anstatt sich auf Symptome zu konzentrieren. Ein solcher Therapeut würde sich gegenüber einem weiter rechts stehenden Analytiker sehr kritisch verhalten, weil dieser kurzfristig arbeitet und sich auf die Grundbeschwerde des Klienten konzentriert, die er als Mikrokosmos dessen tieferer Konflikte und Probleme betrachtet. Oft wird er Massagen und eine Atemschulung verschreiben, die dem Klienten helfen, seine psychischen Konflikte somatisch zu spüren. Nun müßte der erste Therapeut daran arbeiten, Positionen schätzen zu lernen, die mehr auf den SOMATOpsychischen Pol zusteuern, während der zweite lernen würde, Positionen zu verstehen, die mehr auf der PSYCHOsomatischen Seite liegen. Diese Würdigung könnte zum Aufgreifen somatischer Techniken führen, arbeitet man vor allem mit der Psyche, beziehungsweise zur Einbeziehung beratender Techniken zur Ergänzung der eigenen Körperarbeit oder auch zu einem Überweisungsnetz gleichgesinnter Körper- und Psychotherapeuten, die bei der Behandlung aller Komponenten des Körper/Geist-Komplexes ihrer Klienten zusammenarbeiten. Wir gehen davon aus, daß Sie die folgenden Seiten auch dann aufmerksam lesen werden, wenn Sie mehr der Psychologie zuneigen, und den psychologischen Erörterungen ebenso interessiert folgen, gehören Sie einem somatischen Beruf an.

In Kapitel 2 stellen wir für den Leser, der mit diesen Konzepten nicht vertraut ist, eine Zusammenfassung der Akupunktur-Energetik vor. Die Beziehung zwischen der Persönlichkeit und der Veranlagung zu bestimmten Krankheiten im Kontext der westlichen Akupunktur wird im 3. Kapitel untersucht; eine Zusammenfassung der Grundbegriffe der Psychosomatik und der phänomenologischen Psychologie in Kapitel 4 erörtert. In der zweiten Hälfte des Buchs werden wir die Phänomenologie der verschiedenen energetischen Systeme des Körper/Geists ergründen.

Dies ist ein philosophisches Werk, das eine therapeutische Philosophie bereitstellt, deren Konzepte sich aus der klinischen Praxis, Interaktionen mit Körper- und Psychotherapeuten, dem Austausch mit Akupunkturlehrern und -studenten sowie anderen Gesundheitsspezialisten ableiten. Die hier vorgestellten Ideen sind nicht durch wissenschaftliche Experimente untermauert worden, sondern wurden vielmehr im Kontext der Arbeit mit anderen erfahren, sowohl mit Kollegen als auch mit Klienten, die das Ziel der Körper/Geist-Therapie in einer *Bestätigung* des Wesens des Klienten sehen und die Techniken dieser Therapie als *Unterstützung* für dessen Willen zu Veränderung und Wachstum.

ANMERKUNGEN

1 Andrew Weil: *Was uns gesund macht. Heilung und Selbstheilung,* Weinheim 1991, S. 72.
2 Siehe Max Schelers Argumentation in David Michael Levin: *The Body's Recollection of Being; Phenomenological Psychology and the Deconstruction of Nihilism,* London 1985, S. 57–58.
3 Für eine spirituelle Deutung der Konzepte Freuds, siehe Bruno Bettelheim: *Freud and Man's Soul.*
4 *The Body's Recollection of Being,* S. 33.
5 Friedrich Nietzsche: *Die fröhliche Wissenschaft,* Frankfurt a. M. 1982, S. 279.
6 *The Body's Recollection of Being,* S. 17–19.
7 Wie von Levin ebenda auf S. 13 zitiert.
8 C. G. Jung: »Die spirituellen Probleme des modernen Menschen«, in *Zivilisation im Übergang.*
9 Ein von Eugene Gendlin in: *Focussing. Technik der Selbsthilfe bei der Lösung persönlicher Probleme* (Salzburg 1981) geprägter Begriff.
10 *The Body's Recollection of Being,* S. 53.
11 Ebenda.
12 Friedrich Nietzsche: *Umwertung aller Werte, Band 2,* München 1969, S. 440.
13 J. R. Worsley ist der Begründer und gegenwärtige Präsident des College of Traditional Chinese Acupuncture, Leamington Spa, England, und Lehrer einer ganzen Generation amerikanischer Akupunkteure, von denen Robert Duggan und Dianne Connelly, die 1984 in Columbia (Maryland) eine Schule nach Worsleys Lehren gründeten, die bekanntesten sind.
14 Bekannt in der phänomenologischen und existentiellen Psychologie als Rekonstruktion der *Lebensgeschichte* des Individuums aus dessen *subjektiver Sicht.*
15 David Hilfliker, M. D.: *Healing the Wounds: A Physician Looks at His Work,* New York 1985, S. 27.
16 Siehe die Arbeit des Instituts zur Förderung der Gesundheit und dessen Journal *Advances,* das sich, unter der Redaktion von Harvis Dienstfrey, auf die Interaktionen von Körper und Geist und auf das neue Gebiet der Psychoneuroimmunologie konzentriert.
17 Siehe Fritjof Capra: *Wendezeit – Bausteine für ein neues Weltbild,* München 1983, Teil I.
18 Andrew Weil: *Was uns gesund macht,* S. 105.
19 Fritjof Capra: *Wendezeit,* S. 340.
20 Julian Kenyon: »The Segmental Electrogram: A Non Invasive Early Diagnostic Scanning Technique.« *British Journal of Holistic Medicine,* Vol. 1, Nr. 2, Dezember 1984.

21 Siehe dazu Robert O. Becker und Gary Selden: *The Body Electric,* New York 1985, Einführung.

22 Ebenda, S. 19.

23 Ebenda, S. 19–20, unsere Hervorhebung.

24 Fritjof Capra: *Das Tao der Physik. Die Konvergenz von westlicher Wissenschaft und östlicher Weisheit,* München 1983.

25 Siehe vor allem K. C. Cole: *Sympathetic Vibrations: Reflections on Physics as a Way of Life,* New York 1985.

26 Siehe besonders David Eisenberg/Thomas Lee Wright: *Chinesische Medizin, Begegnungen mit Qi – ein Erfahrungsbericht,* München 1990.

27 Georg Groddeck: *Die Bedeutung von Krankheit,* Frankfurt a. M. 1990.

28 »Acupuncture in the West – A Discussion between Ted Kaptchuk, Giovanni Maciocia, Felicity Moir and Peter Deadman«, *The Journal of Chinese Medicine*, Nr. 17, Januar 1985, Sussex, England, S. 22–31.

29 Diese Bemerkung will die chinesischen psychologischen und philosophischen Gedanken zur Beziehung von Mensch, Gesellschaft und Universum, wie sie in alten konfuzianischen und taoistischen Texten oder Praktiken wie dem *I Ging* (Buch der Wandlungen) enthalten ist, nicht schmälern. Wir möchten lediglich betonen, daß solche Überlegungen, die mit der Entwicklung der chinesischen Medizin einhergehen, das Bedürfnis nach einem modernen psychologischen Verständnis des westlichen ›Individuums‹ und die in dessen Entwicklung inhärente Trennung von Psyche und Soma niemals werden befriedigen können. Die einheitliche chinesische Sicht deutet anderswohin, doch der Weg, den wir dorthin einschlagen, muß notwendigerweise ein westlicher sein.

30 Für eine faszinierende Diskussion dieses Trends und eine Kritik des kartesischen Körper/Geist-Dualismus, siehe Capra: *Wendezeit,* Teil I.

31 Im Vergleich zum östlichen Geist, der sich auf Nuancen konzentriert. Siehe Marsella, Devos und Hsu (Hg.): *Culture and Self,* New York 1985, S. 13.

2.

Akupunktur-Energetik: Ein lebendiges System

Die chinesische Medizin eröffnet sich uns als eine völlig psychosomatische, dem kosmischen und erblichen Umfeld angepaßte Medizin. Diese Ganzheit wird völlig energetisch gesehen.[1]

SCHATZ, LARRE, DE LA VALLÉE

Philosophische Grundlagen

Akupunktur-Energetik ist ein Begriff, den ich verwende, um den überlieferten Ansatz der Funktionssysteme des Körper/Geists zu bezeichnen. Diese Sicht funktioneller energetischer Systeme und deren Interrelationen beschreibt den Körper als Mikrokosmos der Kräfte des Universums, wobei der Mensch sich zwischen Himmel (Sonne, Mond und Kosmos) und der Erde befindet. Eine dynamische Reihe energetischer Schwankungen, die von oben und unten auf den Menschen einwirken, machen den Körper zu einem lebendigen System. In der nun folgenden Erörterung werden wir die Grundzüge der akupunktur-energetischen Theorie vorstellen. Diese Präsentation dient sowohl als Einführung für den uneingeweihten Laien als auch als Zusammenfassung der energetischen Sicht des Körper/Geist-Komplexes für Akupunkturanwender.

Die akupunktur-energetische Theorie umfaßt fünf Bereiche:

1. Yin/Yang und die Acht Leitkriterien
2. Die Fünf Phasen
3. Die energetischen Funktionseinheiten
4. Die Energiemanifestationen
5. Die Energiesysteme der Meridiane

Allgemein gesprochen, sind diese fünf Bereiche wie fünf verschiedene, sich jedoch überschneidende Ablagen in einem Computer. Konfrontiert mit einem klinischen Fall, wird der Akupunkteur zum Beispiel die

Yin/Yang-Ablage abrufen, die ihm dabei hilft, die von Klienten aufgewiesenen Daten auf bedeutungsvolle Art einzuordnen. Er vergleicht die Anzeichen und Symptome mit den Informationen in seiner Ablage, um Einsicht in das mögliche Muster zu gewinnen, das den Beschwerden des Klienten zugrundeliegt. Jetzt verfügt der Therapeut über genügend Information, um zu einem Behandlungsplan überzugehen, wird jedoch aller Wahrscheinlichkeit nach noch eine weitere Ablage abrufen und im Idealfall alle fünf benutzen, die er durchforstet, um den ihm vorliegenden Daten einen Sinn zu verleihen.

Nimmt er sich eines Falls aus der *Sicht von Yin/Yang* an, wird der Arzt oder Therapeut eine Beschwerde gemäß ihren energetischen Eigenschaften beurteilen (stark oder schwach, akut oder chronisch, oberflächlich oder tief). Andererseits erlaubt die *Sicht der Fünf Phasen,* die mögliche Ursache einer Störung in einer von fünf Konstellationen festzustellen (metaphorisch bekannt als Feuer, Erde, Metall, Wasser und Holz), wie auch die mögliche Auswirkung der gegenwärtigen Störung auf andere, verwandte Konstellationen. Für jede dieser Konstellationen besteht eine umfassende Reihe von Entsprechungen, welche die Aufgabe erleichtert, scheinbar unterschiedliche Symptome und Informationen miteinander zu verbinden, um zu einem umfassenden Bild der energetischen Unausgewogenheiten des Klienten zu gelangen. Indem er dessen Daten im Licht der *energetischen Funktionseinheiten* sichtet (die aus zwölf organ-energetischen Funktionssystemen und ihren Beziehungen bestehen), vergleicht der Therapeut Abweichungen in diesen Funktionssystemen mit den Befunden des Klienten. Dessen Unausgewogenheit wird vom Gesichtspunkt der *Energiemanifestationen* als relative Störung der Energie, des Bluts oder des Flüssigkeitshaushalts kategorisiert oder als emotionales Problem, das den Geist betrifft. Schließlich wird der Akupunkteur durch den Vergleich der Situation des Klienten mit den *Energiesystemen der Meridiane* (bestehend aus zwölf Haupt- und acht Nebenkanälen der Energiezufuhr und ihren vielen Zweigen im ganzen Körper) in der Lage sein, festzustellen, welches Meridiansystem und welche Akupunkturpunkte er zuerst behandeln will.

Zusammen stellen diese fünf Bereiche die klassische chinesische energetische Anatomie und Physiologie dar. Im Gegensatz zum westlichen Ansatz, der sich mit dem Studium der genauen Struktur und Funktionsweise verschiedener physischer und biochemischer Aspekte des Organismus befaßt, konzentriert sich das östliche Energiemodell auf die energetischen Auswirkungen der verschiedenen Funktionen des Körper/Geists, die als Kraftfeld verstanden werden.

Die westliche Anatomie und Physiologie, die sich aus der Dissektion des toten Körpers in immer noch kleinere Teile entwickelt hat, versteht den menschlichen Organismus als die Summe dieser verschiedenen Teile. Grundsätzlich mechanisch und strukturell ist der westliche Körper eine komplexe Maschine, deren separate Teile richtig zu funktionieren haben oder aber ersetzt bzw. entfernt werden müssen.

Die östliche energetische Anatomie und Physiologie hingegen beschreibt den Körper als ein dynamisches, funktionelles, einheitliches Feld, auf das Kräfte einwirken, die mit den im Universum operierenden identisch sind. Hier ist der Körper weitaus mehr als die Summe seiner Teile und besteht aus einem relativ ausgewogenen Kräftefeld.

Während die westliche Sicht wissenschaftlich und physisch ist und keinen Raum läßt für eine philosophische Diskussion des Willens oder der Seele des Individuums, ist die östliche Sicht metaphysisch und schreibt jeder Funktionseinheit einen anderen Willen, eine andere Seele zu, deren Summe den spirituellen Teil des Körper/Geists ausmacht.

Die akupunkturenergetischen Beschreibungen der Körper/Geist-Dynamik gleichen auffallend denen psychosomatischer Syndrome. Mit Ausdrücken wie ›Organminderwertigkeit‹ und ›Zielorgan‹ liefert die klassische Psychosomatik Erklärungen, die denen der Akupunktur ähnlich sind, wo die Ausprägung der spezifischen organfunktionellen Systeme eines Menschen bestimmend ist als Nährboden für die spätere Entwicklung von Störungen und Krankheiten. Wenn die ersten Psychosomatiker, deren Arbeit wir in Kapitel 4 zusammenfassen, von ›Organneurosen‹ sprechen, geschieht dies anhand von Beobachtungen, die denen chinesischer Ärzte stark ähneln, welche die ›Organneurose‹ seit Jahrhunderten als Art und Weise auflisten, wie der Körper/Geist auf äußeren und inneren Streß reagiert. Der Vorteil des akupunktur-energetischen Modells liegt darin, daß es Verbindungen definiert, wo die psychosomatische Sicht (und die westliche Physiologie) keine sieht, und im umfassenden Behandlungssystem dieser organfunktionellen Störungen. Akupunktur-energetische Verbindungen ergeben oft einen Sinn für bisher undefinierte Interaktionen des Körper/Geists und helfen Körper- und Psychotherapeuten bei ihrer Arbeit.

Während die folgende Zusammenfassung der Akupunktur-Energetik für den Laien in mancher Hinsicht schwierig sein mag, lohnt es sich, einen aufrichtigen Versuch zu unternehmen, deren Prinzipien zu verstehen, da in der Erörterung verschiedener Störungen in Teil II dieses Buchs immer wieder darauf hingewiesen wird. Diese energetische Perspektive wird Ärzten, Psychiatern und Psychotherapeuten ebenfalls mit einem umfassenden Repertoire von körper/geistigen Entsprechungen ausstatten, die sich als wertvolle Bilder beim Erlernen einer energetischen Sicht des Körpers erweisen.

Yin/Yang und die Acht Leitkriterien

Die chinesische Philosophie postuliert, daß alle Dinge aus zwei komplementären Kräften bestehen.

Yin-Kräfte sind solche, die den Organismus stützen und konservieren, die sich ruhig verhalten, kondensieren und konzentrieren. Mit anderen Worten: Es sind Kräfte, die latent bleiben und darauf warten, organisiert zu werden. Sie stellen das Potential des Körper/Geists dar.

Yang-Kräfte hingegen sind solche, die hervorbringen und in Bewegung setzen, Transformation und Veränderung bewirken, sich ausdehnen, zusammenbrechen und sich verflüchtigen. Das bedeutet, daß es sich hier um organisierende, dynamische Prinzipien handelt.[2]

Demnach entspricht Yin dem weiblichen Prinzip, der Ernährung und Entstehung, der Introversion und der zentripetalen Bewegung, der Empfänglichkeit und einer konservativen Haltung wie auch Erde, Mond, Herbst und Winter, Kälte, Feuchtigkeit und Flüssigkeit, dem Innen, den unteren und vorderen Körperbereichen und der rechten Körperhälfte. Die Yin-Bewegung neigt dazu, sich zusammenzuziehen, zu sinken und unterzutauchen. Die Yin-Funktionen speichern das, was in der chinesischen Medizin im allgemeinen als nährende Energie bezeichnet wird, da diese vom Essen und der Luft herrührt und den Organismus unterstützt.

Yang entspricht dem männlichen Prinzip, das den Organismus aktiv verteidigt, der Extroversion und der zentrifugalen Bewegung, einer aggressiven und fordernden Haltung dem Leben gegenüber, Himmel und Sonne, Frühling und Sommer, Hitze und Trockenheit, Feuer und Licht, außen und oben, den hinteren und linksseitigen Körperaspekten. Die Yang-Bewegung hat die Tendenz, zu steigen und an der Oberfläche zu bleiben. Die Yang-Funktionen übertragen unwesentliche Stoffe, wandeln sie und scheiden sie aus, behalten aber nichts zurück.

YIN UND YANG IM VERGLEICH

Yin-Kräfte	*Yang-Kräfte*
beenden	hervorbringen
ruhen	handeln
unterstützen	ändern
erhalten	wandeln
kondensieren	erweitern
der Organisation harrend	organisierend
nähren	schützen
reagieren	befehlen
weiblich	männlich
passiv	aktiv
zentripetal	zentrifugal
Erde	Himmel
Mond	Sonne
Herbst	Frühling
kalt	heiß
feucht	trocken
innen	außen
unten	oben
vorne	hinten
rechte Seite	linke Seite
sammelt nährende Energie	erzeugt abwehrende Energie
introvertiert	extravertiert

Von Yin-Kräften genährt, treiben die Yang-Kräfte an die Oberfläche, um den Körper/Geist gegen äußere Angriffe zu schützen.

Die Yin/Yang-Theorie ist eine Theorie der Relativität. Tatsächlich sind Yin und Yang keine fixen Kräfte, sondern bilden vielmehr einen Rahmen zur Kategorisierung von Mächten, die alle sowohl einen Yin- als auch einen Yang-Aspekt aufweisen, so daß sich Yin auf seinem Höhepunkt in Yang verwandeln kann – und umgekehrt. Yin und Yang kreieren, kontrollieren und transformieren einander. Im Netz der kosmischen Begebenheiten herrscht ohne offensichtlichen Grund ein stetes Zusammenspiel von Yin- und Yang-Kräften und ihren Entsprechungen, die sich in ständigem Wandel und unablässiger Bewegung befinden.[3]

Die Acht Leitkriterien

Alle Phänomene, die von Klienten erfahren werden, können klinisch als Yin oder Yang eingestuft werden. Der gängige Bezugsrahmen besteht aus Acht Leitkriterien oder Grundmustern, nämlich Yin und Yang, außen und innen, Mangel und Übermaß, Kälte und Hitze.

Die Erweiterung von Yin/Yang auf acht Kategorien ermöglicht »einen klaren, systematischen Umgang mit Yin und Yang in Theorie und Praxis«.[4] Während *Yin und Yang* als übergeordnete Prinzipien bei der Kategorisierung klinischer Daten dienen, werden sie durch die Verwendung von zusätzlichen Kriterien weiter verfeinert.

Innen und außen, die erste Ableitung von Yin und Yang, verweist sowohl auf die Lage einer Störung (tief im Innern oder mehr auf der Oberfläche des Körpers) wie auf die Richtungen, aus und in welcher die Störung sich entwickelt (ob sie von außen kommt und sich auf die Oberfläche zubewegt oder von innen kommt und sich in die Tiefe verlagert). Ein innerer Zustand ist chronisch und entwickelt sich schleichend, unter Umständen begleitet von gastrointestinalen Symptomen wie Übelkeit, Brechreiz oder Veränderungen in Stuhl und Urin. Innere Krankheiten sind im allgemeinen endogen, werden durch andauernden inneren Streß emotionaler und psychischer Art hervorgerufen und stellen echte psychosomatische Störungen dar. Äußere Krankheiten hingegen sind akut, treten plötzlich auf und werden in der Regel begleitet von einer Abneigung gegenüber Kälte, Luft oder Hitze und oft auch von Fieberzuständen. Diese Störungen sind exogen: Die atmosphärischen Bedingungen (Wind, Kälte, Hitze, Trockenheit, Feuchtigkeit) werden als wichtigste Auslöser äußerlicher Krankheiten betrachtet.

Mangel und Übermaß, eine weitere Formulierung von Yin (Mangel) und Yang (Übermaß) sind Kategorien, die die relative Kraftmenge beschreiben, die einem Menschen zu einem gegebenen Zeitpunkt zur Verfügung steht. Mangelzustände umfassen solche Störungen wie Antriebslosigkeit, Blut- oder Flüssigkeitsarmut bzw. die Hypoaktivität sämtlicher Körperfunktionen, begleitet von Schwäche, bleicher Gesichtsfarbe, oberflächlicher Atmung und von Schmerzen, die bei Druck nachlassen. Zusammengefaßt sind »Mangelerscheinungen normalerweise meist chronischer Natur. Als Landschaft vermitteln sie ein Bild der Spärlichkeit, Öde und Verlassenheit.«[5]

Bei Übermaßzuständen liegt ein Stau von Energie, Blut, Flüssigkeit oder anderen Substanzen (Basis für Zysten und Tumore) vor, der auf die Einwirkung atmosphärischer Kräfte zurückzuführen ist (genauer gesagt führen sie zum Auftreten von Hyperaktivität und beschleunigten Immunreaktionen gegen äußere Invasionen), oder eine allgemeine Überaktivität einer beliebigen körperlichen Energiefunktion. Während jemand, der an einer Mangelkrankheit leidet, die Tendenz hat, schwach, müde, leise und introvertiert zu sein, ist ein übermaßkranker Mensch laut, tritt bestimmt auf, atmet schwer und schnell und hat Schmerzen, die sich durch Druck intensivieren. »Übermaßmuster tendieren generell zu einer akuten Erscheinung. Die Komposition dieser Landschaft erscheint ungeordnet und überladen.« [6]

Die letzte Yin/Yang-Formulierung, *Hitze und Kälte,* ist nützlich bei der Beschreibung körperlicher Unausgewogenheit. Störungen im Wärmehaushalt sind von Anzeichen begleitet wie ein niedriger Puls, Angst vor Kälte, Lethargie, Introversion, Schmerz, der sich durch Hitzeanwendung mildern läßt, und ein weißer Zungenbelag: »Kältemuster vermitteln ein ›trübes‹ klinisches Landschaftsbild, wie ein düsterer, frostiger Wintertag.« [7] Hitzemuster hingegen sind solche, die einen schnellen Puls, Abneigung gegen Hitze, aufgeregtes Agieren, Extroversion, Durst und den Wunsch nach kühlem Wetter mit sich bringen: »Hitzemuster verleihen dem klinischen Landschaftsbild lebhaftere Farben und eine ›sprunghafte‹ Stimmung.«[8]

Behandlungsimplikationen des Yin/Yang-Modells

Die Behandlungsimplikationen, die sich aus dem Yin/Yang-Ansatz ergeben, führen zu einer mehr oder weniger physischen energetischen Therapie. Die Acht Leitkriterien helfen, die manifeste und eher materielle Natur einer energetischen Unausgewogenheit in physischen Ausdrücken (herabgesetzte Blutzufuhr, stagnierende Energie, akkumulierte Feuchtigkeit) auszudrücken. Diese Art, Störungen zu betrachten, ist als *klassische chinesische Medizin* bekannt. Sie ist von heutigen chinesischen Akupunkteuren und Herbologen übernommen worden und steht weitgehend unter dem Einfluß der Kräuterheilkunde, die versucht, die materiellen Körpersubstanzen als Energiemanifestationen zu definieren. Als Ableitung davon führt diese Sicht zur Behandlung physischer Symptome mittels einer Auswahl sie reflektierender Punkte und trachtet als

YIN/YANG UND DIE ACHT LEITKRITERIEN

YIN	YANG
Innen	*Außen*
Ort der Störung sowie die Richtung, aus der sie kommt und in die sie sich entwickelt.	
Chronisch schleichende Entwicklung, mögliche gastrointestinale Symptome, endogen, durch interne Streßfaktoren hervorgerufen.	Akut, Abneigung gegen Kälte, Luft, Hitze, mögliches Fieber, exogen, hervorgerufen durch atmosphärische Bedingungen (Wind, Kälte) und verminderte Abwehr.
Mangel	*Übermaß*
Vorhandene Energiemenge in bezug auf eine bestimmte Gegebenheit/einen bestimmten Ort.	
Defizit an Energie, Blut oder Flüssigkeit, funktionelle Hypoaktivität, Blaßheit, Schwäche, flacher Atem; Schmerz verringert sich durch Druck.	Stau von Energie, Blut, Flüssigkeit (Zysten, Tumore), funktionelle Hyperaktivität, lautes, nachdrückliches Auftreten, schweres und schnelles Atmen; Schmerz vergrößert sich durch Druck.
Kälte	*Hitze*
Art der Unausgewogenheit.	
Langsamer Puls, langsames, lethargisches Agieren, Abneigung gegen Kälte, Schmerzlinderung durch Hitze, weißer Zungenbelag, introvertiert.	Schneller Puls, schnelles, aufgeregtes Agieren, Durst, Wunsch nach kühlem Wetter und kühlen Getränken, rote Zunge, extravertiert.

eines ihrer Hauptziele nach der Lösung der entsprechenden therapeutischen Anzeichen und Beschwerden. Sie eignet sich sehr zur Behandlung *somatisch-energetischer Reaktionsmuster,* während das *Modell der Fünf Phasen* sich bewährt bei psychoenergetischer Unausgewogenheit von Körper, Verstand und Geist.

Die Fünf Phasen

Yin/Yang und die daraus hervorgehenden Acht Leitkriterien erweisen sich nicht nur als äußerst nützlich bei der Kategorisierung der Phänomenologie der dynamischen Interrelationen des Körpers: Die chinesische Philosophie stellt noch ein weiteres wichtiges Organisationssystem bereit, bekannt als die Theorie der Fünf Elemente oder Phasen.

In dieser philosophischen Sicht sind die Fünf Elemente, die die materielle Welt ausmachen, Feuer, Erde, Metall, Wasser und Holz. Zusammen liefern sie einen Bezugsrahmen für die Postulierung einer Vielfalt von Entsprechungen zwischen den vom Klienten aufgewiesenen Symptomen. Diese Entsprechungen, z. B. zwischen der Feuer-Phase und dem Sommer oder der Herzfunktion und emotionaler Wärme, sind Teil eines überlieferten Glaubenssystems, das eine grundsätzliche Verwandtschaft zwischen dem Menschen und dem Kosmos voraussetzt. Kritiker des Fünf-Phasen-Modells sehen darin metaphysische, archaische Glaubenssätze, räumen jedoch deren Nützlichkeit als Gedächtnisstütze ein, die erlaubt, sich zu merken, wie Symptome in der klassischen chinesischen Medizin gewisse Muster bilden.

Während viele heutige Akupunkteure im Osten die Sicht der Fünf Elemente außer acht lassen, kann unmöglich von energetischen Mustern der Disharmonie gesprochen werden, ohne Entsprechungen und Konzepte zu verwenden, die auf den Fünf Phasen und den Elementen basieren.[9]

In der hier abgebildeten Tafel haben wir die wichtigsten Entsprechungen eines jeden Elements und die dazugehörigen energetischen Funktionen von Yin und Yang zusammengefaßt. Die organ-energetische Funktion der Leber ist zum Beispiel dem Holz-Element zugehörig und verwandt mit der Gallenblase (seiner Yang-gepaarten Funktion), dem Gesichtssinn, dem Funktionieren von Muskeln und Sehnen, dem Geburtszyklus der Natur, den Nägeln, Tränen, scharfem Geruch und saurem Geschmack, dem Schrei, der Farbe Grün, einer zornigen oder depressiven Veranlagung, dem Wind und der Jahreszeit des Frühlings. Von einer Störung der organ-energetischen Funktionen der Leber zu sprechen, kann demzufolge genausogut auf ein Muskelproblem hindeuten, das im Frühjahr auftritt oder nach einem Aufenthalt im Durchzug (Wind), wie es auf einen Menschen mit grünlicher Gesichtsfarbe und einem ständigen Hunger nach Saurem zutreffen mag, der abwechslungsweise zornig und niedergeschlagen ist.

Wir werden im nächsten Abschnitt die zwölf wichtigsten organenergetischen Funktionseinheiten betrachten, wobei man sich vor Augen halten muß, daß diese Funktionseinheiten nicht vollständig begriffen werden können ohne Kenntnis der entsprechenden Fünf Elemente, die den Stoff einer jeden Konstellation der Fünf Phasen weben. Trotz der Antipathie, die viele heutige Anwender dem metaphorischen und metaphysischen Wesen der Theorie der Fünf Elemente entgegenbringen, erhellt die eigentliche Natur der chinesischen Medizin und besonders die Akupunktur-Energetik die Prägung dieser Elemente, deren Material von einem versierten Therapeuten leicht verstanden werden kann.

Während die Fünf Elemente und die Phasenenergie im heutigen China heftig kritisiert werden als metaphysisches System, das seine Gültigkeit und Nützlichkeit für die tägliche Arbeit des Klinikers verloren hat, haben sie sich im Westen als besonders bemerkenswert und klinisch nützlich erwiesen. Vielleicht kommt das daher, daß bei uns ein Verlust der Verbindung von Mensch und Natur beklagt wird und die natürlichen Kräfte zu bloßen Werkzeugen im Dienste der Menschheit verkommen sind. Eine solch technologische Sicht verlangt nach einer kontrastierenden, überlieferten Betrachtungsweise, die die Natur und ihre Elementarkräfte respektiert.

Die Fünf Phasen oder Elemente bilden ein System, das, wie bereits erwähnt, spezifische Organfunktionen mit einer Reihe energetischer Entsprechungen verbindet, die wir hier in Form einer Tafel vorstellen. Dabei gilt es zu bedenken, daß diese Entsprechungen Tausenden von Jahren klinischer Beobachtung zu verdanken sind und vom Akupunkteur leicht verstanden werden können.

Die Reihe von Entsprechungen, die die einzelnen Konstellationen von Feuer-, Erde-, Metall-, Holz- und Wasser-Energiephasen darstellt, wird zu Beginn des Akupunkturstudiums gelernt. Wir werden im Laufe dieses Buchs immer wieder auf sie verweisen und empfehlen Ihnen deshalb, sich damit vertraut zu machen oder aber die Seite zu markieren, auf der sie zu finden sind.

Sie treten genauso häufig im Alltag auf, wie sie bei den Syndromen der klassischen chinesischen Medizin wahrgenommen werden, und stellen eine wertvolle Hilfe dar, da sie die Aufmerksamkeit des Therapeuten auf hervorstechende Merkmale oder körperenergetische Unausgewogenheiten eines Klienten lenken. Wer zum Beispiel jemanden befragt, der die Tendenz hat, laut zu sprechen, wird auf eine zornige

Veranlagung schließen, was ihn dazu anhielte, festzustellen, ob dieser Mensch unter Sehstörungen, Muskelzucken, mißgebildeten oder rissigen Nägeln leidet, eine Abneigung gegen frische Luft verspürt – alles Merkmale der Holz-Phase. Die Entsprechungen dieser Fünf Phasen werden automatisch wahrgenommen, sogar von einem völligen Anfänger. Während sie nicht immer ganz genau zutreffen, sind sie meistens sehr hilfreich, versucht man sich ein Bild der energetischen Disharmonie zu machen. Demnach lehren die Entsprechungen der Fünf Phasen den Anwender die Bandbreite seiner Beobachtungen zu erweitern, um Daten aufzunehmen, die normalerweise nicht Teil einer medizinischen oder psychologischen Diagnose sind, und er lernt, die Realität der Energetik anhand der Spuren wahrzunehmen, die sie im Körper/Geist hinterläßt. Die Entsprechungen sind eine Art Aufspürvorrichtung zum Ablesen energetischer Bewegungen und zur Entzifferung deren phänomenologischer Bedeutung durch Einfügung in ein spezifisches Raster.

FÜNF PHASEN: SERIEN VON ENTSPRECHUNGEN

	Holz	*Feuer*	*Erde*	*Metall*	*Wasser*
YIN-Organfunktion	Leber	Herz Perikard	Milz	Lungen	Nieren
YANG-Organfunktion	Gallenblase	Dünndarm Dreifacher Wärmer	Magen	Dickdarm	Blase
Sinn	Gesicht	Sprache	Geschmack	Geruch	Gehör
Gewebe	Muskeln & Sehnen	Blutgefäße	Fleisch, Körperform	Haut	Knochen
Zyklus	Geburt	Wachstum	Verwandlung	Ernte	Lagerung
Öffnung zu	Nägeln	Hautfarbe	Lippen	Körperhaar	Kopfhaar
Flüssigkeit	Tränen	Schweiß	Speichel	Schleim	Urin
Körpergeruch	ranzig	scharf	aromatisch	fleischig	faulig
Temperament	Zorn, Depression	Freude, flüchtige Gefühle	Sorgen, Sympathie	Gram	Furcht
Geschmack	sauer	bitter	süß	scharf gewürzt	salzig
Klang	schreien	lachen	singen	weinen	stöhnen
Klima	Wind	Hitze	Feuchtigkeit	Trockenheit	Kälte
Jahreszeit	Frühling	Sommer	Spätsommer	Herbst	Winter
Farbe	grün	rot	gelb	weiß	schwarz

Energiezyklen

Die Fünf Phasen werden für ein System zum Verständnis der energetischen Physiologie (der Energiebewegung durch die verschiedenen energetischen Funktionseinheiten) gehalten und leiten den Anwender an beim Verständnis der energetischen Unausgewogenheiten des Körper/Geists, wie sie auch die Entstehungsgeschichte dieser Störungen erklären.

Es wird von zwei regulären zyklischen Beziehungen ausgegangen, die als Entstehungs- und Kontrollzyklus bekannt sind.

1. Der *Entstehungzyklus.* Angefangen beim Feuer wird jede Phase als ›Mutter‹ der folgenden und ›Kind‹ der vorhergehenden bezeichnet. (Wie Sie dem Diagramm entnehmen können, ist z. B. Feuer Mutter der Erde und Kind des Holzes.) Im Normalfall zirkuliert die Energie entlang des Entstehungszyklus von Feuer zu Holz und weiter entlang des Kreises. Man nimmt an, daß ein System physiologischer Kontrollen und Gegenkontrollen als Überwachungszyklus besteht, um diesen täglichen Kreislauf zu überwachen.

2. Der *Kontrollzyklus.* Es wird angenommen, daß jede Phase der Reihe nach von einer anderen überwacht wird, um den normalen energetischen physiologischen Kreislauf in Gang zu halten. Der Kontrollzyklus ist ebenfalls schematisch dargestellt und zeigt zum Beispiel, daß Feuer Metall überwacht, das wiederum von Wasser kontrolliert wird, welches von Erde überwacht wird, Erde von Holz und so weiter.

Die kontrollierende Eigenschaft dieses Zyklus besteht darin, daß ein Übermaß oder eine Phase der Hyperaktivität von der normalen physiologischen Natur derjenigen Phase ausgeglichen wird, die sie überwacht; zum Beispiel wird Holz von Metall regiert.

Tritt eine genügende Anzahl äußerer Faktoren wie Wetter oder Streß, bzw. innere Gefühlsaufwallungen, Unterernährung oder eine angeborene Schwäche auf, oder ist eine energetische Phase in ihrer Funktion gestört, können die üblichen energetischen Kontrollen den Phasen schaden, die sie normalerweise überwachen, und zu pathologischen *Reaktionsmustern* führen.

Es gibt zwei solcher Reaktionsmuster, bekannt als Zerstörungs- und Übertretungszyklus.

1. Der *Zerstörungszyklus.* Dieser Zyklus folgt derselben Ordnung wie der abgebildete Kontrollzyklus. In einer pathologischen Situation,

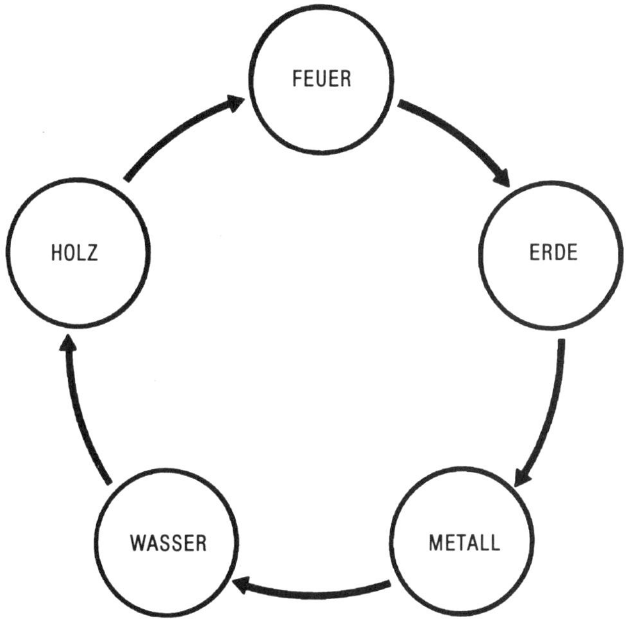

DER ENTSTEHUNGSZYKLUS

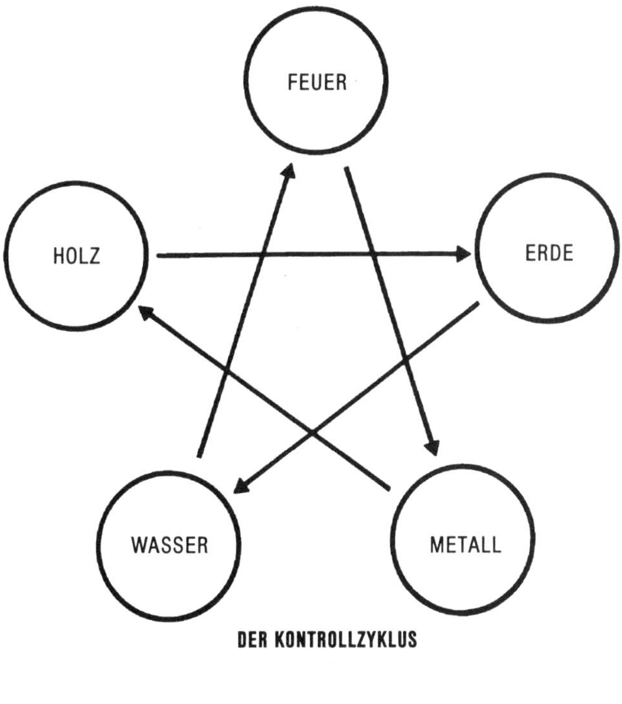

DER KONTROLLZYKLUS

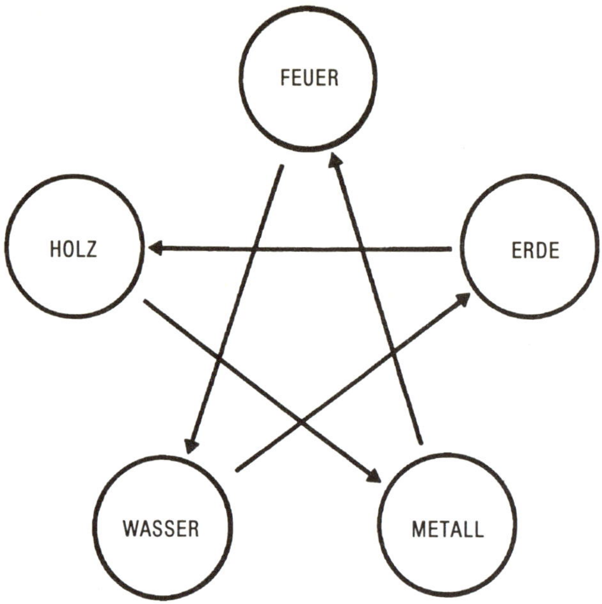

DER ÜBERTRETUNGSZYKLUS

wenn eine Phase geschwächt oder wegen innerer oder äußerer Faktoren beeinträchtigt ist, wird die Holzphase, deren normale energetische Funktion darin besteht, die Erdphase auszugleichen, statt dessen anfangen, deren Funktionen zu behindern und zu verletzen und so die Bedingungen schaffen, unter denen die Krankheit sich entwikkeln kann. Wird eine Phase überaktiv, kann sie außerdem beginnen, derjenigen zu schaden, für deren Überwachung sie verantwortlich ist. Ist Erde zum Beispiel überaktiv, greift sie auf die wasserenergetischen Funktionen über und schadet der Phase, die sie normalerweise überwacht. Dies kann zu Erkrankungen der entsprechenden organ-energetischen Funktionen führen, in diesem Beispiel von Nieren und Blase.

2. Der *Übertretungszyklus.* Dieser Zyklus verläuft umgekehrt zum letzten. Wenn sie gestört ist, kann sich die Funktion einer Phase gegen ihren Überwacher erheben. Ist zum Beispiel die Funktion des Feuers tangiert, schadet sie möglicherweise ihrem Überwacher, dem Wasser. Somit kann eine wasserenergetische Störung einer feuerenergetischen Unausgewogenheit zu verdanken sein. Das heißt, daß die gestörte

Funktion des Feuers überbordet oder, wie abgebildet, gegen die normale Kontrolle des Wassers über Feuer fließt.

Normale und anormale energetische physiologische Beziehungen der Fünf Phasen können wie folgt zusammengefaßt werden:

1. Holz ist die Mutter des Feuers;
2. Holz ist das Kind des Wassers;
3. Holz wird von Metall unter normalen energetischen Umständen überwacht oder verletzt, wenn es sich nicht im Gleichgewicht befindet;
4. Holz überwacht die Erde unter normalen Bedingungen und verletzt sie bei Unausgewogenheit;
5. Holz, das normalerweise von Metall regiert wird, kann sich unter ungünstigen Bedingungen gegen dieses erheben.

Behandlungsimplikationen der Fünf-Phasen-Theorie

Anhand der hier gegebenen Beispiele ist ersichtlich, daß die Aktion einer beliebigen Phase starke Auswirkungen auf die anderen hat, mit denen sie interagiert. In der Behandlung erweist sich das Fünf-Phasen-Modell deshalb als äußerst wirkungsvoll, und es werden viel weniger Nadeln gesetzt im Vergleich zur Yin/Yang-Methodik, die wir zuvor besprochen haben. Das kommt daher, daß die Fünf-Phasen-Behandlung tiefer geht als die energetischen Unausgewogenheitsmuster, an denen der Klient momentan leidet, um eine Veränderung an der Wurzel dieser Unausgewogenheit zu bewirken, gleich in welcher energetischen Phase die Störung auftritt. Eine in einem bestimmten Punkt[10] der Holz-Funktion Leber plazierte Nadel kann zum Beispiel genügen, um der Feuer-Funktion des Herzens mehr Energie zu verleihen und die pathologischen Auswirkungen der Wasser-Funktion der Niere auf die organ-energetischen Funktionen des Feuers aufzulösen. Eine solche Behandlung erfordert viel Fingerspitzengefühl und zielt auf die Harmonie von Körper, Geist und Seele. Sie ist eher esoterisch und spirituell und weniger angebracht bei der Auflösung spezifischer somatisch-energetischer Reaktionsmuster. Die Fünf-Phasen-Methode eignet sich, wie wir in einiger Ausführlichkeit in Kapitel 3 sehen werden, am besten für *psychoenergetische Reaktionsmuster.*

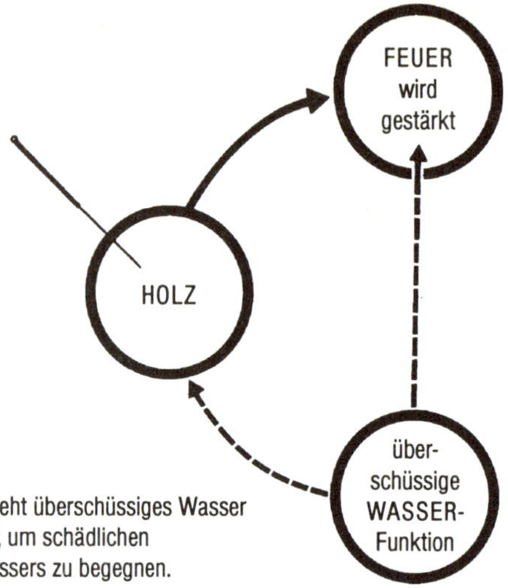

Stärkung von HOLZ zieht überschüssiges Wasser ab und baut Feuer auf, um schädlichen Auswirkungen des Wassers zu begegnen.

Sowohl das Yin/Yang- als auch das Fünf-Phasen-Modell haben ihre besonderen Anwendungsbereiche. Es ist allein der westlichen Akupunktur zu verdanken, daß eine Integration dieser beiden unternommen wird, wohingegen die chinesische Medizin die älteren Modalitäten der Fünf Phasen beinahe vergessen oder verloren hat, wie auch die Fähigkeit, auf einer mehr psychologischen Ebene zu intervenieren.[11]

Die energetisch-funktionellen Einheiten

Eine westliche ist keine chinesische Leber

Das chinesische medizinische Gedankengut ist in erster Linie funktionell und dynamisch und auf die Beobachtung von Mustern energetischer Beziehungen zwischen physiologischen Begebenheiten ausgerichtet. Wenn also die verschiedenen Organe erwähnt werden, verweisen sie weitaus mehr auf energetisch-funktionelle Einheiten, als dies in der westliche Medizin üblich ist, wo der Nachdruck auf den involvierten somatischen Strukturen liegt. So bezeichnet man das Organ, das wir Leber nennen, in der chinesischen Medizin als etwas ganz anderes, wobei die chinesische Medizin die Leber gemäß den mit ihr assoziierten energetischen Funktionen definiert und westliche Ärzte darunter eine eindeutige physische Struktur mit ihren spezifischen Funktionen verstehen. »Dieser Unterschied in der konzeptuellen Annäherung gibt der chinesischen Medizin die Möglichkeit, ›Organe‹ zu identifizieren, die von der westlichen Medizin gar nicht wahrgenommen werden – zum Beispiel den Dreifachen Wärmer –, oder erlaubt ihr, von Organen und Drüsen, die in der westlichen Medizin klar definiert sind – zum Beispiel die Bauchspeicheldrüse oder die Nebennieren –, keine Notiz zu nehmen.« [12]

Während es wichtig ist, Brücken zwischen westlichen und orientalischen Konzepten zu schaffen, um die Kommunikation zwischen Anwendern beider Medizin-Modelle zu erleichtern, gilt es zu bedenken, daß jeder Versuch, strikte Parallelen zwischen der orientalischen energetischen Physiologie und der westlichen Pathologie zu ziehen, in vielen Fällen unangebracht oder irreführend ist.[13]

Organ-funktionelle Einheiten

Im orientalischen Medizinmodell gibt es zwölf Organe oder Einflußbereiche, wovon sechs Yin und sechs Yang sind. Die organ-energetischen Yin-Funktionen sind Herz, Perikard, Milz, Lungen, Nieren und Leber. Die Yin-Funktionen haben mit dem Speichern von vitalen Essenzen zu tun und beziehen sich auf die Generation, Regulation, Transformation und Speicherung von Energie, Blut, Flüssigkeiten und Geist (*Shen*). Yin-Funktionen werden als tiefgreifender und essentieller für das Überleben angesehen als Yang-Funktionen.

Die organ-energetischen Yang-Funktionen sind der Dünndarm, der Dreifache Wärmer, Magen, Dickdarm, Blase und Gallenblase. Diese Yang-Funktionen sind vorwiegend aktiv und haben mit der Zersetzung von Essen und Flüssigkeit und dem aus ihnen bezogenen Nährwert zu tun, mit der Zirkulation der ›nährenden Energien‹ durch den Körper und der Ausscheidung unverwertbarer Materialien.

Die organ-energetischen Funktionen werden hier zusammengefaßt dargestellt. Weitere Einzelheiten entnehmen Sie den in der Bibliographie empfohlenen Werken.[14]

YIN ORGAN-ENERGETISCHE FUNKTIONEN UND DYSFUNKTIONEN

	Energetische Funktionen	*Energetische Dysfunktionen*
HERZ	1. Herrscht über Blut und Gefäße, begünstigt regelmäßige Blutzufuhr, steten Puls und Herzschlag.	1. Unregelmäßiger Blutfluß, Probleme mit den Blutgefäßen, unregelmäßiger Puls und Herzschlag, sämtliche Arhythmien.
	2. Speichert Geist (*Shen*), führt zu ausgeglichenem Verhalten und angemessenen Reaktionen auf die Umwelt.	2. Irrationales Verhalten, Schlaflosigkeit, übermäßiges Träumen, Hysterie, Delirium.
	3. Öffnung zur Zunge, regiert über Zungenfarbe und Sprache.	3. Blasse oder blaue Zunge, Zungengeschwüre, undeutliche Aussprache, schnelles Sprechen, Sprachfehler.
	4. Zeigt sich in der Hautfarbe, welcher es normalerweise eine gesunde Röte verleiht.	4. Bleicher, matter Teint, bläuliche Gesichtsfarbe mit Blutandrang.
PERIKARD	1. Schützt das Herz durch Abwehr äußerer pathogener Einflüsse, um die herzenergetische Funktion zu gewährleisten.	1. Perikarditis; jede Störung, die das Herz aufgrund von umweltbedingtem oder emotionalem Streß belastet.
LUNGEN	1. Regelt sinkende (Einatmung) und befeuchtende Bewegungen.	1. Atemleiden, trockene Haut, Nase, Rachen.
	2. Steuert Kreislauf und Ausatmung.	2. Schwierigkeiten beim Ausatmen, gestaute Flüssigkeiten und Energien.
	3. Regelt Qi (Energie), steuert die Atmung.	3. Atembeschwerden und allgemeine Müdigkeit, geringe Widerstandskraft.
	4. Bewegt die Wasserwege (Flüssigkeitshaushalt bis hin zur Nierenfunktion).	4. Ödeme, Flüssigkeitsstau, Störungen des Schweißhaushalts, urinale Probleme.
	5. Zuständig für das Äußere (Haut, Poren) und für eine normale Schweißabsonderung und Hautfeuchtigkeit.	5. Störungen der Schweißabsonderung, trockene Haut, schlechte Abwehr nach außen.
	6. Öffnet Nase, Rachen, Stimmbänder.	6. Flatternde Nasenflügel, trockener, kratzender Hals, Störungen der Stimme, schwache Stimmübertragung.

YIN ORGAN-ENERGETISCHE FUNKTIONEN UND DYSFUNKTIONEN (Fortsetzung)

	Energetische Funktionen	*Energetische Dysfunktionen*
	7. Manifestiert sich in der Körperbehaarung.	7. Störungen der Körperbehaarung.
MILZ	1. Regelt Transport und Transformation (von Nahrung in Blut und Qi).	1. Qi- oder Blutmangel, Blähungen, unzulängliche Nahrungsaufnahme, Bauchschmerzen, Appetitlosigkeit, dünner Stuhl.
	2. Regelt die Blutzufuhr in den Gefäßen.	2. Blut im Erbrochenen, im Stuhl, im Urin; sämtliche Durchblutungsstörungen.
	3. Herrscht über Muskeltonus, Fleisch und Glieder.	3. Schlechter Muskeltonus, aufgedunsene, schwache oder unbewegliche Glieder.
	4. Öffnung zum Mund, manifestiert sich in den Lippen, führt zu einem ausgeprägten Geschmacksinn und zu feuchten, roten Lippen.	4. Geschmacksstörungen oder -unempfindlichkeit, blasse und trockene Lippen.
LEBER	1. Reguliert die Qi-Zufuhr und führt zu harmonischen Körperbewegungen.	1. Stagnierende Blut- oder Energiezufuhr, die zu Schmerzen und Zerrungen, geschwollenen Brüsten, Staus im Unterleib, Zysten, Knoten und erratischen Körperbewegungen führt.
	2. Regelt die Ausscheidung von Galle.	2. Verdauungsprobleme, bitterer Geschmack im Mund.
	3. Harmonisiert die Gefühle und führt zu Ausgeglichenheit.	3. Reizbarkeit, Wut, Frust, zornige Depression, Unausgeglichenheit.
	4. Speichert Blut.	4. Blutarmut, zu starker oder zu schwacher Menstruationsfluß.
	5. Regiert Sehnen und Muskeln, führt zur korrekten Muskelbewegung und manifestiert sich in den Nägeln.	5. Probleme mit den Sehnen, Muskelzucken, dünne, brüchige Nägel.
	6. Öffnung in den Augen.	6. Augenleiden und Sehstörungen wie schwarze Flecken im Sehfeld, Nachtblindheit, Migräne.

YIN ORGAN-ENERGETISCHE FUNKTIONEN UND DYSFUNKTIONEN (Fortsetzung)

	Energetische Funktionen	*Energetische Dysfunktionen*
NIEREN	1. Speichert Ahnenenergie (*Jing*), die Quelle von Vermehrung, Wachstum und Reife.	1. Kongenitale Störungen, Fortpflanzungs-, Reifungs-, Entwicklungsstörungen.
	2. Reguliert den Flüssigkeitshaushalt zusammen mit Lungen und Leber.	2. Ödeme, Störungen des Flüssigkeitshaushaltes, urinale Probleme.
	3. Regiert die Knochen und stellt Knochenmark bereit.	3. Knochenkrankheiten (Rückgratverkrümmung, Schwäche in Knien und Beinen, brüchige Knochen), schlechte Zähne.
	4. Endet in den Ohren und manifestiert sich im Kopfhaar.	4. Hörschäden, kraftlose Haare, Haarausfall.
	5. Entnimmt den Lungen Qi, um Feuchtigkeit hervorzurufen.	5. Husten, Asthma als Ausdruck von Schwäche.

YANG ORGAN-ENERGETISCHE FUNKTIONEN UND DYSFUNKTIONEN

	Energetische Funktionen	*Energetische Dysfunktionen*
DÜNNDARM	1. Reguliert die Trennung von Reinem und Unreinem, das heißt die Nahrungsaufnahme durch die Yang-Funktionen der Milz.	1. Bauchschmerzen, Knurren, Durchfall, Verstopfung, schlechte Nahrungsverwertung.
DREIFACHER WÄRMER	1. Herrscht über die drei Körperbereiche (Kopf und Brust, Verdauungs- und Zeugungsorgane).	1. Unausgewogenheiten in einem oder allen drei Bereichen.
	2. Regelt die Wasserzufuhr (Koordination der Lungen-, Nieren- und Milzfunktionen).	2. Temperaturschwankungen, Störungen des Flüssigkeitshaushalts, Ödeme.
DICKDARM	1. Bewegt unreine Nahrung und Flüssigkeit abwärts.	1. Bauchschmerzen, Knurren, Darmleiden.
	2. Entzieht Abfallprodukten Wasser.	2. Wasser- und Flüssigkeitsmangel, Durchfall, Verstopfung.
MAGEN	1. Nimmt Nahrung auf, zersetzt sie und läßt sie gären.	1. Magenschmerzen, schlechte Verdauung, Übelkeit, Blähungen, Aufstoßen, Brechreiz.
	2. Enge Verbindung zur Milz und den Verdauungsfunktionen.	2. Alle Verdauungsstörungen.

YANG ORGAN-ENERGETISCHE FUNKTIONEN UND DYSFUNKTIONEN (Fortsetzung)

	Energetische Funktionen	*Energetische Dysfunktionen*
GALLENBLASE	1. Speichert und sondert Galle ab.	1. Gallenerkrankungen, bitteres Aufstoßen, Verdauungsstörungen.
	2. Arbeitet eng mit der Leber zusammen.	2. Funktionelle Leberleiden.
BLASE	1. Nimmt Urin auf und scheidet ihn aus.	1. Urinhaushalt, Inkontinenz, Tröpfeln.

DIE ORGAN-ENERGETISCHE PSYCHOPATHOLOGIE

Die Yin- und Yang-Organ-Funktionen arbeiten in Paaren aus je einer Yang- und einer Yin-Funktion. Diese sechs Paare fügen sich folgendermaßen zusammen:

YIN/YANG-FUNKTIONSPAARE

Yin		*Yang*	*Phase*
Lunge (LU)	gepaart mit	Dickdarm (DI)	METALL
Milz (MI)	gepaart mit	Magen (MA)	ERDE
Herz (HE)	gepaart mit	Dünndarm (DÜ)	FEUER
Nieren (NI)	gepaart mit	Blase (BL)	WASSER
Perikard (P)	gepaart mit	Dreifacher Wärmer (DW)	FEUER
Leber (LE)	gepaart mit	Gallenblase (GW)	HOLZ

Die sechs Paare organ-energetischer Yin- und Yang-Funktionen können auf dem Kreis der fünf Elemente dargestellt werden, wobei sich die organ-energetische Yin-Funktion innen und die Yang-Funktionen außen befinden.

Energetisch gesehen, verfügt jede Organfunktion über eine (bewahrende, nährende, kühlende) Yin- und eine (aktivierende, beschützende, wärmende) Yang-Komponente, die von den Yin- und Yang-Wurzeln in je einer Niere stammen. Die Yin- und Yang-Wurzeln stellen das Erbgut der Eltern dar – das energetische Organisationsprinzip, den genetischen Code. Laut der akupunktur-energetischen embryologischen Theorie

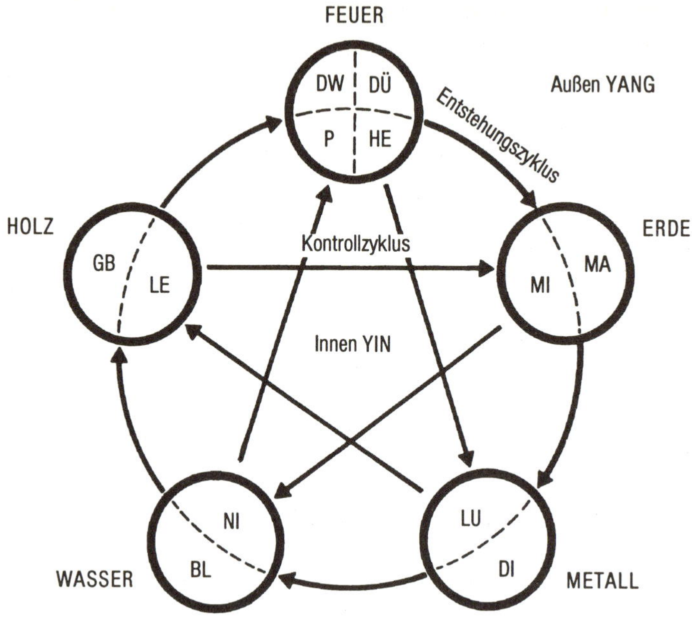

YIN/YANG-Funktionen und die Fünf Phasen

findet die erste (aktive) Yang-Bewegung innerhalb des (schleimigen, reinen) Yin-Potentials des Eis an dem Punkt (der lumbosakralen Gegend des unteren Rückgrats) statt, der als *ming-men* oder ›Tor des Lebens‹ bekannt ist. Während das Yin der Nieren auf das im Fötus gespeicherte Potential hinweist, meint das Yang der Nieren das Rückgrat und die aktive Organisation der verschiedenen Körperteile und -funktionen, wie sie im Fötus auftreten. Das Yin der Nieren ist ein Ausdruck, der die energetischen Funktionen bezeichnet, die sich mit Reproduktion, Essenz, dem genetischen Code im allgemeinen (d. h. pures Potential), Körperflüssigkeiten und ihrem Haushalt sowie der Kühlung des Körpers befassen. Das Yang der Nieren bezieht sich wiederum auf diejenigen Funktionen, die mit Körperhitze, sexueller Energie, dem aktiven Funktionieren des Organismus und dem Wärmehaushalt des Körpers zusammenhängen. Die Tendenz zu einem relativen Defizit der Yin- oder Yang-Nierenwurzel wird häufig festgestellt, die das relative Defizit oder Übermaß, die Hypo- oder Hyperaktivität der verwandten Yin- oder Yang-energetischen Funktionen beeinflussen. Liegt eine schwache

Yin-Wurzel und ein Mangel an Yin (Flüssigkeitshaushalt und Kühlung) vor, finden wir trockene Haut an Körper und Kopf, trockene, gerötete Augen und Störungen, die auf Hitzeschübe zurückzuführen sind (Tinnitus, Bluthochdruck, Konjunktivitis, Schilddrüsenüberfunktion, Reizbarkeit, Schlafstörungen und so fort). Das kommt daher, daß ein Yin-Defizit zu unkontrollierten Yang-Funktionen und -Bewegungen führt. Phänomenologisch könnte man diese Phase die *Yang-* oder *Hitze-entwickelnde* nennen, um auf den plötzlichen Anstieg von Aktivität und Wärme hinzuweisen.

Das Gegenteil von diesem Zustand ist eine Unterfunktion der Yang-Nierenwurzel, die zum Unvermögen führt, die richtige Körpertemperatur aufrechtzuerhalten oder überschüssige Flüssigkeiten zu verbrennen, begleitet von einer Abneigung gegenüber Kälte, kalten Körperstellen, einem herabgesetzten Energiehaushalt, niedrigem Blutdruck, Schleimbildung, Unteraktivität der Schilddrüse, Müdigkeit und der Ansammlung von Flüssigkeit (Ödeme, Wasserstau). Diese Phase kann als Tendenz des Körpers bezeichnet werden, *Yin* oder *Kälte zu entwickeln.*

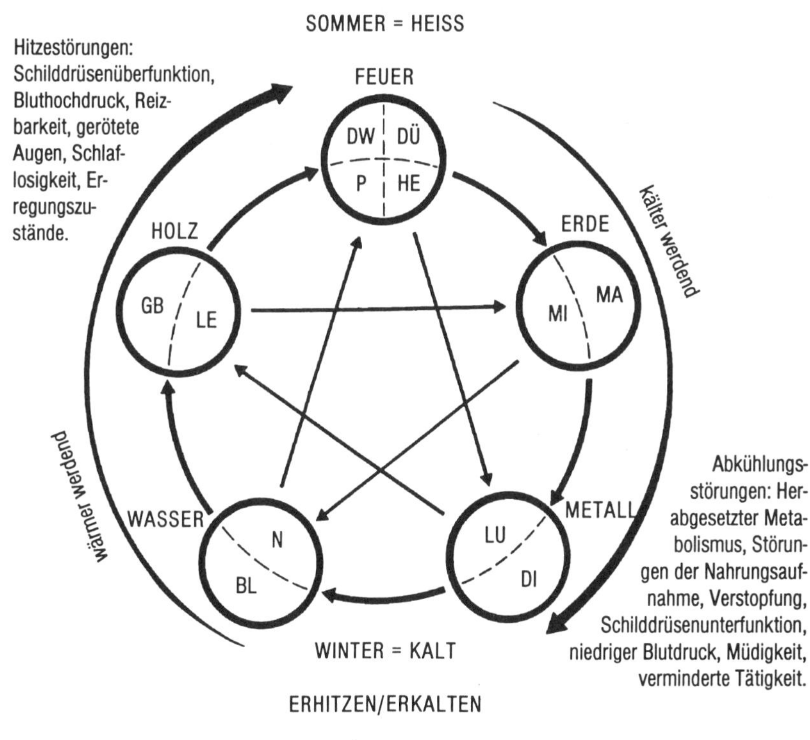

ERHITZEN/ERKALTEN

Die einfache Schematisierung der Grundtendenzen der Yin- und Yang-Funktionen dient dem besseren Verständnis möglicher Störungen.

Plazieren wir das Nieren-Yin auf die linke Seite des Fünf-Phasen-Diagramms und deren Yang auf der rechten, sehen wir, daß ›Hitzetendenzen‹ in den organenergetischen Funktionen auf der linken Seite des Diagramms auftreten, wenn es an Nieren-Yin fehlt, nämlich von Holz und Feuer mit zunehmenden Temperaturstörungen von Leber, Gallenblase und Herz. Fehlt jedoch das Nieren-Yang, werden ›Kältetendenzen‹ überhandnehmen wie Erkältungserscheinungen mit Flüssigkeits- und Schleimbildung in den energetischen Funktionen auf der rechten Seite der Abbildung, vor allem in Erde und Metall, begleitet von einem unterkühlten Magen, einer Abnahme der Yang-Aspekte der Milzfunktionen und einer Schleimentwicklung in den Lungen (siehe Abbildung auf Seite 59).[15]

Da in Teil II dieses Buches auf die wichtigsten dysfunktionellen Tendenzen eingegangen wird, sollte der Leser sich an dieser Stelle mit ihnen vertraut machen oder die Seite zur späteren Benutzung markieren.

Energiemanifestationen und Körpersubstanz

In der akupunktur-energetischen Theorie werden die Grundstoffe des Körper/Geists in Erscheinungen von Qi (Energie), Blut, Säften, Ahnenenergie und Geist aufgeteilt.

Qi ist »Materie an der Grenzlinie zur Energie oder [...] Energie am Punkt der Materialisierung«[16] und wird funktionell definiert als das, was Bewegung im Körper/Geist begünstigt, den Organismus schützt (die Funktion der schützenden bzw. verteidigenden Energie), für eine Reihe von Umwandlungen sorgt (Nahrung, Flüssigkeit und Luft zu Qi, Blut, Säften, Tränen, Urin), organische Funktionen am richtigen Ort fixiert (vor allem die Organe der Magengegend und darunterliegende sowie das Blut in den ihm eigenen Bahnen) und den Körper wärmt.

Qi kann auch gemäß der Zone oder Gegend definiert werden, die es energetisiert, als Organ-Qi, Meridian-Qi, nährendes Qi, verteidigendes oder schützendes Qi und dem Qi der Brust.

Steht zu wenig Qi zur Verfügung, äußert sich dies durch Lethargie, eine bleiche Gesichtsfarbe und schwache Stimme, dem mangelnden Wunsch nach Bewegung und einen schwachen Puls. Es kann aufgrund stagnierender Energie in einer bestimmten organ-energetischen Körpergegend zuviel davon vorhanden sein, was zu Schwellungen, weichen, veränderlichen Knoten und einem abgehackten Puls führt.

Blut ist eine nährende, flüssige Yin-Substanz, ähnlich, doch nicht identisch mit der westlichen Vorstellung von Blut. Man nimmt grundsätzlich an, daß es sich nicht nur um die rote Flüssigkeit handelt, die durch den Körper zirkuliert, sondern auch um den nährenden (im Gegensatz zum schützenden) Energieaspekt, der durch die Gefäße fließt.

Blut kann fehlen und wird dann mit einer mageren, schwachen, abgezehrten Körperverfassung in Verbindung gebracht, mit Schwindel, Sehstörungen wie zum Beispiel Punkten vor den Augen oder Sehschwäche, tauben Gliedern, allgemeiner Trockenheit, spärlich fließender Menstruation, einem bleichen, matten Gesichtsausdruck und einem schwachen Puls, der anzeigt, daß nicht genügend Blut durch die Gefäße und Arterien fließt. Blut kann in einer spezifischen Organfunktion oder Körperzone auch gerinnen. Dieser Zustand wird von pochendem Schmerz und relativ harten, stationären Knoten oder Tumoren begleitet, von dunkler Hautfarbe, dunkelblauer Zunge und unregelmäßigem Puls.[17]

Ahnen-Energie (Jing) ist das von den Eltern übernommene konstitutionelle Potential und meint den genetischen Code, der die Wachstumsprozesse des gesamten Lebens bestimmt. Sie ist die Basis von Fortpflanzung und Entwicklung und wird im Leben gesättigt durch die reinen Aspekte, die aus der Luft, der Nahrung und dem Essen bezogen werden. Erkrankungen wegen eines Defizits an Ahnen-Energie umfassen alle kongenitalen Defekte oder angeborenen Krankheitsdispositionen (›Organminderwertigkeiten‹) wie auch Störungen in Reifung und Wachstum.

Geist (Shen) betrifft die Vitalität des einzelnen, das, was aus ihm diesen und keinen anderen Menschen macht. Ein Mensch mit Geist ist jemand, dessen Kraft klar eingesetzt und von anderen klar wahrgenommen wird. Die orientalische energetische Physiologie besagt, daß jede Organfunktion einen bestimmten Charakter oder Geist aufweist, was zu den ›zwölf Beamten‹ führt.[18] Im Konzept des Geistes als besonderer Kraft, die in jeder Zone und Funktion des Körper/Geists Form annimmt, verfügt die Akupunktur-Energetik über eine grundsätzlich psychosomatische Perspektive. Zum Beispiel hängt der Geist der leber-energetischen Funktion mit Sicht und Voraussicht zusammen (der Lebermeridian führt zu den Augen), mit der Fähigkeit zu planen, ruhig und ausgeglichen zu sein und sich in der Außenwelt kreativ und offen für Neues zu zeigen. Auch wenn diese Anthropomorphisierung oder Personifizierung einer Organfunktion Ihnen eigenartig vorkommen mag, haben wir im Westen auch schon immer so gedacht, was sich an Ausdrücken wie ›einem das Leben vergällen‹, ›eine herzerweichende Geschichte‹ oder ›sauer sein‹ ohne weiteres nachvollziehen läßt. Bei der Entwicklung der westlichen Medizin von der Metaphysik zur Wissenschaft fiel das Konzept eines spirituellen Aspekts des Körpers und seiner Funktionen in Ungnade, ebenso wie das Konzept einer den Organismus antreibenden Lebenskraft. Sämtliche Erörterungen solcher Themen wurden dem entstehenden Untergebiet der Psychiatrie überlassen, wo die Frage nach der tatsächlichen Körperhaftigkeit und der wirklichen funktionellen Natur des Geists oder der Seele leider umgangen wurde durch eine Betrachtung des psychologischen und spirituellen Lebens, als sei es lediglich ein irrealer, imaginärer Bereich. Auch wenn die westliche Medizin innerhalb ihrer Grenzen – in jenem Untergebiet, das nie als vollwertiges medizinisches Gebiet anerkannt worden ist – Platz für ein Studium der spirituellen Seite des psychischen Lebens bereitstellte, tat sie dies in einer radikal entkörperten Weise. Von jetzt an wurden physische Beschwerden als ›wirklich‹ und psychische als ›eingebildet‹ angesehen. Diese Spaltung von Körper und Geist herrscht trotz der weiten Verbreitung der Psychotherapie immer noch in den meisten medizinischen Bereichen vor.

Die klassische Psychosomatik, die wir in Kapitel 4 in einigen Details untersuchen werden, hat als erste einen Weg entwickelt, um über die materielle Welt der Organfunktionen zu sprechen: die ›organischen‹ oder ›vegetativen‹ Neurosen. Diese psychischen, organ-funktionellen Störungen weisen eine erstaunliche Ähnlichkeit auf mit den organenergetischen Dysfunktionen der Akupunktur-Energetik, wobei die Kombination dieser beiden Sichtweisen mit dem hier vorgeschlagenen körper/geist-energetischen Ansatz beiden Perspektiven mehr Kraft verleihen wird, um die Wirklichkeit der Funktionseinheit von Körper und Geist in den Mittelpunkt des neuen Gesundheitsparadigmas zu rücken. Es ist nicht länger möglich, eine sterile, distanzierte Haltung gegenüber Körperdysfunktionen einzunehmen, hat man ihnen einmal eine spirituelle oder psychische Dimension verliehen. Störungen des Geistes oder von *Shen* betreffen das, was wir im Westen Verhaltens-, emotionale und psychische Störungen nennen.

Flüssigkeiten meinen im akupunktur-energetischen System dasselbe wie in der westlichen Physiologie: Schweiß, Speichel, Magensäfte, Urin, Blut, Hirnflüssigkeit – kurzum, alle Säfte, die den Körper befeuchten und vor Überhitzung schützen. Ein Mangel an Körperflüssigkeiten führt zu allgemeiner oder örtlicher Trockenheit und Hitze bis hin zu Entzündungszuständen, während eine Ansammlung von Flüssigkeit die Produktion von Schleim und Auswurf mit sich bringt, was im allgemeinen einem Defizit in der Yang-Nierenwurzel[19] zu verdanken ist und bewirkt, daß der Flüssigkeitshaushalt nicht unter Kontrolle gehalten werden kann und Ödeme und andere Auswüchse auftreten können.

Meridian-energetische Systeme

Die Meridiane sind der äußere Ausdruck der organ-energetischen Funktionseinheiten und dienen dazu, die Körperoberfläche mit inneren Abläufen zu verbinden. Als solche sind sie wie Sender und Empfänger in einem Kommunikationsnetz, das sowohl Botschaften an die Oberfläche sendet betreffend innerer Fehlfunktionen (z. B. Schmerz entlang eines Meridians, der eine spezifische Art Störung der mit diesem Meridian assoziierten organ-energetischen Funktion anzeigt) als auch die inneren Funktionen warnt, daß ein Oberflächenproblem (wie ein ständiger Aufbau von Spannung, begleitet von Zuckungen) droht, sich weiter nach innen auszudehnen, so daß die abwehr-energetischen Systeme aktiviert werden müssen, damit die Störung an der Oberfläche bleibt, wo sie leichter zu bekämpfen ist. Als Stoßdämpfer und Monitor innerer Not ist es das meridian-energetische Netzwerk, das die energetische Homöostase des Körper/Geists aufrechterhält. Die Meridiane sind wie Bewässerungskanäle, die zuführen und nähren, wobei sie unnötige Flüssigkeitsansammlungen und unnötigen Energieverschleiß bei der Durchführung gängiger organischer Aufgaben verhindern und gleichzeitig die Flüsse des Körper/Geists bewegen, um einen Stau zu vermeiden. In mancher Hinsicht sind sie dem ähnlich, was wir im Westen Blutbahnen und Nerven nennen, doch wird angenommen, sie trieben diese zum Funktionieren an wie eine Art unsichtbares, energetisch verdrahtetes Netz, das den Blutkreislauf und die von und an die Nervenenden ausgehenden Impulse steuert. Mit anderen Worten ist das meridian-energetische System die *Physik des Körper/Geists* und Grundlage für dessen Biochemie.

Jeder Meridian verfügt über einen inneren Zweig (auf den Diagrammen ab Seite 69 durch eine gestrichelte Linie gekennzeichnet), der die innere energetische Verbindung zwischen dem Oberflächenzweig und der organ-energetischen Funktion desselben Namens (Lunge, Herz usw.) darstellt. Jeder Meridian besitzt aber auch einen Zweig auf der Hautoberfläche (auf den Diagrammen durch einen festen Strich markiert), der aus empfindlichen Punkten entlang eines bestimmten, ertastbaren Pfades besteht. Es sind diese Punkte, die von Akupunkteuren mit Nadeln gestochen werden, sowohl um eine direkte Wirkung auf die örtliche Gegend des Einstichs zu erzielen, als auch um den Energiefluß entlang den äußeren und inneren Pfaden des Meridians zu manipulieren.

Es gibt zwölf reguläre Meridiane, wovon sechs Yin und sechs Yang sind, die mit je einer inneren organ-energetischen Funktion assoziiert werden. Außerdem bestehen acht außergewöhnliche Meridiane, von denen angenommen wird, sie entwickelten sich im vorgeburtlichen Stadium, ehe noch die Meridiane selbst entstehen, ein fundamentaler Schaltkreis, der Yin- und Yang-Meridiane derselben Polarität miteinander verbindet. Darüber hinaus liegt ein System sekundärer Gefäße vor, die näher an der Oberfläche liegen als die anderen Meridiane, und die Schutzpanzer des Körper/Geists darstellen.[20]

Die sechs Yang-Meridiane fließen längs der Außenseite von Armen und Beinen, Gesicht und Rücken, während die Yin-Meridiane entlang der Innenseite der Glieder und der Becken- und Brustgegend führen. Wie in der Abbildung Seite 65 sind die von der Sonne (selbst Yang) beschienenen Körperteile die Pfade der Yang-Meridiane, während die der Erde zugewandten Teile die Zonen der Yin-Meridiane darstellen.

Der oberflächliche Energiefluß durch die Meridiane folgt traditionell dem Muster: Lunge → Dickdarm → Magen → Milz → Herz → Dünndarm → Blase → Niere → Perikard → Dreifacher Wärmer → Gallenblase → Leber → … Lunge →, was die Anordnung der auf Seite 66 folgenden Darstellungen erklärt.

Meridiane fließen so, daß Meridianpaare (z. B. Lunge und Dickdarm des Elements Metall) wie auch deren obere und untere Zweige gleichen Namens und energetischer ›Ladung‹ (*Unteres* und *Oberes Großes Yin*, *Unteres* und *Oberes Sonnenlicht-Yang* usw.) miteinander verbunden sind. Dies führt zu einer Vielfalt komplexer Verbindungen und Verwandtschaften, die, einmal verstanden, dem Akpunkteur erlauben, subtile energetische Interventionen vorzunehmen, die die Harmonie des energetischen

Flusses und der energetischen Wandlungen des Körper/Geists wiederherstellen (siehe Tabelle auf Seite 66).

Wir empfehlen Ihnen, die folgenden Abbildungen zu markieren (Seiten 69 bis 88), da sie in Teil II dieses Buches immer wieder erwähnt werden.

In der vorliegenden Erörterung der klassischen Akupunktur-Energetik wird der Leser bekanntgemacht mit der alten chinesischen Theorie des Körpers als Kraftfeld. Diese Theorie fließender Energie ist in den letzten fünfunddreißig Jahren in Japan und China und in den letzten fünfzehn auch im Westen einer bedeutenden Anzahl Untersuchungen unterzogen worden. Die Resultate dieser Forschung zeigen auf, daß die Meridiane elektromagnetische Leiter bislang undefinierter Art sind.

Ärzte in Ost und West haben durch die Verwendung verschiedener Vorrichtungen zur Messung elektrischer Ströme bewiesen, daß der Hautwiderstand bei mindestens fünfzig Prozent der Akupunkturpunkte herabgesetzt ist und demnach ein größeres Potential zur elektromagnetischen Leitfähigkeit aufweist. Auch wenn die bis heute durchgeführten Untersuchungen zu den elektrischen Phänomenen der Meridiane und Punkten der Akupunktur unterschiedliche Interpretationen erfahren haben, lassen die Resultate vermuten, Meridiane seien »eine Art Achse

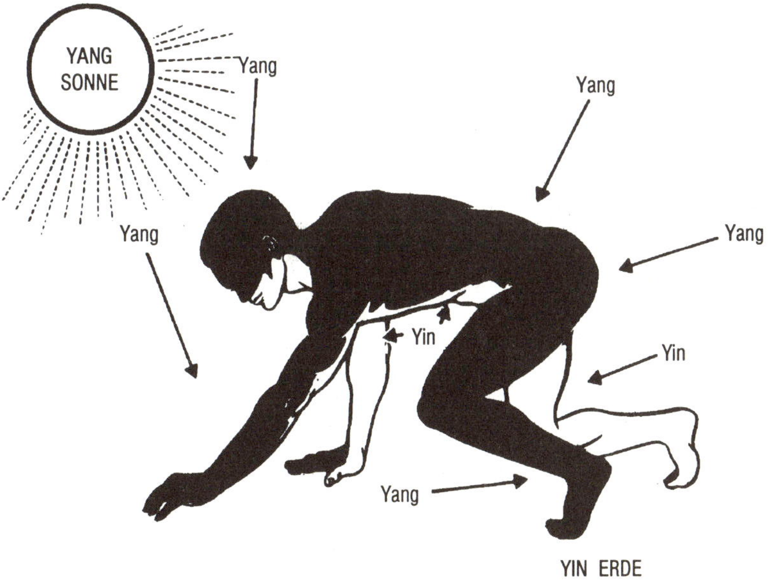

der biologischen Körperelektrizität oder ein elektrischer Schaltkreis, eine besondere Art von Elektronen oder ein Elektronen›bündel‹ wie elektromagnetische Wellen entlang einer festgelegten Bahn, die die elektrischen Phänomene der Haut, das elektromagnetische Feld des Körpers widerspiegeln« [21], welches wiederum den elektromagnetischen Kräften der Natur entspricht.

Die meisten Forscher sind sich einig, daß die elektromagnetischen Phänomene, die durch das Meridiannetz bewirkt werden, vom Zentralnervensystem gesteuert sind.

Gleicher Meridian		*Gleiches Element*
oberer und unterer Zweig derselben Meridiane	Lungenmeridian (Großes Oberes Hand-Yin / Metall)	Meridianpaar
	Dickdarmmeridian (Oberes Sonnenlicht-Hand-Yang / Metall)	
	Magenmeridian (Unteres Sonnenlicht-Fuß-Yang / Erde)	Meridianpaar
	Milzmeridian (Großes Unteres Fuß-Yin / Erde)	
oberer und unterer Zweig derselben Meridiane	Herzmeridian (Kleines Oberes Hand-Yin / Feuer)	Meridianpaar
	Dünndarmmeridian (Großes Oberes Hand-Yang / Feuer)	
	Blasenmeridian (Großes Unteres Fuß-Yang / Wasser)	Meridianpaar
	Nierenmeridian (Kleines Unteres Fuß-Yin / Wasser)	
oberer und unterer Zweig derselben Meridiane	Perikardmeridian (Absolutes Oberes Hand-Yin / Feuer)	Meridianpaar
	Dreifacher Wärmermeridian (Kleines Oberes Hand-Yang / Feuer)	
	Gallenblasenmeridian (Kleines Unteres Fuß-Yang / Holz)	Meridianpaar
	Lebermeridian (Absolutes Unteres Fuß-Yin / Holz)	

Dr. Robert Becker, ein Pionier auf dem Gebiet der elektromagnetischen Grundlagen der Wiederherstellung, hat vor über fünfzehn Jahren eine aufsehenerregende Reihe von Versuchen durchgeführt, um festzustellen, ob die Akupunkturmeridiane elektrische Supraleiter sind. Wegen des Widerstands in den Übermittlungskabeln der Stromleitungen wird der Strom bei zunehmender Entfernung schwächer, weshalb Elektroingenieure in regelmäßigen Abständen Verstärker einsetzen, die die elektrischen Signale in der Leitung konstant halten. Becker meint, die Akupunkturpunkte, die sich in regelmäßigen Abständen entlang der Meridiane befinden, seien solche Verstärker, Hunderte von Starkstromgeneratoren wie »schwarze Sterne, die ihre Elektrizität die Meridiane einer inneren Galaxie entlangsenden« [22], vor zweitausend Jahren entdeckt und untersucht von chinesischen Ärzten.

Wären die Punkte wie elektrische Verstärker, postuliert Becker, würde das Einführen einer Nadel die Gewebeflüssigkeit in der nächsten Umgebung kontaktieren und so das Schmerzsignal kurzschließen. Wird die Integrität des Heilens im Körper/Geist aufrechterhalten, wie die alten chinesischen Ärzte glaubten und Beckers Theorie in *The Body Electric* bestätigt, »könnten die verschiedenen Muster der Nadelplazierung die Schaltkreise tatsächlich harmonisieren« [23].

Beckers Untersuchungen bestätigen die östlichen. Genau die Hälfte der gemessenen Punkte wies einen geringen Hautwiderstand und eine vermehrte Elektrokonduktivität auf, was beweist, daß die gemessenen Meridiane als Leiter für die Elektrizität dienen, die in das Nervensystem fließt. Becker und seine Mitarbeiter waren hinreichend beeindruckt von ihren Funden, um zu folgern, daß die wichtigsten Aspekte des akupunktur-energetischen Systems objektiv verifizierbar seien und weitere Untersuchungen das Wesen der Unterschiede im Potential von einem Punkt zum anderen entlang eines bestimmten Meridians erklären würden. Becker schloß aufgrund weiterer Forschungen bezüglich der elektromagnetischen Grundlagen menschlichen Funktionierens, daß die anatomische Struktur, die diesen energetischen Kreislauf trägt, die perineuralen Zellen seien.[24] Der Einsatz der Elektrostimulation in der Orthopädie, wo sie die Heilung von Knochenbrüchen beschleunigt, ist auf Beckers Hypothese zurückzuführen. Die eigentliche Akupunkturbehandlung bestätigt diese Forschungsresultate noch, da die Stimulierung mittels Akupunktur von Punkten unter- und oberhalb eines heilenden Knochens grundsätzlich denselben Zweck verfolgt wie die Elektrostimulation.

Es ist gut möglich, daß die Akupunktur-Energetik in ihren Grundannahmen eine erste, eher komplexe Annäherung an das darstellt, was Becker *Körperelektrizität* nennt. Der energetische Schaltkreis, Atlas des elektromagnetischen Flusses in Körper und Geist, wurde vor zweitausend Jahren entdeckt und dient nach wie vor als Basis, auf der Millionen Menschen heutzutage behandelt werden. Er repräsentiert ein bioelektrisches Selbst, das vom neuen Gesundheitsparadigma der Körper/Geist-Energetik nicht ignoriert werden darf.

Wir gehen davon aus, daß die Akupunktur-Energetik ein verläßliches Fundament darstellt, auf dem *somatisch-energetische Reaktionsmuster* des Körper/Geists untersucht werden können. Die Stimulierung der Meridiane durch die Akpunkturpunkte führt zu einer Resonanz mit archaischen, ehemals funktionellen energetischen Pfaden und ermöglicht, den Körper/Geist anzuregen und diese Pfade zu reaktivieren, was zu angebrachteren Reaktionen auf inneren und äußeren Streß führt.

Das akupunktur-energetische Konzept des Körper/Geists kann Aspekte der psychosomatischen Frage erhellen, die die westliche Psychosomatik nicht zu erklären vermocht hat. Wie wir in Kapitel 4 sehen werden, war die klassische Psychosomatik dadurch beeinträchtigt, daß für spezifische psychosomatische Komplexe keine neurologischen Fundamente errichtet werden konnten. So konnte zwar die symbolische Bedeutung einer psychosomatischen Störung festgelegt werden, aber die somatische Komponente blieb undefiniert. Auch wenn die Akupunktur-Energetik Antworten zur somatisch-energetischen Natur des Körpers liefert und die ihr innewohnende Sicht ein Konzept psychischer bzw. funktioneller Abläufe in diesen Funktionen selbst bereitstellt, ist dieses psychologisch nicht raffiniert genug, um das darzustellen, was wir im Westen als Persönlichkeits- oder Ichpsychologie definieren. Wie wir im nächsten Kapitel sehen werden, hat dies bestimmte westliche Akupunkteure dazu veranlaßt, das Akupunkturmodell von Körper/Geist zu erweitern und innerhalb der Akupunktur eine Theorie der Persönlichkeit zu entwerfen, die das altertümliche Konzept der Energetik von Körper und Geist aus psychosomatischer Sicht modernisiert.

LUNGENMERIDIAN

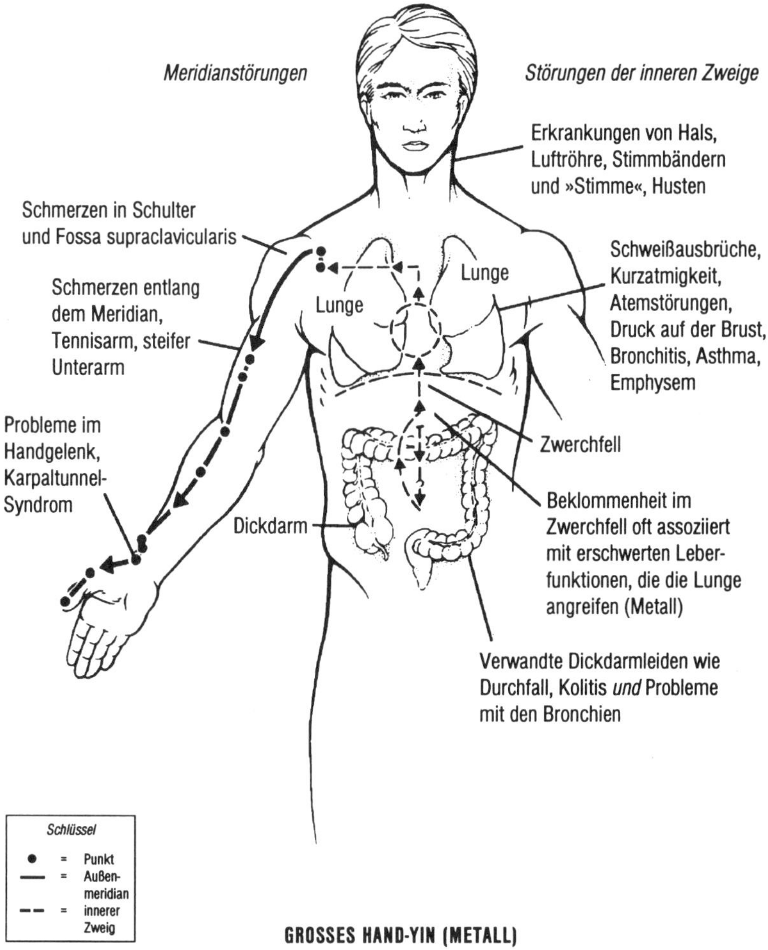

GROSSES HAND-YIN (METALL)

DICKDARMMERIDIAN

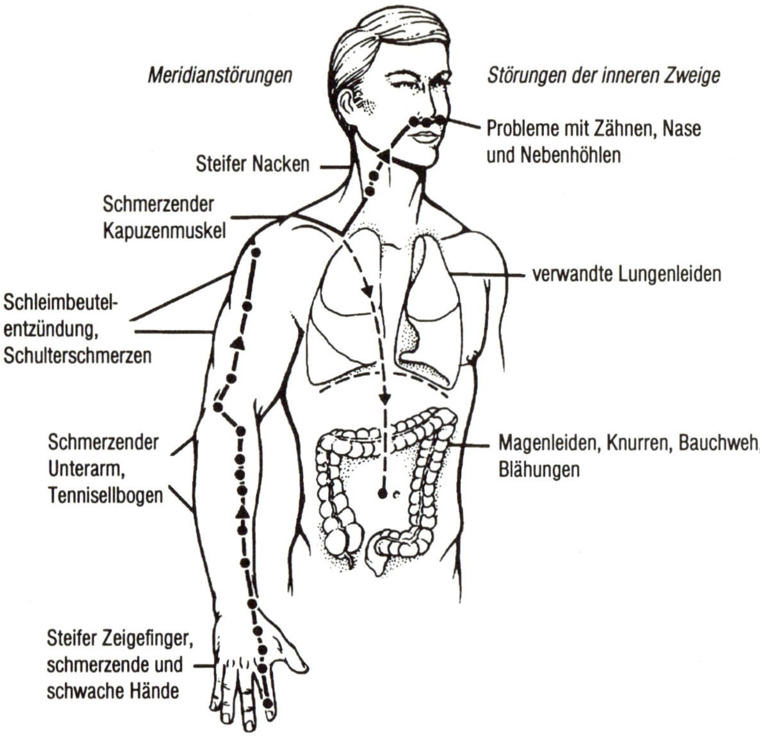

HAND-SONNENLICHT-YANG (METALL)

MAGENMERIDIAN

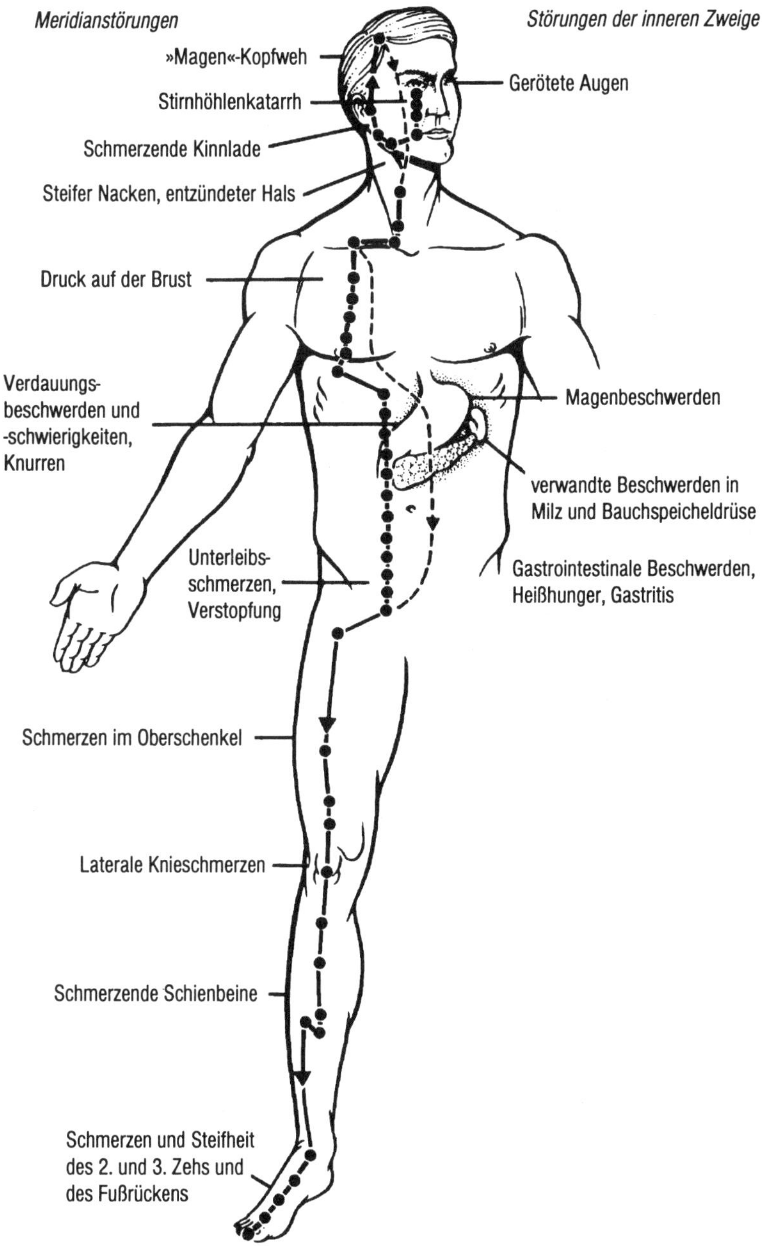

FUSS-SONNENLICHT-YANG (ERDE)

MILZMERIDIAN

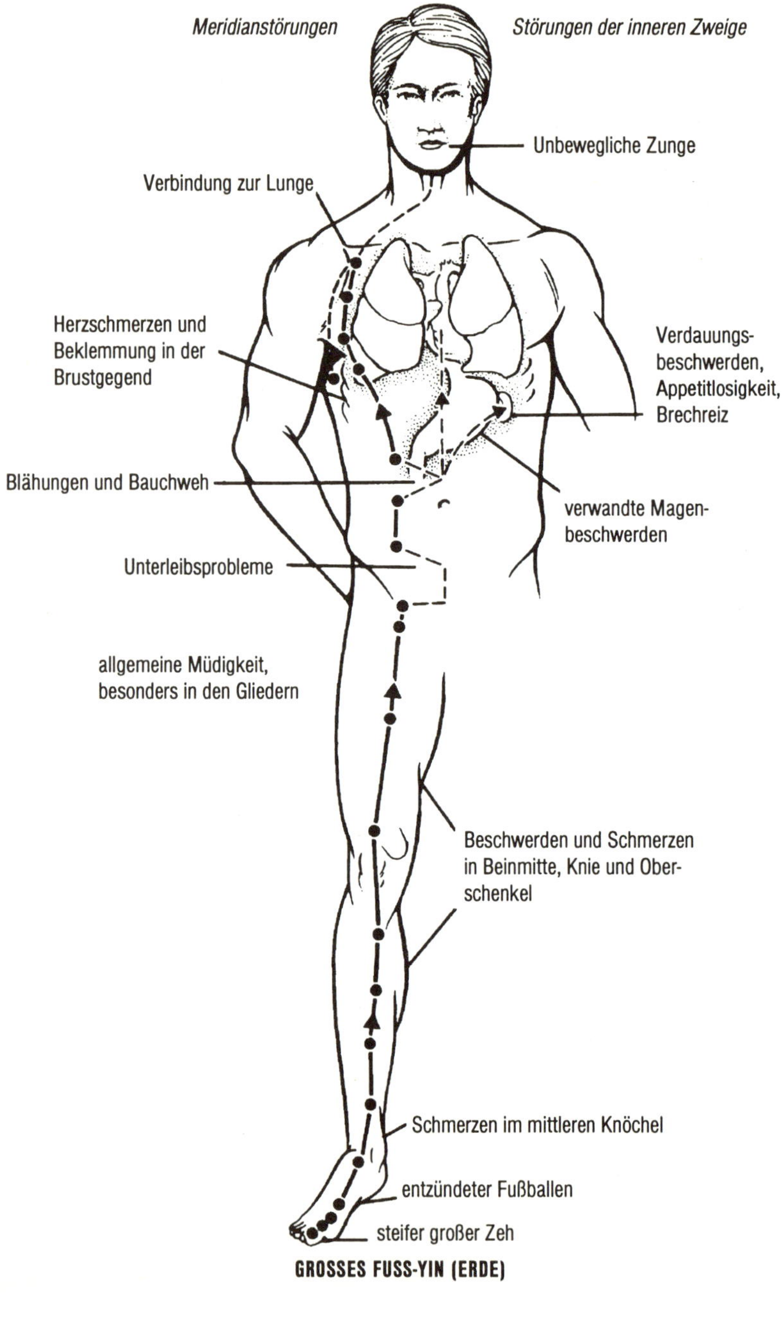

GROSSES FUSS-YIN (ERDE)

HERZMERIDIAN

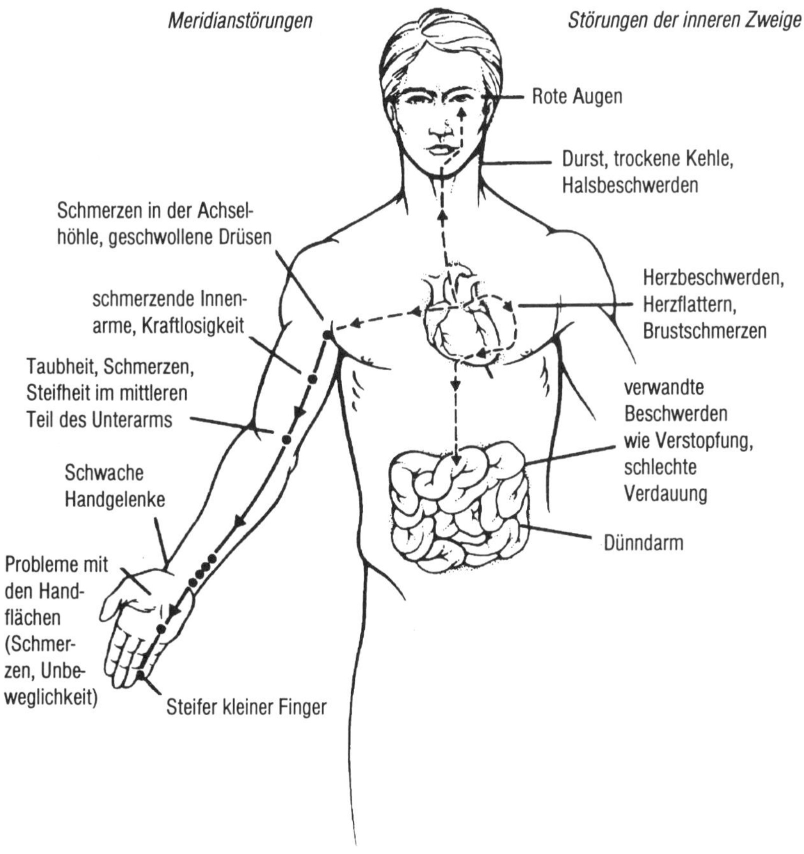

KLEINES HAND-YIN (FEUER)

DÜNNDARMMERIDIAN

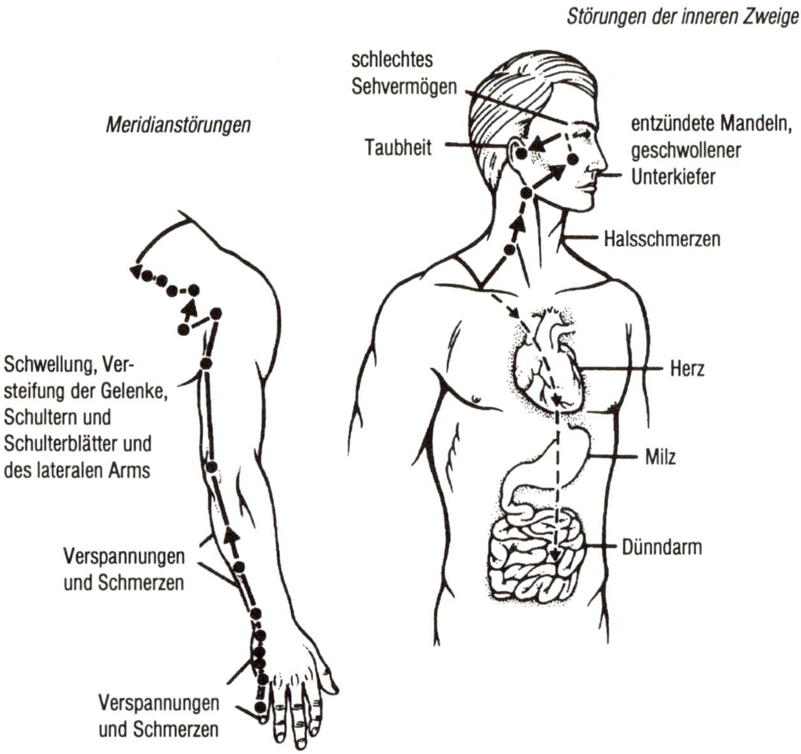

GROSSES HAND-YANG (FEUER)

BLASENMERIDIAN

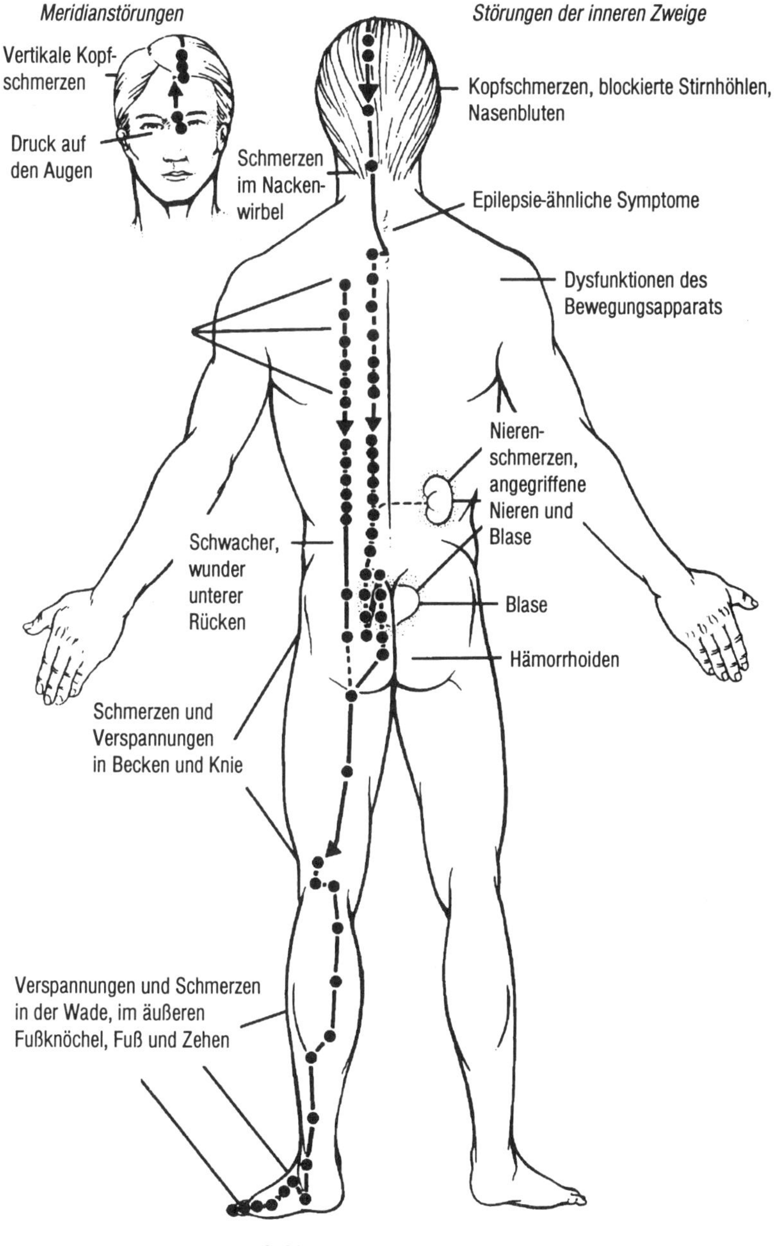

GROSSES FUSS-YANG (WASSER)

NIERENMERIDIAN

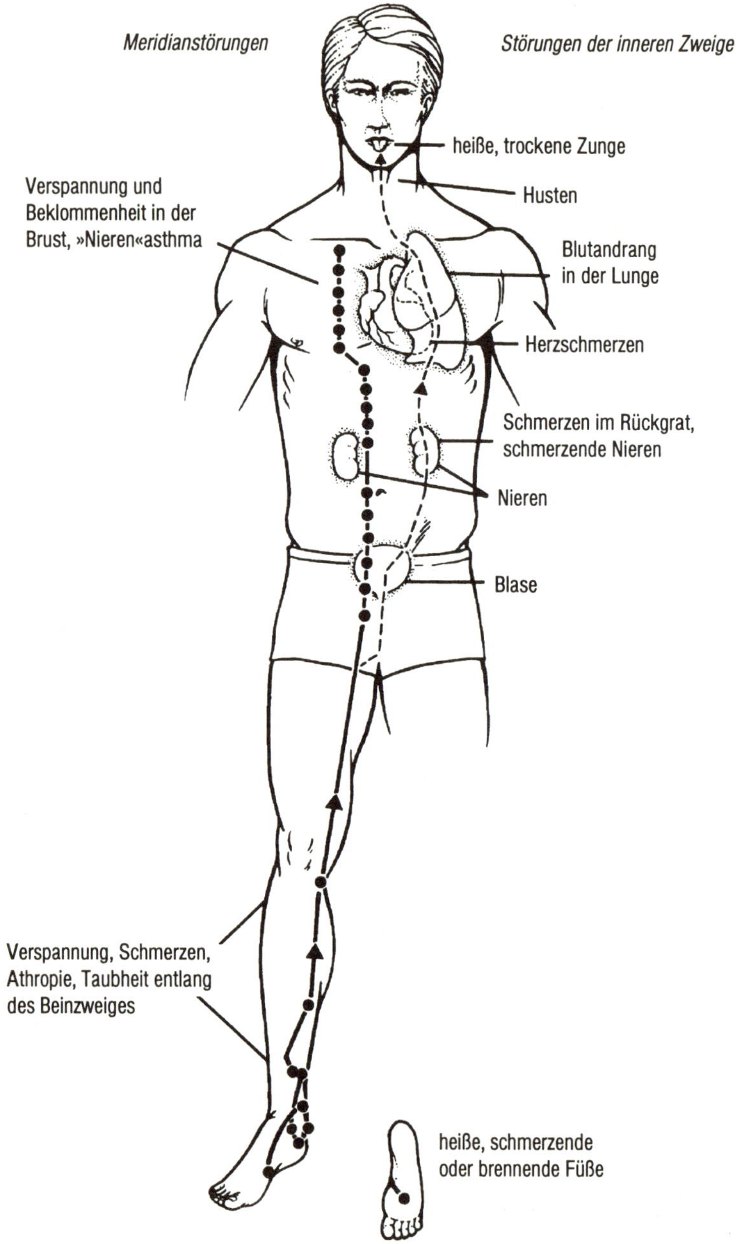

KLEINES FUSS-YIN (WASSER)

PERIKARDMERIDIAN

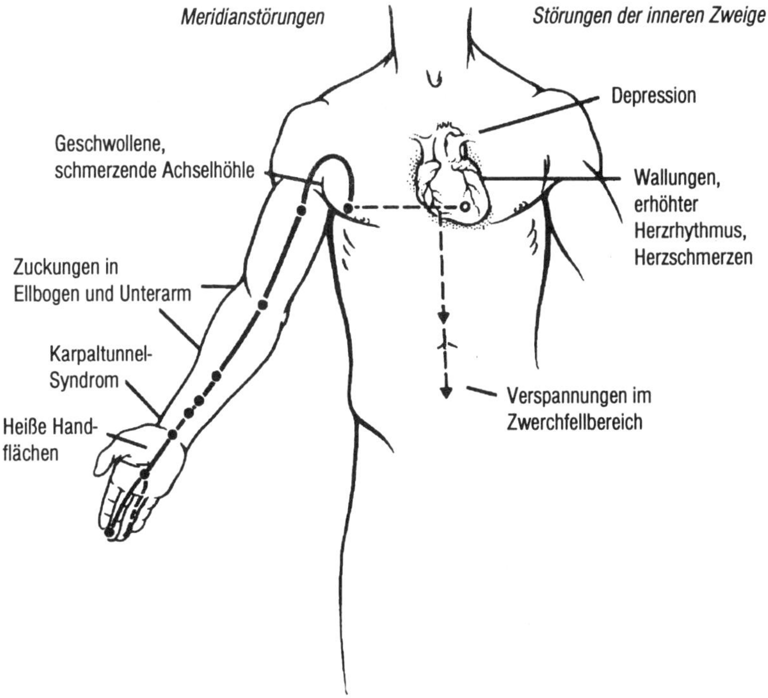

ABSOLUTES HAND-YIN (FEUER)

DREIFACHER-WÄRMER-MERIDIAN

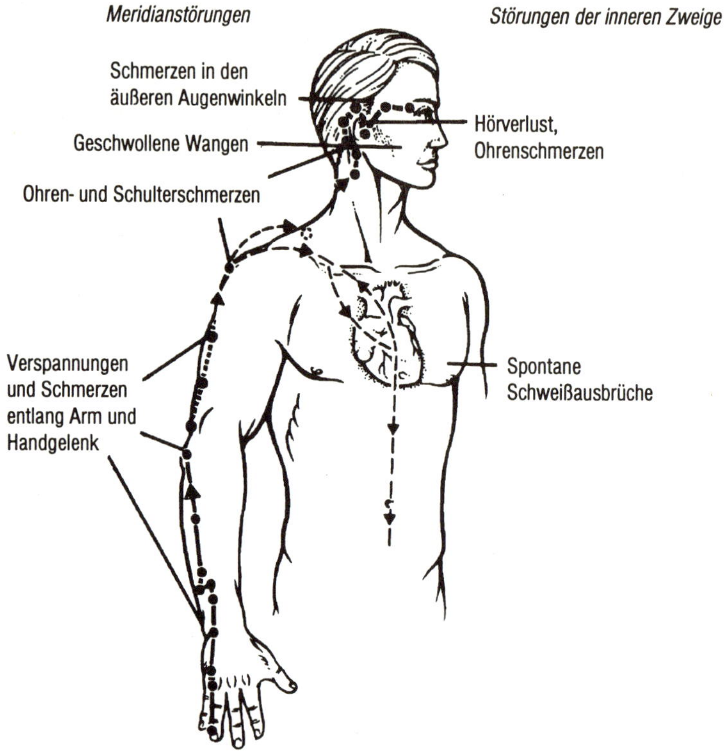

KLEINES HAND-YANG (FEUER)

GALLENBLASENMERIDIAN

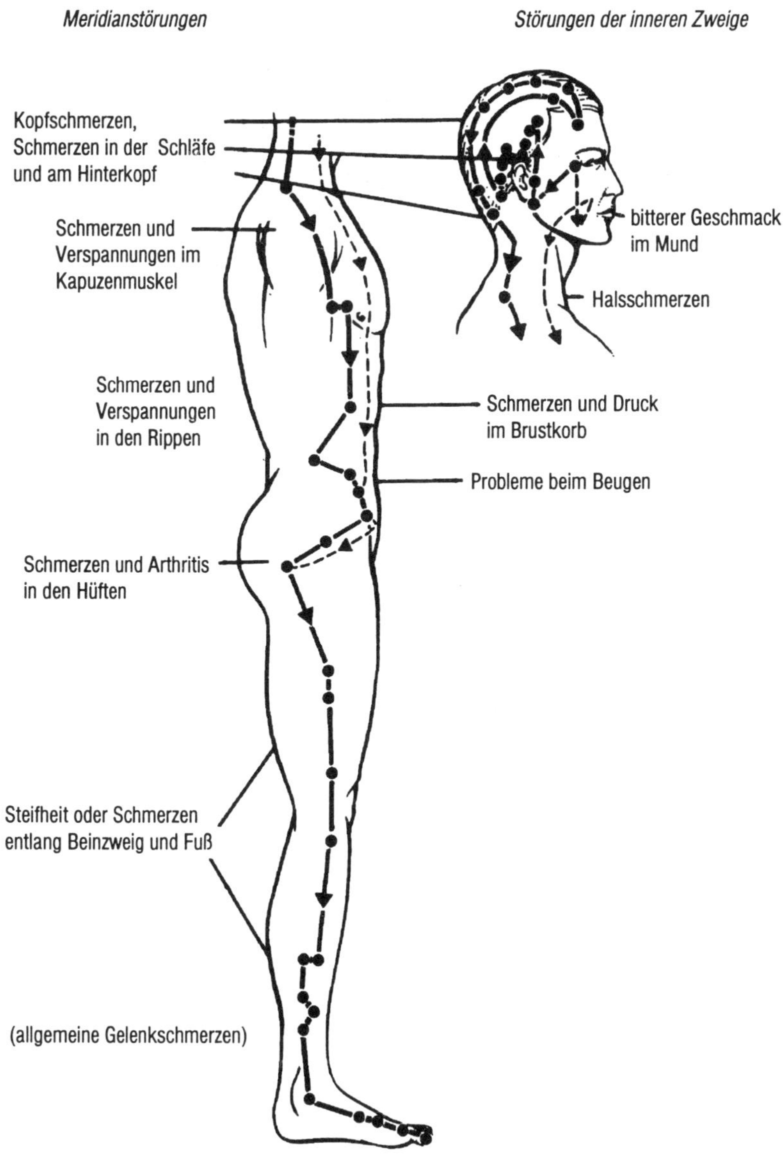

KLEINES FUSS-YANG (HOLZ)

LEBERMERIDIAN

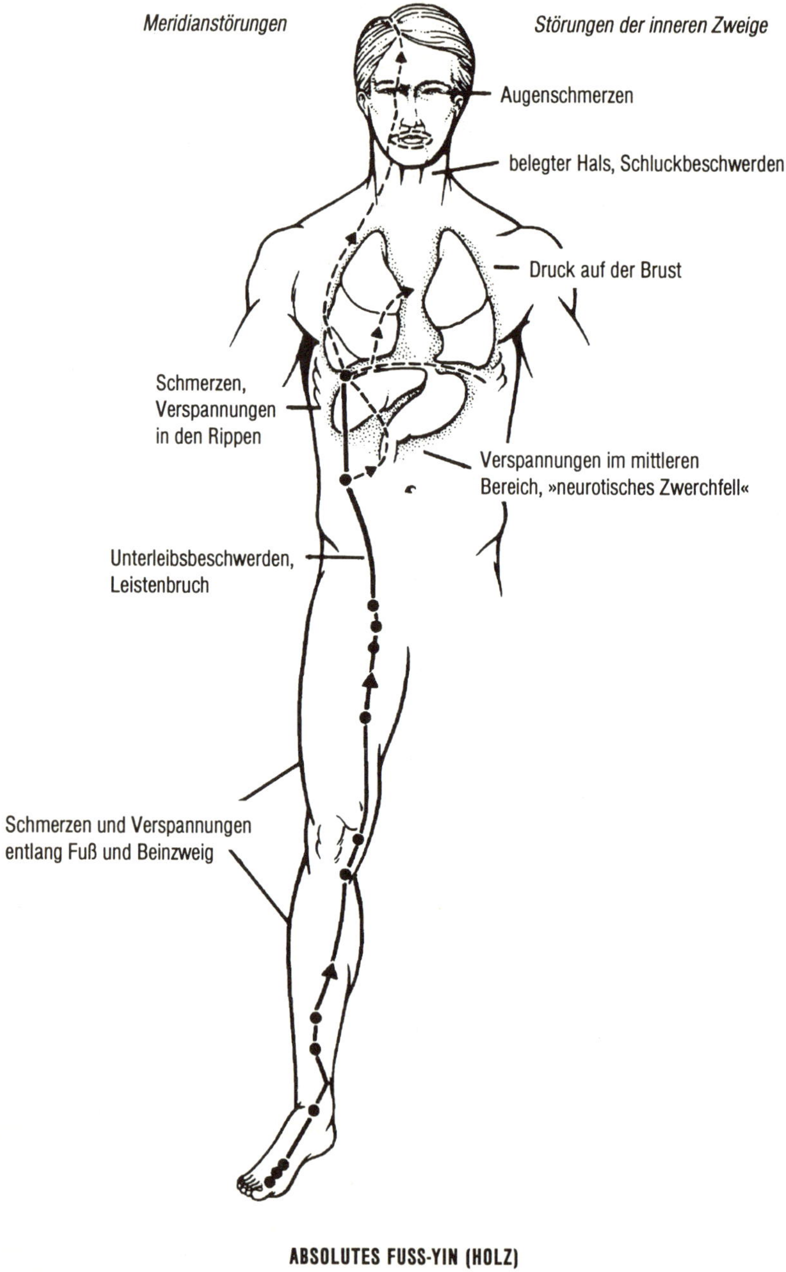

ABSOLUTES FUSS-YIN (HOLZ)

DIE ACHT ZUSÄTZLICHEN GEFÄSSE

KONZEPTIONSGEFÄSS (YIN)

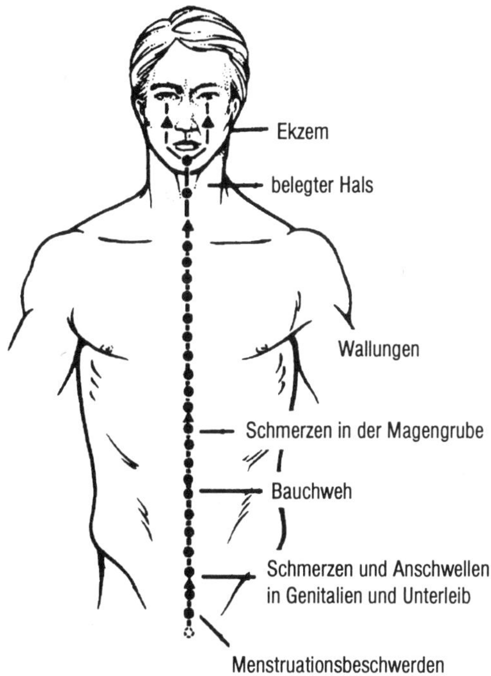

LENKERGEFÄSS (YANG)

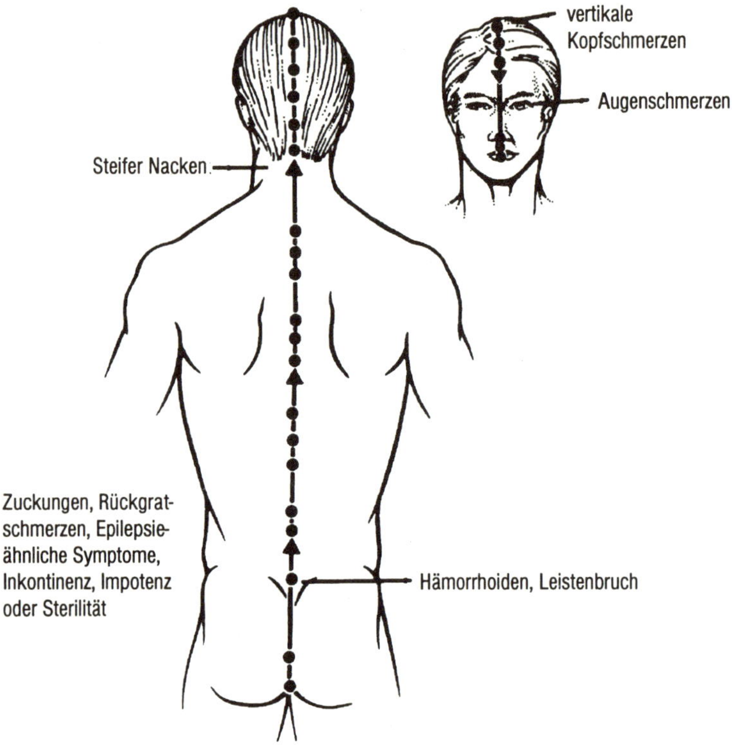

ANTRIEBSGEFÄSS (YIN) – CHONG-MO

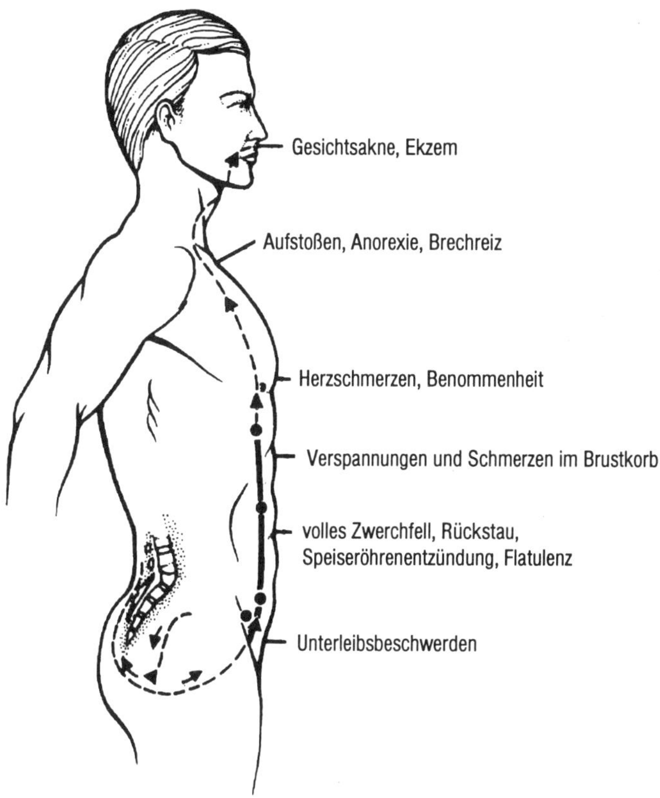

GÜRTELKANAL (YANG) – DAI-MO

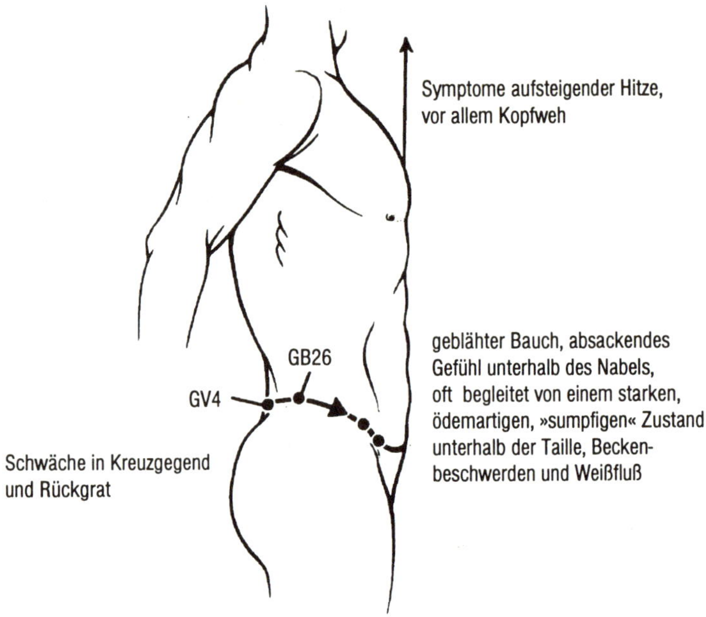

YIN-ABSATZGEFÄSS (YIN) – YIN CHIAO-MO

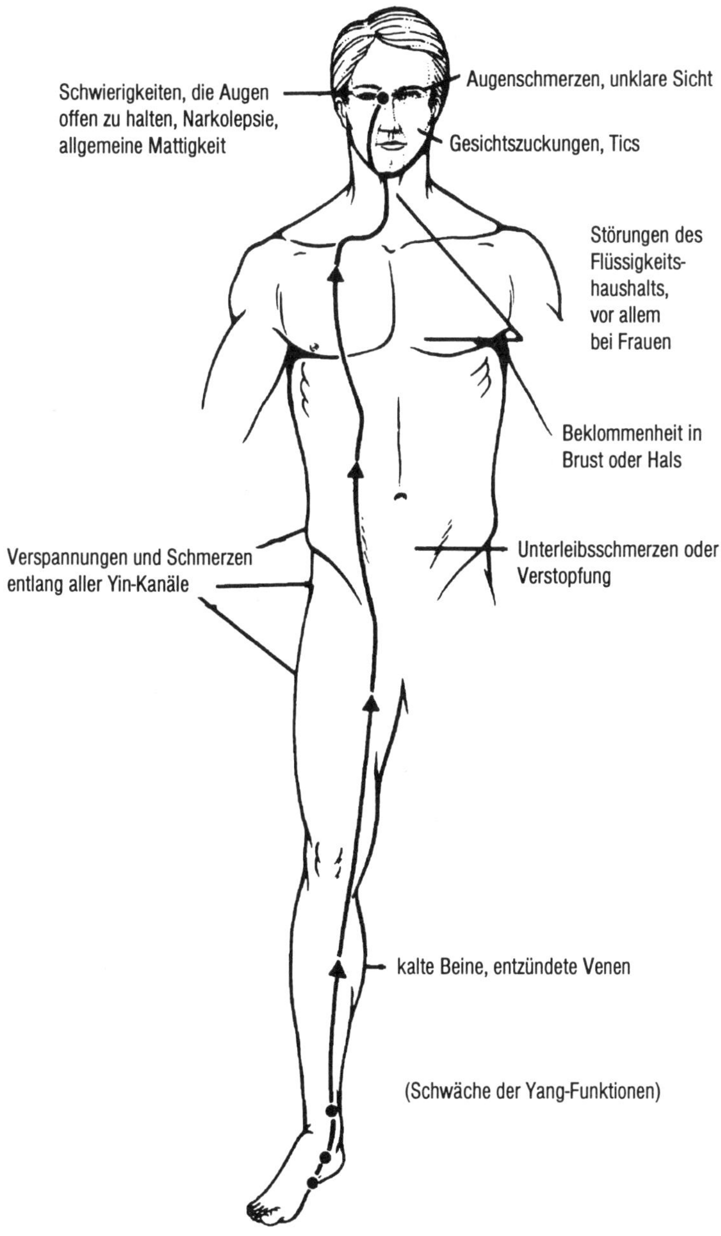

YANG-ABSATZGEFÄSS (YANG) – YANG CHIAO-MO

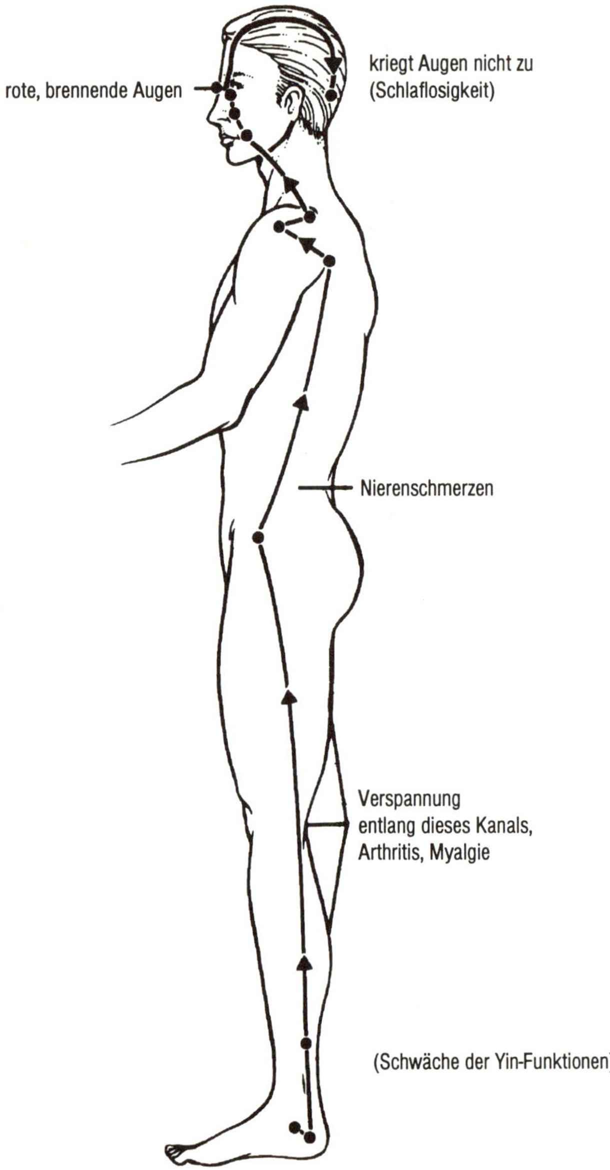

YIN-REGULIERENDES GEFÄSS (YIN) – YIN WEI-MO

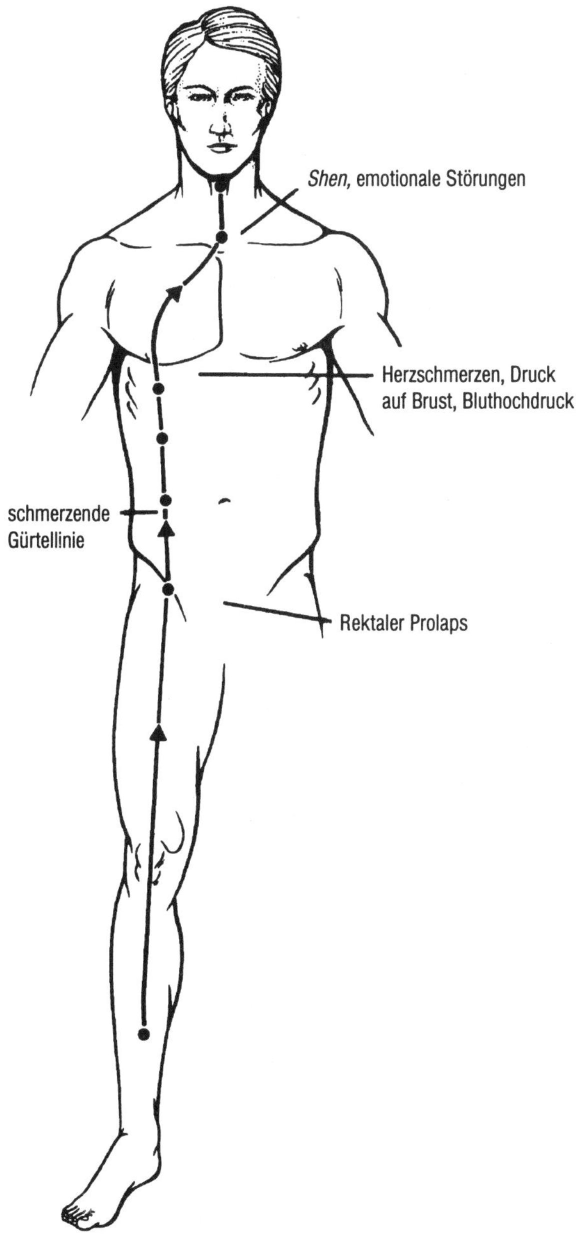

YANG-REGULIERENDES GEFÄSS (YANG) – YANG WEI-MO

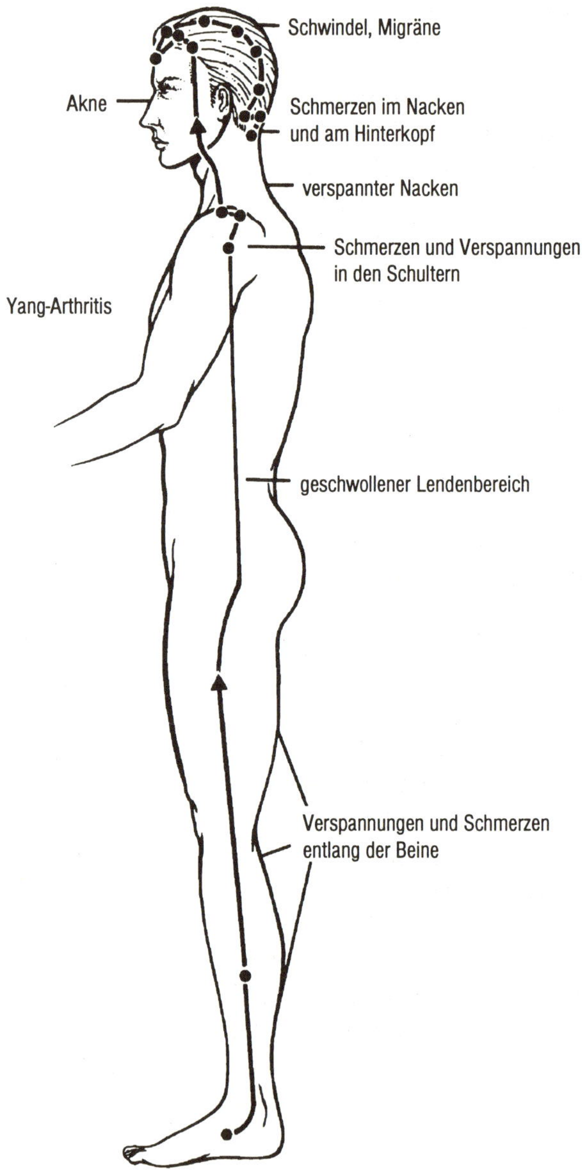

Zusammenfassung

Philosophische Grundlagen der Akupunktur-Energetik

Yin/Yang und die Fünf Phasen bilden die philosophische Basis oder die Organisationsprinzipien der klassischen chinesischen Medizin.

Alle Lebewesen bestehen aus zwei komplementären Kräften, Yin und Yang genannt. Alles weist sowohl einen Yin- als auch einen Yang-Aspekt auf, so daß Yin sich auf seinem Höhepunkt in Yang verwandelt und umgekehrt, was als Ausdruck einer angemessenen Relativitätstheorie für das Studium des Menschen gelten darf.

Für klinische Zwecke können Zeichen und Symptome als Ying oder Yang kategorisiert werden. Dieser Bezugsrahmen wird für gewöhnlich erweitert um *Acht Leitkriterien* oder *Grundmuster.* Außer *Yin* und *Yang* umfassen diese Kriterien *innen* und *außen, Mangel* und *Übermaß,* die sich auf die relative Menge einer wirkenden Kraft beziehen, sowie *heiß* und *kalt,* was die Eigenschaft einer Störung angeht.

Die *Fünf Phasen* oder *Fünf Elemente* sind die zweite Organisationsmetapher der Akupunktur-Energetik. Diese postuliert besondere Verbindungen zwischen den organ-energetischen Funktionen des Körper/Geists und einer Reihe detaillierter Entsprechungen, die es dem Akupunkteur erlauben, die im Körper hinterlassenen energetischen Spuren zu beobachten und sie durch einen Vergleich mit einem einzelspezifischen Raster energetischer Unausgewogenheit zu entziffern. Punkte zur Behandlung können entweder auf Yin/Yang-Basis oder anhand der Fünf-Phasen-Theorie ausgewählt werden, um das energetische Gleichgewicht einer gestörten Funktion oder Zone des Körper/Geists auszugleichen, oder aber durch eine Kombination beider Sichtweisen angegangen werden.

Die Entstehungs- und Kontrollzyklen des Fünf-Phasen-Modells beschreiben die normalen energetischen Beziehungen der organfunktionellen Einheiten, die Zyklen von Zerstörung und Übertretung die Dynamik der pathologischen Reaktionsmuster.

Energetisch-funktionelle Bereiche

Die Namen, die den Organen in der klassischen chinesischen Medizin gegeben werden, verweisen eher auf energetisch-funktionelle Einheiten als auf die somatischen Strukturen der westlichen Medizin. Im akupunktur-energetischen Modell gibt es zwölf organ-energetische Grundfunktionseinheiten, sechs Yin und sechs Yang. Die Yin/Yang-Organfunktionen treten paarweise auf, im Verbund von je einer Yin- und Yang-Funktion. Zusätzlich wird jedes Paar mit einer der Fünf Phasen oder Elemente assoziiert.

Energetisch gesehen, weist jede Organfunktion sowohl einen Yin- (bewahrend und nährend) als auch einen Yang-Aspekt (aktiv und schützend) auf, die den Yin- und Yang-Nierenwurzeln entspringen, welche das energetische Potential (Ahnenenergie) des Körper/Geists repräsentieren. Eine relative Tendenz zur Defizienz von Yin oder Yang ist sozusagen in jedem Menschen vorhanden und beeinflußt die wichtigsten entsprechenden Yin- oder Yang-Funktionen. Dies hilft dem Therapeuten, die Art der phänomenologischen Entwicklung der energetischen Unausgewogenheiten eines Menschen vorherzusagen, entlang einem sich ›erhitzenden‹ bzw. ›abkühlenden‹ Pfad.

Energiemanifestationen

Die akupunktur-energetische Theorie teilt den Körper/Geist in verschiedene Grundsubstanzen auf: Qi (Energie), Blut, Körperflüssigkeiten, Ahnenenergie und Geist (Shen).

Meridian-Energetik

Die Meridiane stellen die Oberflächenmanifestationen der organ-energetischen Funktionseinheiten dar und verbinden die Körperoberfläche mit den inneren Funktionen und können so als deren Stoßdämpfer und Monitore betrachtet werden. Die moderne Forschung beschreibt die Akupunkturmeridiane als Supraleiter elektromagnetischer Energie. Demzufolge kann die Akupunkturbehandlung als ein Mittel verstanden werden, um die Funktionen der Körperelektrizität zu regulieren und das bioelektrische Selbst zur Normalität zurückzuführen.

Während das akupunktur-energetische Konzept des Körper/Geists Antworten auf viele Aspekte des psychosomatischen Fragekomplexes liefert, wie sie im Westen zu den somatisch-energetischen Funktionen gestellt werden, müssen westliche Anwender die psycho-energetischen Aspekte der Akupunktur erweitern, um eine energetische Theorie des Körper/Geists zu entwickeln, die dem neu entstehenden Gesundheitsparadigma entspricht.

ANMERKUNGEN

1 Claude Larre, Jean Schatz, Elizabeth Rochat de la Vallée: *Survey of Traditional Chinese Medicine,* Columbia, Maryland, Traditional Acupuncture Foundation 1986, S. 59.
2 Ebenda, S. 19–21.
3 Ted J. Kaptchuk: *Das große Buch der chinesischen Medizin. Die Medizin von Yin und Yang in Theorie und Praxis,* München 1994, S. 12–18.
4 Ebenda, S. 197.
5 Ebenda, S. 201.
6 Ebenda.
7 Ebenda, S. 203.
8 Ebenda. Siehe auch S. 390–408 für eine äußerst lesenswerte Diskussion dieser acht Grundmuster.
9 Für eine Erörterung der Kombination der Fünf Phasen und Acht Leitkriterien, siehe Mark D. Seem: *Acupuncture Energetics,* New York 1986.
10 Es wird den Leser interessieren, daß es einen Feuer-, Erde-, Metall-, Wasser- und Holzpunkt für jede Organfunktion gibt, der sich etwa auf den entsprechenden Meridianen zwischen Zehen und Knie bzw. Finger und Ellbogen befindet, so daß die Behandlung der Fünf Elemente in den Punkten selbst eine körperliche Wirklichkeit besitzt.
11 Es gilt zu bemerken, daß der Zugang zu den Fünf Phasen in China zwar aufgegeben, in der konstitutionellen koreanischen Akupunktur, in vielen japanischen Überlieferungen und in Europa und den Vereinigten Staaten hingegen sehr häufig verwendet wird.
12 *Das große Buch der chinesischen Medizin,* S. 63; siehe auch Manfred Porkert: *Die chinesische Medizin,* Düsseldorf 1992, Kapitel 3; und Capra: *Wendezeit,* S. 348–358.
13 Eine wichtige Anstrengung in dieser Richtung findet sich in der ausführlichen Arbeit von Dr. Yves Requena: *Terrains and Pathology in Acupuncture,* Brookline, Mass., 1986, welches leider zu strikten Vergleichen neigt, die der westlichen medizinischen Sicht unterliegen.
14 Vor allem Kaptchuk: *Das große Buch der chinesischen Medizin;* Porkert: *Die chinesische Medizin;* und Seem: *Acupuncture Energetics.*
15 Weitere Einzelheiten entnehmen Sie *Acupuncture Energetics* von Mark D. Seem.
16 Kaptchuk: *Das große Buch der chinesischen Medizin,* S. 46.
17 Ebenda, S. 34–46 und 201–204 für eine ausführliche Diskussion dieser energetischen Substanzen und ihrer Störungen.
18 Dieses spirituelle, persönliche Konzept organ-energetischer Funktionen werden wir in Kapitel 3 erörtern.
19 Bei einem Defizit der Yang-Nierenwurzel ist die Yang-Funktion des Transformierens und Transportierens von Nahrung und Flüssigkeit in der Milz ebenfalls beeinträchtigt.
20 Diese sekundären Meridiane, nämlich die tendino-muskulären, divergenten, längs und

quer verlaufenden *Luo*-Gefäße sprengen den Rahmen dieser kurzen Einführung. Für weitere Einzelheiten siehe Royston Low: *The Secondary Vessels of Acupuncture,* London 1984.

21 Eine der Schwierigkeiten solcher Forschungen liegt in der Interferenz der benutzten technischen Geräte. Der Leser wird verwiesen auf *Acupuncture: A Comprehensive Text* des Shanghai College für Klassische Chinesische Medizin, Chicago 1981, S. 105–111.

22 Robert O. Becker und Gary Selden: *The Body Electric, Electromagnetism and the Foundations of Life,* New York 1985, S. 105–222.

23 Ebenda, S. 235

24 Der Leser wird verwiesen auf die Gesamtheit von Beckers Untersuchungen, zusammengefaßt in: *The Body Electric,* S. 236–237, was die Akupunktur anbelangt.

3.

Akupunktur und Persönlichkeit: Persönlichkeitstypen und ihre Anfälligkeit für bestimmte Krankheiten

Das chinesische System ist jedoch nur in der Theorie ganzheitlich... Es gibt keine Psychotherapie und keinen Versuch, dem Patienten zu raten, wie er seine Lebenssituation ändern könnte.[1]

FRITJOF CAPRA

Das psychologische Subjekt

Wie wir in Kapitel 2 gesehen haben, berücksichtigt das chinesische Medizinmodell die Psyche des einzelnen nur soweit, wie eine Entsprechung besteht zwischen einer jeden der Fünf Phasen und einer emotionalen und verhaltensmäßigen Veranlagung. Zum Beispiel wird die Holz-Phase (organ-energetische Funktion von Leber und Gallenblase) assoziiert mit einer tendenziell zornigen Veranlagung und mit Verhaltensstörungen in den Bereichen von Planung und Entscheidung. Während ein klassischer chinesischer Arzt diese psychologischen Eigenschaften bemerken mag und sie als zusätzliche diagnostische Daten benutzt, wird er sich weder ausgesprochen den psychischen Problemen des Patienten zuwenden, noch ihn dahingehend beraten, wie er sein Verhalten ändern kann, noch Deutungen zur psychologischen Bedeutung seiner Beschwerden anbieten.

Das sollte uns nicht überraschen, denn das konfuzianische Konzept des Individuums, das die chinesische Gesellschaft beeinflußt hat, besteht nicht aus einem psychologischen Selbst, sondern aus einem aktiv in der Gemeinschaft stehenden (Familie, Provinz, Staat, Welt). Selbstentwicklung und Selbstbewußtsein, zentral für die konfuzianische Definition individuellen Seins, wurden als Praktiken spiritueller Entwicklung betrachtet, die dieses Individuum samt Ahnenerbe in seiner Gemeinschaft einordnete.[2]

In der alten chinesischen Kultur war das Selbst demnach ein

grundsätzlich soziales. Vielmehr als eine *Einzelpsychologie* entwickelten die Chinesen eine *Einzelsoziologie*. Verhaltensprobleme, die wir im Westen als psychologische Störungen der Persönlichkeitsentwicklung verstehen, wären in China grundsätzlich Fragen der sozialen Anpassung. Jemand mit einem von der Norm abweichenden Verhalten wurde demnach nicht an einen medizinischen oder psychologischen Spezialisten verwiesen, sondern an die Gemeinschaft, die das Problem auf der sozialen, viel eher als auf medizinischer oder psychotherapeutischer Ebene anging.[3]

Hier besteht ein krasser Gegensatz zum westlichen Selbst, das als isoliertes Einzelwesen verstanden wird. Seit Ende des neunzehnten Jahrhunderts ist das westliche Selbst als ein vom spirituellen Bereich abgespaltenes, seinen Mitmenschen entfremdetes Selbst beschrieben worden.[4] Diese Sicht entstand parallel zur Entwicklung der modernen Psychologie und Psychiatrie, die dieses entfremdete Selbst zum Gegenstand ihrer Untersuchungen machte. Das psychologische Selbst (Ego), das im Zentrum der Praxis der westlichen Psychologie, Psychiatrie und Psychosomatik steht, ist in China praktisch unbekannt. Es gibt in China keine Psychotherapie, noch sind westliche psychologische Konzepte übernommen worden, auch wenn eine weitgehende Adaption und gar Vormachtstellung des westlichen Medizinmodells vorherrscht.

Erfährt in China ein Patient zum Beispiel das, was wir im Westen ›Depression‹ nennen, wird er dazu neigen, seine Erfahrung zu somatisieren (sie im Körper zu erfahren), vielmehr als sie psychologisch zu erleben. Bei der Konsultation eines klassischen Arztes oder Akupunkteurs wird er sich auf spezifische Körperstörungen konzentrieren, wie ein beklommenes Gefühl in der Brust oder eine zugeschnürte Kehle. Der Arzt verschreibt eine Akupunkturbehandlung oder eine Kräuterformel, die das reibungslose Funktionieren der behinderten Körperzonen gewährleistet und eine Symptomerleichterung bringt, die es dem Patienten erlaubt, besser zu atmen, und in dem Maß, in dem die Beklommenheit in Brust und Hals mit der Depression zusammenhängt, vielleicht auch psychisch aufzuschnaufen. Das wird jedoch eine Nebenwirkung und kein ausgesprochen therapeutisches Ziel sein. Die kulturellen Diktate sind derart, daß sogar eine diskrete Erkundigung nach den Lebensumständen des Patienten praktisch unmöglich ist.[5] Demnach mangelt es dem chinesischen Patienten an Gelegenheit, eine Verbindung zwischen dem körperlich empfundenen Gefühl der Beklemmung und den Beschränkungen herzustellen, die ihm seine gesellschaftlichen Umstände auferlegen.

Westliche Ärzte hingegen finden sehr häufig, daß ihre Patienten bereits Assoziationen gemacht haben zwischen ihren physischen Problemen und ihrem psychischen Befinden. Das soll nicht heißen, daß das eine Konzept des Selbst dem anderen überlegen oder vorzuziehen ist. Kulturelle Unterschiede in der Selbsterfahrung des Individuums können weder ignoriert, noch kann eine Erfahrungsweise dazu benutzt werden, eine andere zu kritisieren.[6] Deshalb müssen wir im Westen sehr vorsichtig sein bei der Übernahme des chinesischen akupunktur-energetischen Modells und es auf eine Art rekonstruieren, die berücksichtigt, wie wir uns psychisch in der Welt bewegen. Ob es uns gefällt oder nicht: Der westliche Mensch ist ein psychologischer, und dieser Aspekt des Patienten muß berücksichtig werden, wünscht man mehr zu praktizieren als eine rein symptomatische Akupunktur.[7]

Die Akupunkturtherapie löst Blockierungen in einer bestimmten energetischen Zone auf und befreit gleichzeitig die darin gefangene Psyche, doch wird den psychologischen Fragen im Leben des Patienten keine Aufmerksamkeit geschenkt, wird bald ein neuer energetischer Bereich aus dem Gleichgewicht geraten. Das führt zu sich ständig verlagernden, wandernden Symptomen, zu so etwas wie einer energetischen Hysterie, die entweder der Unfähigkeit oder dem Unwillen des Arztes zuzuschreiben ist, nicht nur auf den Körper, sondern auch auf das Wesen seines Patienten einzugehen. Eine Reihe westlicher Akupunkteure hat nach Abschluß des Studiums der *somatisch-energetischen* Störungen (die energetische Behandlung des Körpers) die Erfahrung gemacht, daß sie sich auf eine Praxis zubewegen, die auch die psycho-energetischen Störungen (die energetische Behandlung der Psyche) einschließt.[8] Für die amerikanische Akupunktur ist eine Behandlung der psychologischen und spirituellen Ebenen des Menschen, konzipiert als energetische Therapie von Körper und Geist, eine unbedingte Notwendigkeit. Wie mein Landsmann, der Akupunkteur Eric Stephens, über seine eigene Entwicklung bemerkt, wird man sich zunehmend »emotionaler, geistiger und spiritueller Komponenten bewußt – es wird unmöglich, diese nicht wahrzunehmen«.[9] Es besteht eine spontane Bewegung in manchen Bereichen der amerikanischen Akupunktur in Richtung eines körper/geist-energetischen Zugangs zur Akupunkturtherapie. Dieser Ansatz ist nicht identisch mit der chinesischen Akupunktur und ebensosehr beeinflußt von englischen und französischen Schulen wie von orientalischen. Indem wir uns hier auf zwei europäische Akupunkturmodelle konzentrieren, die den Versuch unternehmen, die psychologischen Aspekte der Akupunktur näher zu definieren und so etwas wie eine Persönlichkeitstheorie innerhalb der Akupunktur bereitzustellen, möchten wir versuchen, diese Erfahrungen in Bezug zu Nordamerika und Europa zu setzen, wo Akupunkteurinnen und Akupunkteure sich der Körper/Geist-Frage stellen müssen. Tatsächlich sind Erfahrungen wie die Stephens Ausdruck einer nie dagewesenen Integration verschiedener Traditionen der Akupunktur und eines westlichen Verständnisses der Psychologie. Er schließt mit der Bemerkung, sie deuteten hin auf »eine Synthese der orientalischen Tradition mit der Psychologie und anderen humanistischen Therapien sowie [auf] den Nachdruck auf der Behandlung von Menschen im Kontext ihrer gesamten Lebensumstände, auf der emotionalen, geistigen, spirituellen und psychischen Ebene«.[10]

Eine Persönlichkeitstheorie innerhalb der Akupunktur

Es gibt zwei grundsätzliche Arten, um eine Transformation der Akupunkturtherapie zu erreichen und den Bedürfnissen des modernen westlichen, von emotionalen, psychischen, spirituellen und physischen Beschwerden heimgesuchten Publikums gerecht zu werden.

Die Aspekte der klassischen Akupunkturtheorie und -praxis, die die Beziehung zwischen Geist und Körper sowie die Gleichgewichtung der physischen und spirituellen Bereiche betonen, müssen weiterverfolgt werden, damit die in den traditionellen Texten enthaltenen Elemente verwertet werden und uns bereichern können. Nur dann sind wir mit einem Werkzeug aus der Sicht der Akupunktur versehen, das es uns erlauben wird, über die Persönlichkeit unserer Klienten zu sprechen, statt nur über ihre energetischen Unausgewogenheiten, was uns zu einer Art *Persönlichkeitstheorie innerhalb der Akupunktur* führt. Zwei Beispiele solcher Akupunkturtypologien, eines aus Frankreich, das andere aus England, werden auf den nächsten Seiten vorgestellt.

Eine zweite Art, wie die Akupunkturtherapie für den westlichen Gebrauch verfeinert werden könnte, besteht in der Gegenüberstellung von Akupunktur-Energetik und den entsprechenden psychologischen Modellen, um ein erweitertes Konzept für den Austausch von Körper und Geist bereitzustellen und ein gemeinschaftliches Vorgehen von Akupunkteuren, Ärzten und Psychotherapeuten zu ermöglichen. Diese Möglichkeit wird in den Kapiteln 4 bis 10 ergründet. Beide Ansätze führen zu einem energetischen Modell des Körper/Geists, das ein großes Potential hat, zum neuen Paradigma von Gesundheit und Prävention beizutragen.

Persönlichkeit und Persönlichkeitstypen

Ehe wir uns einer Besprechung von Persönlichkeitstheorien innerhalb der Akupunktur zuwenden, müssen wir klären, was im allgemeinen unter *Persönlichkeit* verstanden wird.

Die westliche Psychologie benutzt den Begriff ›Persönlichkeit‹, um die Konstellation oder den Verhaltensrahmen zu bezeichnen, innerhalb dessen ein Mensch sich benimmt, denkt und fühlt. Dieses Persönlichkeitsmuster ist das Resultat einer komplexen Kombination von ererbten und übernommenen physiologischen und gesellschaftlichen Faktoren, wobei manche Experten das Überwiegen der physiologischen über die gesellschaftlichen Kräfte hervorheben und andere wiederum Erbfaktoren den übernommenen Verhaltensmustern vorziehen als Schlüssel für die Prägung des Wesens einer Persönlichkeit.[11]

Bei der Untersuchung der psychologischen Unterschiede zwischen zwei Persönlichkeiten ergibt sich die Frage der Klassifizierung von Menschen in Persönlichkeitstypen. Historisch gesehen hat der Versuch, Persönlichkeitsmerkmale oder -typen zu definieren, Tradition. Von Hippokrates, der dem Menschen vier grundlegende ›Temperamente‹ (sanguinisch, melancholisch, cholerisch und phlegmatisch) zuschrieb, entsprechend den vorherrschenden ›Humoren‹ des Körpers (rotes Blut, schwarze Galle, gelbe Galle und Schleim), zu C. G. Jungs Klassifizierung, die auf der nach außen und der nach innen gerichteten Energiebewegung basiert (›Extraversion‹ und ›Introversion‹), bis zur konstitutionellen Theorie W. H. Sheldons mit ihren drei Somatotypen (der runde, weiche ›esomorphische‹, der kräftige, muskulöse ›mesomorphische‹ und der flachbrüstige, zarte ›ektomorphische‹ Körpertyp), von denen jeder ein anderes Persönlichkeitsbild aufweist.[12]

Unstimmigkeit über die ausschlaggebenden Faktoren der Persönlichkeitsentwicklung herrscht im allgemeinen zwischen Merkmaltheoretikern, die glauben, daß gewisse bleibende Muster die Persönlichkeit definieren, und den Situationisten, die argumentieren, Persönlichkeitsmuster würden vorwiegend durch die Merkmale einer Situation bestimmt und weniger von denen des Individuums. Manche bieten einen gangbaren Kompromiß an, der der spezifischen *Interaktion* zwischen einem bestimmten Individuum und einer bestimmten Situation Rechnung trägt.

Reaktionsmuster, keine Charaktereigenschaften

Ein interessantes Beispiel für die interaktionistische Position, die wir einnehmen werden, um die nun folgende Diskussion einer Persönlichkeitstheorie innerhalb der Akupunktur zu führen, ist implizit in Wilhelm Reichs Theorie des ›Charakterpanzers‹.

In der Reichschen Theorie wird die Persönlichkeit oder der ›Charakter‹ einerseits durch die chronischen *Reaktionswerte* eines Individuums bestimmt und andererseits durch die verschiedenen *Situationstypen,* in welchen es wiederholt Konflikten zwischen inneren Bedürfnissen und Wünschen und einer als bedrohlich empfundenen Welt ausgesetzt ist. Wie Reich schreibt, ist es, »als ob an ihrer herangebildeten harten Schale sich sowohl die Stöße der Außenwelt als auch die Anforderungen der inneren Bedürfnisse abflachen und abschwächen würden«.[13]

Indem er Psyche und Soma als funktionelle Einheit betrachtet, betont Reich, daß die Panzerung trotz ihres Auftretens in der Oberflächenmuskulatur des Körpers psychoenergetischer Natur ist. »Muskelrigor *und* psychische Starre sind zusammen eine Einheit, Zeichen einer Störung der vegetativen Beweglichkeit des gesamten biologischen Systems.«[14]

Reich betont auch, daß die Charakterpanzerung Energie erfordert und von den psychischen und somatischen Energien des Körper/Geists aufrechterhalten wird, was diesen wiederum in seiner Fähigkeit beeinträchtigt, reibungslos und im Einklang mit seiner inneren und äußeren Umgebung zu funktionieren. Ziel von Reichs Charakteranalyse ist es, diesen Panzer abzubauen, den er als dysfunktionellen Prozeß ansieht, der aufgestaute Energie im Körper/Geist beansprucht und verbraucht. Einmal durchbrochen, meint Reich, könnte die Energie, die ursprünglich dafür aufgewendet wurde, das panzernde Reaktionsmuster aufrechtzuerhalten, kreativ eingesetzt werden.

Dieses Modell von psychologischen Abwehrmechanismen als somatische Reaktionsmuster (Charakterpanzer), genährt von psychologischen und physischen Energien, definiert den Körper/Geist als *psychosomatische Energieeinheit.*

Die Verlegung des Nachdrucks von den Persönlichkeitsmerkmalen eines Individuums auf seine *Reaktionsmuster* in gegebenen Konfliktsituationen ermöglicht es uns, den Entwurf fixierter Charaktertypen zu umgehen. Während es beim Diskutieren von Persönlichkeiten nur natürlich ist, die Muster der Leute zu klassifizieren und daraus auf Typen zu schließen (ein *freundlicher* Mensch, ein *effizienter* Mitarbeiter, ein *mitfühlender* Therapeut und so weiter), besteht die Gefahr bei der Entwicklung einer Persönlichkeitstypologie innerhalb der Akupunktur darin, daß sie die Aufmerksamkeit des Akpunkteurs von der Dynamik des Körper/Geists auf ein ziemlich rigid fixiertes Klassifizierungssystem lenkt.

Der in Kapitel 2 entwickelte, erfahrungswissenschaftliche Ansatz der Akupunktur-Energetik konzentriert sich weniger auf Muster der Disharmonie oder auf Unausgewogenheit (was immer noch einen pathologisierenden Umgang darstellt, der in der modernen Weiterentwicklung der klassischen chinesischen Medizin und Akupunktur angelegt ist und sich auf Krankheit statt auf Wohlbefinden konzentriert) als auf *Reaktionsmuster,* seien diese nun psychisch oder somatisch. Spricht man von Reaktionsmustern, taucht man sofort in das komplexe Netz von Interaktionen ein, das für das Verhalten eines bestimmten Menschen zu einer gegebenen Zeit, unter spezifischen Umständen und einer Vielfalt innerer und äußerer Faktoren, bestimmend ist. Von einem einzelspezifischen Defizit im Feuerelement oder einer Unausgewogenheit im Herzlenkergefäß situationsbezogen zu sprechen, oder von einem Reaktionsmuster, das die gesamte funktionelle Energie-Einheit des Gallenblasensystems bzw. des Dreifachen Wärmers ins Spiel bringt, ist etwas ganz anderes, als von einem Feuer›typus‹, einem Gallenblasen- oder Dreifacher Wärmer-›Temperament‹ zu reden.

Die Gefahren der Typologie

Vom Persönlichkeitsmuster eines Menschen als von dessen Energie und der Art zu sprechen, wie er diese verbreitet, seinem emotionalen Gehalt, seinen Einstellungen, Interessen, Werten und anderen Eigenschaften führt leicht zu einer Sicht, die ihn auf eine Ansammlung von Merkmalen reduziert. Im großen und ganzen sind Charaktertypologien genau deshalb in Verruf geraten, weil sie sich einer allzuleichten Anwendung zeihen. Befürworter einer jeden Typologie sehen sich in Gefahr, von der richtigen Einschätzung des ›Typs‹ einer Person derart absorbiert zu werden, daß sie die Hauptaufgabe eines energetischen Therapeuten von Körper/Geist aus den Augen verlieren: Dem Klienten innerhalb seiner eigenen Welterfahrung zu begegnen und dessen Bemühungen um Selbstheilung und Ganzwerdung zu unterstützen.

Akupunkteure sprechen zum Beispiel häufig von einem Leber- oder auch von einem Wasser›typ‹, was eigentlich eine Art ist, über die spezifischen Reaktionsmuster einer Person zu reden, die Störungen in ihrem organ-energetischen Funktionieren oder innerhalb des Wasserelements erfährt. Solche Aussagen zeugen von der Notwendigkeit der Klassifizierung, denn richtig angewandt, ist eine solche persönliche, pragmatische Typisierung einfach die Art, wie der Therapeut einige zentrale Probleme des Klienten erfaßt und Parameter entwickelt, damit eine Untersuchung *mit* und *für* diesen Menschen stattfinden kann.

Die wirkliche Gefahr bei der Typisierung ist, daß sie als Schild dienen kann, hinter dem der Therapeut sich versteckt, eine Vorrichtung zur Einteilung von Leuten und ihren Problemen in ordentliche Kategorien. Ein solcher Einteilungsprozeß schützt den Therapeuten vor der oft empfundenen Angst, nicht zu wissen, was vorgeht im Körper/Geist des Klienten, und macht jede Möglichkeit der offenen Kommunikation zwischen ihnen zunichte (eine Situation, die in der Begegnung zwischen Arzt und Patient entstanden ist).[15] Die phänomenologische, erfahrungsbetonte Natur des Zugangs zur Körper/Geist-Energetik, den wir vertreten, bietet jede Möglichkeit zur Annahme der Beziehung Arzt-Patient als Modell für die therapeutische Beziehung.

Zwei Persönlichkeitstheorien innerhalb der Akupunktur

Zwei Persönlichkeitstheorien innerhalb der Akupunktur – die ›Zwölf Beamte und die Fünf Elemente‹ von Prof. J. R. Worsley und die ›Fünf-Akupunktur-Konstitutionen und Acht Temperamente‹ von Dr. Yves Requena [16] – sind gewählt worden, um aufzuzeigen, wie westliche Anwender seit der klassischen chinesischen medizinischen Tradition die psychologische Seite der Akupunkturtheorie ausgebaut haben, um daraus ein Konzept der Persönlichkeit zu entwickeln.

Bewußtseinsmuster

Ausgehend von einem phänomenologischen, experimentellen Ansatz hat J. R. Worsley das klassische Konzept der Fünf Elemente der Akupunktur aufgearbeitet, das es uns z. B. nicht nur erlaubt, von der materiellen Substanz des Feuers zu sprechen sowie von allem, das mit ihm *in der Natur* zusammenhängt (Hitze, schnelles Handeln, die Sonne), sondern auch vom *menschlichen Feuer* in uns (emotional und spirituell Wärme empfinden und geben).[17] Ausgehend von dieser Perspektive, übernimmt Worsley ein anthropomorphisches, humanisiertes Verständnis der mit jedem Element assoziierten organ-energetischen Funktion der zwölf Persönlichkeitsmuster, die im *Handbuch der inneren Medizin des Gelben Kaisers* (Kapitel 8) nur kurz erwähnt werden, und führt die knappen Beschreibungen in den Klassikern aus, um zu einem Modell zu gelangen, das westlichen Patienten nicht nur das aufkeimende Gefühl zu vermitteln weiß, ein Teil der Natur zu sein, sondern sie auch ihrer eigenen inneren Erfahrung der materiellen und energetischen Natur des Universums gewahr werden läßt. Eines Menschen Träume und seine ganze Art, mit der Welt und anderen Menschen umzugehen, kann von Anspielungen auf Wasser und Feuer durchdrungen sein, während andere Elemente vielleicht fehlen. Ein solcher Mensch erfährt die innere Welt als dynamisches Zusammenspiel von Wasser und Feuer, Fluß und Aktivität, kühlenden und wärmenden Funktionen, Meer und Sonne. Diese Beobachtungen einer inneren Erfahrung der Naturelemente im Menschen sind von phänomenologischen Psychologen und Philosophen bestätigt worden – insbesondere vom Psychiater Ludwig Binswanger, einem der ersten Schweizer Schüler Freuds, der später einen eigenen psychoanalytischen Ansatz entwickelte, die *Daseinsanalyse,* und von Gaston Bachelard, einem französischen existentiellen Philosophen.[18] Diese Autoren sehen Hinweise auf die Elemente nicht als bloße Metaphern der Wirklichkeit, sondern, genau wie in Worsleys Konzept, als »tatsächlich auftretende Formen und Konfigurationen des Lebens«.[19] Phänomenologische Psychiater haben bei ihren Patienten häufig eine Unausgewogenheit in der inneren Erfahrung der Elemente beobachtet. Zum Fall eines schizophren-depressiven Patienten bemerkt Minkowski, ein Pariser Psychiater und Phänomenologe, dessen Innenwelt enthalte »keinerlei Erwähnung von Luft, Wasser oder Feuer,... wohingegen viele Anspielungen auf metallische und erdige Substanzen (Materialität) vorkommen«.[20]

Wie die Phänomenologen befürwortet auch Worsley eine umsichtige Erkundung des inneren Universums eines Menschen, damit energetische Veränderungen vorgenommen werden können, die zu einer ausgeglicheneren Verteilung der Fünf Elemente innerhalb von Körper und Geist dieses Menschen führen können.

Sind die wichtigsten Unausgewogenheiten in einem oder mehreren Elementen einmal aufgedeckt, fährt Worsley mit der Untersuchung fort und prüft, welche energetischen Funktionen und Aspekte der individuellen Persönlichkeit gestört sind, indem er eine Kommunikation mit den entsprechenden ›Beamten‹ aufnimmt. Diese anthropomorphisierte Sicht der zwölf organ-energetischen Funktionen (Herz, Dünndarm usw.) dient als Persönlichkeitstheorie, die jenen, die in der Akupunktur vom Ansatz der Fünf Elemente her arbeiten, hilft, nicht nur auf der Basis energetischer Unausgewogenheiten an jemanden heranzutreten, sondern auch auf einer tieferen Ebene, die in Beziehung zur inneren Erfahrung von Körper, Geist und Seele dieses Menschen steht.

Auch wenn Worsleys Ansatz als Verzerrung der klassischen chinesischen Konzepte kritisiert worden ist oder als etwas, das auf überholten, ›metaphysischen‹ Konstrukten aufbaut [21], ist dieses eindeutig westliche Modell ein ausgezeichnetes Beispiel für eine Erweiterung der Akupunktur-Energetik, die darauf abzielt, den Bedürfnissen moderner Patienten zu entsprechen, die den Kontakt zu ihrer ›Innenwelt‹ verloren haben. Darüber hinaus liefert der amerikanische Ableger von Worsleys Schule der Fünf Elemente unter der Leitung von Dianne Connelly und Robert Duggan [22], die beide in der Human Potential-Bewegung aktiv waren, ehe sie sich dem Studium der Akupunktur zuwandten, einen Ansatz zur Akupunkturtherapie, der sich von der modernen chinesischen Sicht von Arzt/Patient/Krankheit abhebt und sich einem phänomenologischen Modell annähert, das mehr dem Geist der frühen taoistischen Heilungstraditionen von Führer/Forscher/Erfahrung entspricht. Laut dieser Sicht, die man *Potential-Akupunktur* nennen könnte, sind Krankheiten und Symptome lediglich Teil eines größeren Bildes, und die Beziehung des Heilers ist eine der Erfahrung und Erforschung der Innenwelt des Patienten.[23] Auch wenn sie von der Unausgewogenheit des Feuers oder des Herzbeamten eines Menschen sprechen, konzentrieren sich diese Therapeuten weniger auf die Störung als auf den *gesunden Zustand, der erreicht werden könnte,* würden diese Unausgewogenheiten behoben. Statt eine objektive, induktive medizinwissenschaftliche Warte einzunehmen gegenüber den Persönlichkeitsmustern des einzelnen, die das komplexe Individuum auf ein Verhaltensmuster, einen Satz Merkmale oder einen spezifischen ›Charaktertyp‹ reduziert, arbeiten sie aus einer subjektiven, empirischen, phänomenologisch-humanistischen Sicht. Diese gleicht der C. G. Jungs, da die Persönlichkeit des einzelnen als aus spezifischen *Bewußtseinsmustern* [24] bestehend verstanden wird, die vom Gesichtspunkt der eigenen Wirklichkeit dieses Menschen gesehen werden müssen, statt in Ausdrücken irgendwelcher vorgefaßter Kategorien oder Konzepte des Therapeuten. Die tatsächlichen energetischen Unausgewogenheiten des einzelnen sind mit oder ohne sein Bewußtsein um sie und um das Potential, gesünder und ganzer zu werden, Brennpunkt des Ansatzes der Akupunktur und decken sich mit der Definition des phänomenologischen, empirischen Modells Binswangers. Bei einem solchen Ansatz liefert das von der eigenen empirischen Erfahrung des Patienten abgeleitete Wissen Daten, die den Ausgangspunkt für eine wissenschaftliche Analyse und therapeutische Arbeit bilden. »In der phänomenologischen Erfahrung wird der Diskurs, der natürliche Gegenstände auseinandernimmt, um zu Eigenschaften oder Qualitäten zu gelangen, und ihre induktive Ausarbeitung zu Typen, Konzepten, Urteilen, Schlüssen und Theorien ersetzt durch den Ausdruck dessen, was phänomenal gegeben ist.« [25] Statt Schlüsse über diese Welt zu ziehen, lassen Therapeuten, die aus einer solchen Orientierung heraus arbeiten, die tatsächliche Erfahrung für sich sprechen.

Gleichermaßen trachten Anwender der Tradition der Fünf Elemente nicht danach, Menschen auf ihre Symptome oder Krankheiten zu reduzieren, sondern beschäftigen sich mit der Ergründung der inneren Bereiche ihrer Patienten und helfen ihnen, Zugang zu dort gespeichertem, unangezapftem Potential zu gewinnen, um ganzer zu werden in »Körper, Geist und Seele« [26]. Leider beziehen diese Therapeuten oft die yin/yang-energetische Natur von Symptomen nicht ein, die nun mal zur richtigen Behandlung von spezifischen Erkrankungen und Beschwerden gehört.

Charaktertypen in der Akupunktur

Ausgehend von der Arbeit von Dr. Menetrier über Spurenelemente und einer Theorie der fünf Diathesen (Krankheitsveranlagungen), die er mit den Fünf Elementen der Akupunktur vergleicht, und der von Dr. Gaston Berger, französischer Arzt und Pionier auf dem Gebiet der Biotypologie (die der bereits erwähnten Somatopsychologie Sheldons ähnlich ist), und dessen Theorie der acht Temperamente, entwickelte Dr. Yves Requena eine Persönlichkeitstheorie innerhalb der Akupunktur, die eine Synthese dieser Typologien unternimmt, wie auch dessen, was er als rudimentäres typologisches System in den alten chinesischen Texten versteht.[27]

Requenas Arbeit gründet auf der französischen charakterologischen Schule von Le Senne und Berger, die acht Charaktertypen ausführen, ausgehend von der gegenseitigen Beziehung dreier Persönlichkeitsfaktoren (Emotionalität, Aktivität und primäre und sekundäre Resonanz) sowie von den Prinzipien der morphologischen Schule Cormans, einem Physiognomisten. Er entwickelt Beziehungen zu den sechs großen Meridianen (Großes Yin, Sonnenlicht-Yang, Kleines Yin, Großes Yang, Absolutes Yin, Kleines Yang). Da, wie wir in Kapitel 2 gesehen haben, jeder große Meridian aus zwei Elementen besteht (Großes Yin z. B. aus *Erde*-Milz und *Metall*-Lunge), bedient er sich der sechs Meridiane, um auf den fünf Diathesen Menetriers aufzubauen und ein detaillierteres Konzept der Temperamente als das von Berger auszuarbeiten. Auf diese Art nimmt Requena für sich in Anspruch, diverse Probleme des charakterologischen Ansatzes gelöst zu haben, vor allem aber dessen bisherige Unfähigkeit, charakterlich bedingte Anfälligkeiten für spezifische Krankheiten zu definieren. Das energetische Modell der Akupunktur mit seiner Vielfalt an komplexen Beziehungen und physiologischen und psychologischen Verbindungen, die in der westlichen Physiologie gesondert betrachtet werden, ist das fehlende Glied, das dem charakterologischen Ansatz neues Leben einflößt.

Ein augenfälliges Problem bei diesem höchst ehrgeizigen Unternehmen ist, daß es Beziehungen zwischen Merkmalen der sechs Energiesysteme und einem hochentwickelten Klassifizierungssystem der französischen charakterologischen und morphologischen Psychologie voraussetzt. Die grundlegende Prämisse, auf die Requena nirgends eingeht, charakterologische und morphologische Merkmale seien universell, erlaubt es ihm, Eigenschaften, die von den Chinesen vor zweitausend Jahren beobachtet wurden, mit den von der modernen französischen Biotypologie bestimmten Charaktertypen zu kombinieren. Eine solche ethnozentrische Haltung ist an und für sich schon problematisch und ein Hindernis bei allen Versuchen zur Entwicklung einer universellen Taxonomie der Persönlichkeit. Beunruhigender ist allerdings, daß die von den chinesischen Ärzten des Altertums überlieferten Charakterentwürfe nicht als Typologie gedacht waren, sondern als allgemeine Hinweise, mit denen bei der Untersuchung der energetischen Unausgewogenheiten eines Menschen begonnen wird.

Worsley ergänzt die Eigenschaften der Zwölf Beamten der Akupunktur im Geiste der alten chinesischen Autoren, wobei er diese Beamte nie auf strikte Eigenschaften oder Charaktertypen reduziert. Requena hingegen verbindet allgemeine Charaktermerkmale mit den hochspezifischen Typologien Bergers und Menetriers und zwingt dabei das, was eigentlich nur eine Vorahnung einer Typologie in der Akupunktur ist, in eine eindeutige, rigide typologische Form.[28]

Definitionsgemäß konzentriert sich ein phänomenologischer Ansatz auf das augenblickliche Zusammensein mit dem Patienten und trachtet nicht danach, dessen Welt auf festgelegte Kategorien zu beschränken. So gesehen, paßt die Charaktertypisierung schlecht in einen erfahrungswissenschaftlichen Bezugsrahmen, es sei denn, sie würde ständig relativiert und stünde im Hintergrund. Körper/geist-energetisch gesehen liefert Requenas Typologie allerdings ein neues Modell der Interaktionen zwischen Körper und Geist, das von akupunktur-energetischen Konzepten durchdrungen ist. Nachstehend finden Sie die Beziehung zwischen den Charaktertypen der französischen Biotypologie, wie von Requena verwendet, und den sechs energetischen ›Morphologien‹ der Akupunktur tabularisch dargestellt. Weitere Details sind Requenas Schriften zu entnehmen.

ACHT CHARAKTERTYPEN IM RAHMEN DER AKUPUNKTUR

Holz-	Kleines Yin	Cholerischer Typ	emotiv, aktiv, primär[29]
Feuer	Absolutes Yin	Nervöser Typ	emotiv, nonaktiv, primär
Wasser-	Großes Yang	Leidenschaftlicher Typ	emotiv, aktiv, sekundär
Feuer	Kleines Yin	Sentimentaler Typ	emotiv, nonaktiv, sekundär
Erde[30]	Sonnenlicht-Yang	Sanguinischer Typ	nonemotiv, aktiv, primär
Erde[30]	Großes Yin	Amorpher Typ	nonemotiv, nonaktiv, primär
Metall[30]	Sonnenlicht-Yang	Phlegmatischer Typ	nonemotiv, aktiv, sekundär
Metall[30]	Großes Yin	Apathischer Typ	nonemotiv, nonaktiv, sekundär

Die Korrelation biotypologischer Daten der französischen Schulen mit den zugegebenermaßen mageren Bezügen auf Persönlichkeitsmerkmale im *Handbuch des Gelben Kaisers* (in welchem übrigens keine Persönlichkeitsmerkmale für Großes Yin oder Sonnenlicht-Yang zu finden sind und allein schon die Beschreibung der Eigenschaften von Großes Yin große Mühe macht, vergleicht man sie mit den entsprechenden französischen Charaktertypen [31]) scheint in vielen Punkten willkürlich und steht im Gegensatz zur ursprünglichen chinesischen Absicht, ein Individuum in seiner Einmaligkeit und im gegenwärtigen Augenblick zu erfassen, anstatt es einer Klasse oder Kategorie unterzuordnen.

Trotzdem ist Requenas Ansatz äußerst nützlich für die Akupunktur, da er zur Konzentration auf die sechs energetischen Beziehungen führt und einer detaillierten Untersuchung der Erkrankungen und Unausgewogenheiten für jede der sechs Meridian-Einheiten (Großes Yin usw.) Vorschub leistet.

Wie wir bereits gesehen haben, bezieht sich der interaktionistische Gesichtspunkt nicht auf strikte Charaktertypen oder -merkmale, sondern konzentriert sich vielmehr auf die komplexen gegenseitigen Abhängigkeiten einer Vielfalt von Faktoren in einer gegebenen Situation (sowie derer, die zu ihr geführt haben) sowie auf jene Persönlichkeitsfaktoren, die mit der individuellen Reaktion auf die Situation zusammenhängen. Aus dieser interaktionistischen Sicht scheint es vernünftiger, von Reaktions- als von Typenmustern zu sprechen. Betrachten wir Requenas Arbeit und verstehen wir seine Beschreibung der acht ›Modalitäten‹ als *somatisch-energetische Zonen* mit typischen somatisch-energetischen Reaktionsmustern für jeden Bereich, sehen wir, daß bei dieser Umformulierung der Nachdruck auf Reaktionsmustern liegt, die bereits von den alten chinesischen Autoren und Ärzten beobachtet wurden, wozu wir die Kategorisierungen der französischen Biotypologie nicht übernehmen müssen, was der Bedeutung oder Neuheit von Requenas Ansatz keinen Abbruch tut. So gesehen, ist seine Unterteilung der geläufigsten westlichen medizinischen Krankheiten und Störungen hinsichtlich somatisch-energetischer Zonen und deren spezifischen Reaktionsweisen nicht nur Akupunkteuren nützlich, sondern allen körper/geist-energetischen Therapeuten, die verstehen möchten, auf welch komplexe Art Psyche und Soma bei einer Erkrankung interagieren. Sein Ansatz verstärkt die Konzentration auf energetische Einheiten (Kleines Yang usw.), die bereits ein vielschichtiges Zusammenwirken zwischen Elementen beinhalten.

Übernehmen wir diese Sicht, gelingt es uns, organ-energetische Schwächen oder betroffene Funktionen in der Akupunktur so zu behandeln wie die Verhaltenspsychologie, die es uns ermöglicht, Aussagen zu machen in bezug auf ein gegebenes Reaktionsmuster von Veranlagung bis Dysfunktion.

Es kann sehr wohl sein, daß Requena recht hat und bestimmte Störungstypen öfter auftreten bei jemandem, dessen Hauptreaktionsweise zum Beispiel die Elemente Wasser und Feuer und die organenergetischen Zonen und Funktionen vom Großen Yang ins Spiel bringt, als bei jemandem, dessen gestörte energetische Zonen und Funktionen anders gelagert sind, und daß sich (aus akupunktur-energetischer Sicht) ein Satz von somatischen Mustern für jeden Reaktionstypus ergibt. Wegen des komplexen Zusammenspiels der Fünf Elemente (aufgrund verschiedener dynamischer Zyklen, die sie untereinander verbinden) können diese grundlegenden somatisch-energetischen Reaktionsmuster in unzähligen Kombinationen und einer schier endlosen Vielzahl von Reaktionsmustern auftreten, die die Individualität einer jeden Person sowie ihre Situation reflektieren. Es ist demnach unhaltbar, sich lediglich an den Acht Temperamenten zu orientieren und dabei die Komplexität der Akupunktur-Energetik außer acht zu lassen.[32]

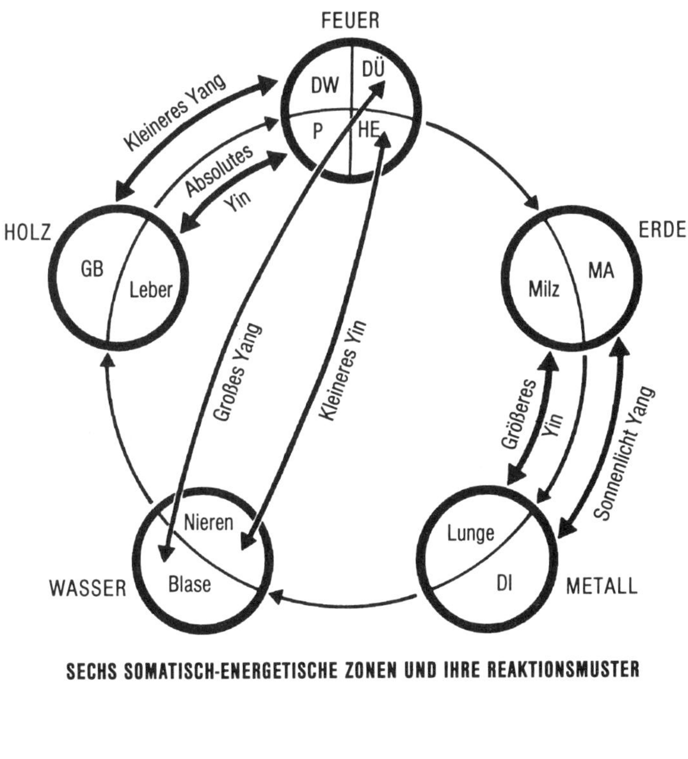

SECHS SOMATISCH-ENERGETISCHE ZONEN UND IHRE REAKTIONSMUSTER

Stellen wir die sechs Reaktionsmuster auf dem Diagramm der Fünf Phasen dar, sehen wir, welch komplexe Serien von Beziehungen auftreten.

Bewußtseins- und Verhaltensmuster

Die Fünf Elemente und Zwölf Beamte, wie von J. R. Worsley artikuliert, erlauben uns, mit einem Menschen von der Warte seines subjektiven Bewußtseins aus von ihm selbst, anderen und der Welt zu sprechen. Angefangen bei den Entsprechungen zu den Fünf Elementen für Hautfarbe, Stimmlage, primärer emotionaler Ton und Puls, hat Worsley einen Ansatz zur Akupunkturtherapie für den westlichen Anwender entwickelt, der die einmalige Persönlichkeit des Patienten berücksichtigt. Ausgehend von der Einschätzung der Bewußtseinsmuster eines Menschen, wird der Therapeut energetische Unausgewogenheiten so beurteilen, daß dessen blockierte und ungenutzte Möglichkeiten angesprochen sind, und ihm helfen, sich in der Welt ganzheitlicher zurechtzufinden. Auf den folgenden Seiten findet der Leser eine Zusammenfassung der Fünf Elemente und der Zwölf Beamten, bei der menschliche Maßstäbe angewendet werden, zusammen mit klinischen Beispielen, um die Arten zu verdeutlichen, wie Element-Störungen in einem Patienten auftreten können.

Es werden ebenfalls Persönlichkeitsbeschreibungen gegeben, die aus Requenas Sicht der Acht Temperamente hervorgehen. Diese Skizzen stimmen mit der Charaktertypologie und Biopsychologie überein und kombinieren Akupunkturmerkmale mit westlichen morphologischen Biotypen. Auf jedes Beispiel folgt ein Diagramm der darin enthaltenen energetischen Reaktionszonen, wie ich sie neu formuliert habe, und eine Zusammenfassung der Beschwerden, die für diesen Bereich anfallen.

Es gilt zu betonen, daß die Erweiterung der Akupunktur-Psychologie ungewöhnlich flüssige energetische Formulierungen, eine dynamische Perspektive und eine Haltung der Relativität erlaubt.

Während der Versuch zur Entwicklung einer Klassifizierung von Persönlichkeitsmerkmalen und menschlichen Unterschieden im Verlauf der Geschichte viele Psychologen angezogen hat, ist eine solche Taxonomie nie entwickelt worden. Die meisten Versuche haben sich zwar als nützlich, doch keineswegs als unproblematisch erwiesen. »Doch die Art Taxonomie, auf die die Wissenschaft sich wirklich verlassen kann, und die

Biologen seit Jahrhunderten kennen, ist noch nirgends in Sicht.« [33] Sollte uns das überraschen? Menschliche Wesen lassen sich nicht auf eine vorgefaßte Meinung über ihre biologischen oder verhaltensmäßigen Veranlagungen reduzieren. In der Arbeit mit dem körper/geist-energetischen Ansatz ist es somit wichtig für den Therapeuten, eine persönliche Arbeitshypothese zur Persönlichkeitstheorie zu entwikkeln – die er so sehr wie möglich aus seiner tatsächlichen klinischen Erfahrung bezieht – und Theorien wie die von Worsley oder Requena als Leitbilder vielmehr denn als Blaupausen einzusetzen.

Auch wenn Worsley und Requena allem Anschein nach relativ komplette Systeme entwickelt haben, können andere Therapeuten diese nicht unverändert übernehmen. Wie Worsley und Requena werden westliche Akupunkteure, im Gegensatz zu ihren orientalischen Berufskollegen, immer auch das Bedürfnis haben, die Persönlichkeit der von ihnen behandelten Menschen zu verstehen. Wir täten gut daran, in diesem Bestreben den Rat des deutschen Psychiaters Groddeck zu befolgen, dessen Arbeit Thema von Kapitel 5 ist, und der behauptet, daß er seine Arbeitshypothese der Persönlichkeitszusammenstellungen und Anfälligkeiten seiner Patienten ständig weiterentwickle, um sie immer wieder zu verwerfen, wo sie sich als unrichtig oder nicht weiter brauchbar erwies.

Was folgt, sind die Arbeitshypothesen zweier prominenter Anwender der westlichen Akupunkturtherapie. Im nächsten Kapitel werden wir die klassischen psychosomatischen Versuche besprechen und einen körper/geist-energetischen Ansatz ausformulieren, der nicht nur bei den möglichen, der klassischen Akupunktur inhärenten Persönlichkeitstheorien ansetzt, sondern Akupunktur-Energetik und westliche Psychosomatik einander gegenüberstellt, um einen eindeutig westlichen Ansatz für Studium und Praxis der Energetik bereitzustellen.

Fünf Elemente und Zwölf Beamte – Bewusstseinsmuster

Ausgehend von der taoistischen Perspektive, die den Menschen als essentiellen Teil der Natur ansieht, konzentriert sich der Ansatz der Fünf Elemente J. R. Worsleys auf deren Rolle im menschlichen Funktionieren. Wie Dianne Connelly, amerikanische Pionierin dieses Modells, bemerkt: »Wir sind die Jahreszeiten. Wir sind die Elemente. Natur ist außen und innen um uns, in jedem von uns, zu jeder Zeit. Wir sind ein

Ebenbild des Universums, wir bewegen uns von Jahreszeit zu Jahreszeit in einem natürlichen, unendlichen Zyklus des Lebens.«[34]

In der Praxis führt diese Sicht zu einem therapeutischen Prozeß, der darauf abzielt, die verschiedenen elementalen Funktionen in Übereinstimmung zu bringen, und zwar sowohl auf der somatischen Ebene der energetisch-funktionellen Einheiten als auch auf den psychologischen und spirituellen Ebenen der Persönlichkeit, die als Kombination von Körper/Geist/Seele gesehen wird. Ihr größter Vorteil liegt in der Art, wie sie eine tiefe Kommunikation mit dem Menschen als komplexem Ganzem aufbaut, statt diesen auf eine bestimmte Unausgewogenheit oder Krankheit zu reduzieren. Indem sie sich auf das Zusammenspiel der inneren Elemente konzentrieren (zum Beispiel auf die Art, wie die Energie von Wasser/Nieren sich zur Energie von Feuer/Herz verhält, so daß das Herz die Übersicht verliert, wenn wenig Wasser vorherrscht), werden diese Therapeuten versuchen, den oder die Beamten (Bewußtseinsmuster) zu finden, die der Aufmerksamkeit bedürfen, und ihre Akupunkturbehandlung auf eine Wiederherstellung des Gleichgewichts zwischen diesen Funktionären ausrichten. Ein häufig zum Ausdruck gebrachtes Resultat dieser Art Akupunkturtherapie ist ein Gefühl der Reintegration der Persönlichkeit, manchmal begleitet von einem körperlich empfundenen Wohlbefinden. Die größte Beschränkung dieses Ansatzes liegt in seiner unglücklichen Mißachtung der genauen meridian-energetischen Störungen, wie diese sich im Körper zeigen, und auf die die meisten anderen Formen der Akupunkturtherapie großen Wert legen. Auch wenn die energetische Neustrukturierung der Persönlichkeit, die bei dieser Art Therapie stattfindet, zur Auflösung spezifischer Symptome oder Beschwerden führen kann, eignet sie sich im Ansatz nicht für eine direkte somatische Behandlung. Wenn Therapeuten dieses Ansatzes auf hartnäckige somatisch-energetische Blockierungen stoßen (zum Beispiel auf Funktionsstörungen oder ein Versagen der Muskeln), wären sie gut beraten, ihre Klienten an einen Arzt oder Akupunkteur zu überweisen, der sich mehr auf die somatische Energetik konzentriert als sie. Damit würden sie ihren Klienten die Möglichkeit geben, auch eine umfassende Integration von psychologischen und spirituellen Veränderungen auf körperlicher Ebene zu erreichen.

Eingesetzt als eine Therapie zur Steigerung indivuellen Potentials mit Nachdruck auf die Selbstverwirklichung, bringt die Fünf-Elemente-Akupunktur das alte orientalische Konzept der energetischen Harmonie in die Suche nach einer Integration der Persönlichkeit auf allen Ebenen ein. Betrachtet man die Fünf Elemente und die verschiedenen Persönlichkeitsmuster oder Beamte, die ihnen innewohnen, wird sofort klar, wie kraftvoll diese Bilder energetischen Funktionierens sind. Während der therapeutische Ansatz der Fünf Elemente detaillierte Strategien zur Bewirkung energetischer Veränderungen auf spezifischen Ebenen anbietet, wird eine Kenntnis dieser Bilder auch anderen Akupunkteuren und Körper- und Psychotherapeuten, die auf körper/geist-energetische Art arbeiten, erlauben, zusammen mit ihrem Klienten in die materielle, energetische Welt der Elemente einzutauchen und die Innenwelt des Klienten und die Resultate einer klientenzentrierten energetischen Therapie selbst festzustellen.

Persönlichkeitsmuster/Die inneren Elemente

Feuer

Das Feuerelement bezieht sich auf das, was dynamisch, lebendig, erregbar und veränderlich ist. Sich erhitzt oder heiß zu fühlen, leidenschaftlich oder liebevoll zu sein, sind alles Zeichen eines Überflusses an Feuer. Ein Mensch mit einem ausgeprägten Feuerelement ist warmherzig, mitfühlend und zu großer Begeisterung und Aufregung fähig. Sein Prinzip ist das Prinzip des Lebens.[35] Andererseits kann sich ein Defizit im Feuerelement auch als fehlende Begeisterungsfähigkeit oder die Un-

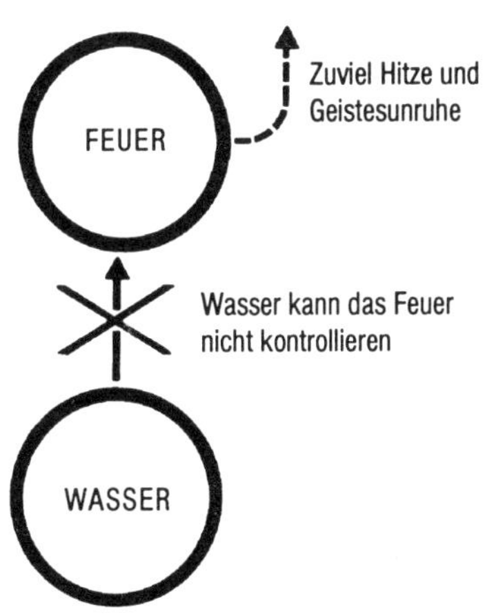

fähigkeit äußern, anderen Wärme entgegenzubringen. Da es ihm an Energie fehlt, sich voll auf das Leben einzulassen, kann es einem solchen Menschen schwerfallen, sich überhaupt für irgend etwas stark zu machen. Man begegnet Unausgewogenheiten im Feuerelement auch in komplizierteren Zusammenhängen, zum Beispiel bei jemandem, dessen Wasserelement schwach ist und unfähig, das Feuer in Schach zu halten und zu regulieren, was zu Reizbarkeit, Unruhe und einer feurigen Gesichtsfarbe führt.

Das Feuerelement besteht aus vier verschiedenen Persönlichkeitsmustern, bekannt als Beamte: Herz und Perikard (beide Yin) und Dünndarm und Dreifacher Wärmer (beide Yang).[36]

In den Klassikern ist der *Herz-Beamte* der Monarch, der durch Einsicht und Verständnis herrscht. Während sie in der modernen Akupunktur oft als die physiologischen Funktionen der Herzpumpe interpretiert werden, deutet Worsley diese Funktionen so, daß der Herzbeamte als ›Höchster Leiter‹ die Abläufe von Körper/Geist/Seele überwacht, um inneres physisches Chaos zu vermeiden. Eine Störung in dieser Bewußtseinsfunktion kann zu Sprunghaftigkeit, heftigen Gefühlsausbrüchen, Schlafstörungen und mangelnder persönlicher Wärme führen – alles Zeichen für einen ruhelosen Geist.

Der *Dünndarm-Beamte* wacht über den Reichtum des Königreichs und kann Materie verwandeln (Worsley nennt ihn den Alchimisten). Bekannt in den Klassikern als ›Trenner von Rein und Unrein‹ (was auf einer Ebene zweifelsohne auf die Rolle des Dünndarms bei der Nahrungsaufnahme und der Beseitigung von Abfällen hinweist), kann diese Bezeichnung auch als Bewußtsein dessen verstanden werden, was man im Leben für wertvoll hält, und für die Fähigkeit, wesentliche Gefühle, Ideen und Werte von unwesentlichen zu unterscheiden.

Der *Perikard-Beamte,* auch bekannt als ›Herzensmeister‹ oder ›Herzensbeschützer‹, nimmt die zentrale Stellung der Moderation von Leidenschaften ein, um das Funktionieren des Herz-Beamten zu gewährleisten, heftige Gefühle auszugleichen, Intimität zu erlauben und den Lebensfluß zu steuern. Er dient als Stoßdämpfer oder Höchster Überwacher des Herz-Beamten.

Der *Beamte des Dreifachen Wärmers* ist verantwortlich für die *Schleusen und Wasserwege* und hat einen direkten Einfluß auf die Erzeugung freifließender Wärme und auf das Wohlbefinden des Organismus. Er regelt den Wärmehaushalt auf der körperlichen Ebene und sorgt für die Koordination zwischen Körper, Geist und Seele und für alle Aspekte des

Körper/Geists. Wenn er richtig funktioniert, erlaubt dieser Beamte es uns, zu geben und in unseren Beziehungen die Wärme der Gemeinschaft mit Menschen zu spüren.

Ein Fall von Feuerverlust[37]

Ein schüchterner, humorloser Mann in den Vierzigern kam zur Behandlung mit einer dreijährigen Vorgeschichte von Herzinsuffizienz. Er klagte über beängstigendes Herzflattern, neu auftretende Schmerzen an beiden Körperseiten und einen Husten, der manchmal von blutigem Auswurf begleitet war. Sein Atem ging schnell und oberflächlich.

Scheu und ängstlich bei der Befragung, gab der Patient errötend zu, als Kind launisch gewesen zu sein und oft so heftig geweint zu haben, daß er davon ganz außer Atem gewesen sei.[38]

Abklopfen enthüllte, daß vorne und hinten am Körper Punkte weh taten, die mit der herz-energetischen Funktion assoziiert werden. Die Radialispulse der Herzfunktion waren schwach und dünn und etwas unregelmäßig. Die Gesichtsfarbe des Patienten wurde im großen und ganzen als bleich mit mangelnden Rottönen notiert. Dem Akupunkteur fiel die trockene, ernste Art dieses Mannes auf, der angab, er fühle sich unfähig, Freude zu empfinden. Das zeigte sich am Klang seiner Stimme, die nicht die kleinste Spur von Lachen oder von Lebensfreude verriet.

Die Akupunktur-Evaluation erbrachte ein Defizit im Feuerelement und im Herz-Beamten, so daß das Herz-Qi nicht normal funktionieren konnte.

Erde

Das Erdelement meint nicht nur den Grund und Boden, auf dem wir stehen, sondern auch das Gefühl, in uns selbst zu ruhen und verwurzelt zu sein, uns in uns selbst zu Hause zu fühlen. Die Erde ist die Quelle unserer physischen Nahrung und repräsentiert unsere körperliche Verbindung zum Planeten. Alle anderen Elemente beziehen ihre Kraft aus der Erde, in dem Sinn, daß die Erde das zentrale Element menschlichen Lebens ist. Ein Mensch mit einem starken Erdelement wird zentriert und gut integriert sein und wird sich mit sich selbst, aber auch in der Welt wohl fühlen, weil er in jeder Lebenslage zu Hause ist. Jemand, der an einem Defizit dieser Funktion leidet, kann obsessiv sein, ständig woanders nach Antworten und Unterstützung suchen und dabei nicht merken, daß diese aus seiner eigenen Mitte kommen müssen.

Eine komplexere energetische Unausgewogenheit, die oft mit einem Defizit im Erdelement assoziiert wird, tritt auf, wenn Holz überaktiv ist, in welchem Fall die Holzfunktionen in die Erde eindringen und eines Menschen Fähigkeit schwächen, ruhig und verwurzelt zu sein (siehe Diagramm unten).

Das Erdelement besteht aus zwei Beamten, Milz (Yin) und Magen (Yang).

Der *Milz-Beamte* wird in den Klassikern als derjenige erwähnt, der im Körper für Transport und Transformation verantwortlich ist. Darunter werden im allgemeinen nebst der Verteilerfunktion des Dünndarms die Aufnahme von Nährstoffen aus Essen, Flüssigkeit und Luft und die ständige Wandlung von Körperflüssigkeiten verstanden. Worsley nennt ihn den ›Verteiler-Beamten‹ und ›Energie-Transporteur‹, dem sozusagen die Rolle zufällt, ein Bewußtsein für die eigene Seinsmitte wachzuhalten und so Körper, Geist und Seele auf der Erde zu behalten. In psychoanalytischen Ausdrücken kann man das Erdelement zu der oralen Phase der psychosexuellen Entwicklung in Beziehung setzen, wenn die Welt durch Mund und Lippen (den Endpunkten der Bewegung der beiden Pfade von Magen und Milz) erfahren wird und alles sich um die Mutter dreht. Es geht um Nahrung, Zuwendung und Liebe und um Fragen, die mit dem Kern der erwachenden Persönlichkeit zusammenhängen.

Der *Magen-Beamte* ist verantwortlich für die öffentlichen Kornspeicher und gibt Anlaß zu den ›Fünf Geschmacksrichtungen‹ (die in Beziehung zu den Fünf Elementen stehen). Worsley nennt diesen Beamten den ›Gärer und Reifer‹, ein Begriff, der nicht nur die Einnahme und Verdauung von Essen und Getränken, sondern auch die psychologische und spirituelle Fähigkeit einschließt, Lebenserfahrungen zu verarbeiten. Der Magen-Beamte verarbeitet Ereignisse und Prozesse, wobei er in

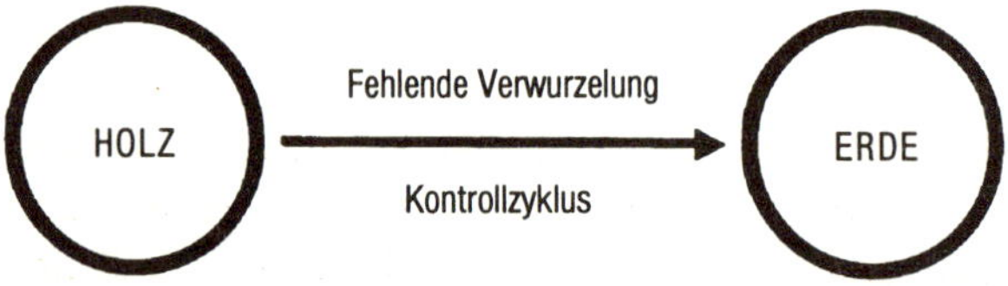

enger Zusammenarbeit mit dem Milz-Beamten vorgeht, um die Persönlichkeit auf eine solide Basis zu stellen. Jemand mit einem Defizit in einem der beiden Erd-Beamten kann Erlebnisse nicht verdauen und lebt nicht aus seiner Seinsmitte. Die beiden Erd-Beamten arbeiten vielleicht enger zusammen als jedes andere Beamtenpaar, um den einzelnen zu stabilisieren.

Ein Fall von Erdlosigkeit

Eine bleiche, leicht übergewichtige Frau mittleren Alters kam zur Akupunkturbehandlung und klagte über Durchfall, Appetitlosigkeit und kalte Glieder.

Die Visite erbrachte einen geblähten Magen und geschwollene Arme und Beine. Die Haut der Patientin war farblos, ihre Zunge und ihre Lippen waren bleich und feucht, ihre Radialispulse schwach und leer, vor allem an den Stellen, die mit dem Erdelement assoziiert werden.

Sie war mit viel Mühe schwanger geworden und sagte, sie sei seit der Geburt ihres einzigen Kindes, einem Sohn, ständig müde. Sie gab ebenfalls an, kaum Lust auf Sex zu haben und meistens überhaupt sehr wenig zu empfinden.

Dicklich als Kind, kämpfte diese Frau ständig gegen ihre Lust auf Süßes an und versuchte, ihr Gewicht niedrig zu halten, indem sie ›hungerte‹ oder ›langweiliges Essen‹ aß: »So langweilig, wie alles andere in meinem Leben!« [39]

Der Akupunkteur hatte das Gefühl, die Patientin bitte mit ihrer monotonen, halb gesungenen Litanei vager Beschwerden um Sympathie und Wärme und um irgend etwas, das sie erden würde. Obige Zeichen und Symptome deuten klar auf eine Schwäche in der Erdfunktion und im Milz-Beamten. Dieses Defizit erschwerte es ihr, ihre Lebenserfahrungen zu verdauen und zu verwerten und machte es ihr unmöglich, die Sympathie und emotionale Wärme anzunehmen, nach der sie sich sehnte.

METALL

Das Metallelement – bestehend aus den Lungen, die Energie aus der Atmosphäre beziehen, und dem Dickdarm, der bei der Eliminierung von nonvitalen und toxischen Stoffen behilflich ist – hängt mit der

Fähigkeit des Körper/Geists zusammen, Energie und Gefühle aufzunehmen und loszulassen. Das Metallelement ist impliziert in der geordneten Energiezirkulation (Sauerstoff und Blut) durch den Körper, deshalb nennt Connelly Metall eine anführende und Bezüge bildende Kraft, und das nicht nur im Körper, sondern auch emotional und psychologisch.[40]

Der erste Atemzug hängt von der Integrität des Metallelements in uns ab. Es ist interessant, die Beziehung zwischen dem Zwerchfell, das auf die Durchtrennung der Nabelschnur anläßlich der Geburt reagiert, und den Lungen festzustellen, die sich in jenem Augenblick öffnen, um die Außenwelt zum erstenmal aufzunehmen, denn das Zwerchfell steht unter der Herrschaft der leberenergetischen Funktion und ist der letzte Meridian im Energiekreislauf. Von der Gegend des Zwerchfells (wo der Lebermeridian endet) breiten sich tiefgehende, innere Zweige aus, die durch Brustkorb und Brust bis in den Hals verlaufen und dort auf die energetischen Funktionen der Lungen treffen, wo der Energiekreislauf in den Meridianen von vorne beginnt. Es ist die über die Lungen ablaufende Metallfunktion, die durch das Netz der Meridiane mit dem gesamten Energiehaushalt kommuniziert und einen angemessenen Fluß aufrechterhält. Das, was nicht vollständig aufgenommen werden kann, wird vom Metallelement ausgestoßen. Auf der psychologischen Seite könnte dies als Aufnahme- und Gemeinschaftsfähigkeit verstanden werden, aber auch bedeuten, in der Lage zu sein, sich abzugrenzen und allein zu sein. Metall ist in diesem Sinne die energetische Stütze des Körper/Geists, die das Selbst stärkt.

Störungen im Metallelement werden sich auf der Haut zeigen, die von den lungenenergetischen Funktionen regiert wird, im Hals und in den Atemfunktionen selbst (Husten, Asthma und Bronchitis) wie auch in den Ausscheidungsfunktionen (Durchfall und Verstopfung). Jemand mit wenig Metall ist langsam und lethargisch und hat die Tendenz zur Depression und neigt außerdem zu verminderter Widerstandsfähigkeit – was besonders im Herbst zu starken Erkältungen, Grippe oder Bronchitis führt, wie überhaupt eine Tendenz zum Zusammenbruch sämtlicher körperlicher und seelischer Kommunikation gegeben ist. Eine komplexere Störung tritt auf, wenn das Metall besonders schwach ist, was zu dessen Unfähigkeit führt, entlang des Überwachungszyklus der Fünf Phasen das Holz (leber- und gallenblasenenergetische Funktionen und Beamte) zu regieren, begleitet von Schwächegefühlen, Druck auf der Brust und Beklommenheit in der Magengrube (Zwerchfell) bei gleichzeitigem Unvermögen, die nötige Energie zur Durchführung von Lebensplänen aufzubringen (die unter der Herrschaft des Leber-Beamten stehende Planungsfunktion ist beeinträchtigt wegen mangelnder energetischer Überwachung durch die Lungen).

Das Metall-Element besteht aus zwei Beamten, Lungen (Yin) und Dickdarm (Yang).

Der *Lungen-Beamte* ist der Minister, der für die ordentliche Zirkulation von Atem und Qi (Energie) zuständig ist. Worsley nennt ihn den ›Aufnehmer von reiner Himmelsenergie‹, was nicht nur das Einatmen von Luft meint, dem eigentlichen ›Lebenshauch‹, sondern auch die Fähigkeit, Stimmungen aufzunehmen. Liegt eine Schwäche in der Funktion dieses Beamten vor, den Organismus völlig für die Lebensaufnahme zu öffnen, stellen Akupunkteure häufig einen Verlust an Vitalität fest und, daraus hervorgehend, eine an Depression grenzende Traurigkeit. Oft besteht ein Zusammenhang mit einer Schwäche in den zentrierenden und erdenden Funktionen des Erd-Beamten, bekannt als das Problem von ›Mutter (Erde) und Kind (Metall)‹. Hier ergibt sich ein Vergleich zum psychoanalytischen Begriff der Oralphase, die mit den Erdfunktionen zusammenhängt, welche das Selbst zentrieren und auf eine sichere Grundlage stellen (durch das, was Winnicot ›richtiges Bemuttern‹ nennt). Analog zu den Metallfunktionen von Assimilierung und Eliminierung, führt dies zu einem erfolgreichen Durchlaufen der oralen Phase. Werden Anal- und Oralphase angemessen bewältigt, ist das Selbst zentriert genug, um eine Trennung von der Mutter zu erlauben; das bewirkt eine richtig gelebte Trauer, die die Integrität des Selbst nicht antastet, das jetzt auf eigenen Füßen zu stehen vermag. Metall-

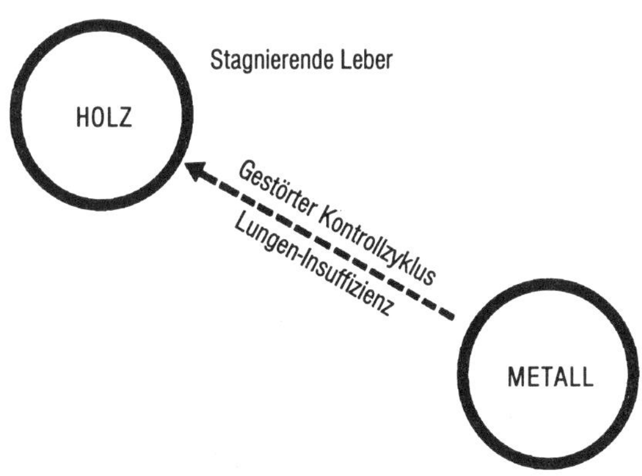

störungen drehen sich demnach häufig um Erfahrungen in der frühen Kindheit, wenn der Mensch lernt, für sich selbst und seinen Körper (Kontinenz und Muskelkontrolle im allgemeinen) verantwortlich zu sein. Somatische Probleme wie Verstopfung treten in Verbindung mit der Schwierigkeit auf, loslassen zu können (Erfahrungen, andere, einen schweren Verlust). Atemprobleme wie Asthma werden oft mit einer schwachen Metallfunktion assoziiert, denn es ist das Metallelement, das es uns ermöglicht, die Dinge völlig aufzunehmen, indem es uns buchstäblich und im übertragenen Sinn die Brust öffnet. Störungen zeigen sich in Menschen mit introvertierter Persönlichkeit, deren Metallfunktionen es ihnen nicht erlauben, sich auf das Leben einzulassen. Das kann entweder auf eine herabgesetzte Aufnahmefähigkeit des Lungen-Beamten zurückzuführen sein oder aber auf einen Zustand der Überbelastung und emotionalen Verstopfung, weil leidvolle vergangene Erfahrungen nicht losgelassen werden können (Dickdarm-Beamter).

Die Ausscheidungsfunktion des Dickdarms steht unter der Herrschaft des ›Auflösers der Neige‹. Damit meint Worsley nicht nur die Ausscheidung von Abfallprodukten, sondern auch die Fähigkeit, Gefühle loszulassen. Emotionale Verstopfung (oder ihr Gegenteil, ›sich völlig gehen lassen‹) gehen auf diesen Beamten zurück.

Ein Fall von Herbstmüdigkeit

Eines Herbsts kam ein großer, magerer junger Mann zur Akupunktur und bat um Hilfe für seinen Husten und sein leichtes Asthma, chronische Probleme, die jedes Jahr um diese Zeit schlimmer wurden. Er klagte ebenfalls, wegen jeder geringfügigen Anstrengung in Schweiß auszubrechen, ein Zustand, der ihn anwiderte.

Der Patient gab widerstrebend zu, in jungen Jahren an Anfällen von Depression gelitten zu haben, doch schien ihn die Notwendigkeit zu stören, über »Dinge zu sprechen, die man am besten vergißt«. Stolz gab er an, er weine nie und habe auch keinen Grund zum Weinen, denn er schaue immer gut auf sich und brauche niemand anderen.

Ein Abtasten des Radialispulses erbrachte einen sehr schwachen Oberen Wärmer (assoziiert mit den Lungen-energetischen Funktionen) sowie Schmerzen in den damit verbundenen vorderen und hinteren Lungenpunkten.

Am Ende des Aufnahmegesprächs war der Patient immer noch sichtlich aufgebracht von einem Prozedere, das seine psychologische Geschichte miteinbezog und erwähnte, daß er nicht einmal beim Tode seines Vaters geweint habe, und daß seine Mutter ihn immer ›erstickt‹ habe mit ihrem ›Mutterinstinkt‹.

Die akupunkturelle Auswertung ergab einen Defizit in der Metallfunktion, begleitet von einer primären Schwäche im Lungen-Beamten und angestauten Dickdarmfunktionen. Diese Schwäche, die die Fähigkeit des Mannes beeinträchtigte, Erfahrungen aufzunehmen und zu verarbeiten, hatte ihn emotional austrocknen lassen (nicht weinen und keine Trauer zeigen können) und zeigte sich als fehlende Lungenenergie. Wie zu erwarten war, war dieser Stau der Gefühle auch von körperlicher Verstopfung begleitet, was ihn zum Einnehmen starker Abführmittel nötigte.

Wasser

Das Wasserelement liefert die Bilder, die von den ursprünglichen Akupunkteuren verwendet wurden, um den Energiefluß durch den Körper/Geist zu beschreiben, wobei in den frühen Texten Begriffe wie Seen, Quellen, Brunnen, Flüsse und Bewässerungskanäle gewählt wurden, um den Fluß des Lebens durch den Organismus zu charakterisieren. Das hat manche Akupunkteure dazu bewegt, Akupunktur als die Stimulierung von Elektrolyten innerhalb der wäßrigen Substanz des materiellen Körpers zu verstehen. Da dieser fast ganz aus Wasser besteht, überrascht es kaum, daß diesem inneren Element in den Klassikern soviel Aufmerksamkeit zuteil wird.

Das Wasserelement ist die Wurzel des Lebens, in der das Feuer eingeschlossen ist – weil Wasser entlang dem Überwachungszyklus über Feuer herrscht und weil Wasser die feurige Quelle des Lebens ist (wobei man sich die Blase als Batterie oder Energiereservoir denken kann und die Nierenfunktion als *Ming-Men* oder Tor des Lebensfeuers bezeichnet wird). Das Wasserelement ist ebenfalls Born der Willenskraft. Ein Mensch mit einer Störung im Wasserelement wird demzufolge nicht genügend Kraft haben, um im Leben etwas zu erreichen oder zu schaffen.

Ein schwaches Wasserelement kann zu einem lebenslangen physischen und emotionalen Kampf gegen die Müdigkeit führen, denn jemandem mit einem ausgeprägten Defizit in diesem Element mag es vorkommen, als sei er dazu ausersehen, nie voll und ganz zu leben, wobei er eine schwere Krankheit fürchtet. Tatsächlich werden diese Menschen oft von schleichenden Leiden befallen.

Das Wasserelement besteht aus zwei Beamten, Nieren (Yin) und Blase (Yang).

Der *Nieren-Beamte* ist der Eckstein der Konstitution, Speicher der von den Eltern geerbten und während des eigenen Daseins erworbenen Lebensenergie. In Worsleys Lehre bekannt als ›Bewahrer der Lebenskraft‹, ist dieser Beamte verantwortlich für Willenskraft und Zielgerichtetheit, wie bereits erwähnt. Ist er ernsthaft gestört, sind die Widerstandskräfte von Körper und Seele geschwächt, was zum geistigen Zusammenbruch und dem Verlust des Lebenswillens führt.

Wie in der westlichen Physiologie steht in den Klassikern, daß der Blasen-Beamte überflüssige Säfte speichert und die Wasserausscheidung regelt, doch in Worsleys Verständnis herrscht dieser »Beamte, der für die Ausscheidung von flüssigen Abfällen zuständig ist« auch über die Fähigkeit des Körper/Geists, sich veränderten Umständen anzupassen und mit ihnen umzugehen. Vergleichbar mit einer Autobatterie, liefert dieser Beamte die nötigen emotionalen Reserven, um sich dem Fluß des Lebens anzupassen. Verbunden mit dem »Beamten des Dünndarms, der Rein von Unrein trennt« (zusammen bilden sie die energetische Einheit Großes Yang), werden die Reserven der Blase es dem mit ihnen verbundenen Beamten, dem Dünndarm, erlauben, zu wählen und Prioritäten zu setzen, um eine reibungslose Anpassung zu ermöglichen.

Ein Fall von fehlender Willenskraft

An einem verschneiten Januartag kam ein ruhiger, schüchterner Mann in den Dreißigern mit einer bleichen, gräulichen Gesichtsfarbe zur Akupunkturbehandlung und klagte über ständige, dumpfe Kreuzschmerzen, die sich in den letzten Jahren ständig verschlimmert hätten. Dieser Zustand verunmögliche es ihm, sich körperlich zu betätigen, obwohl er in seiner Jugend sehr sportlich gewesen sei. Jetzt ermüde er schnell. Es zeigte sich, daß er kalte Glieder und entschieden etwas gegen kaltes Wetter hatte, das ihm, wie er sagte, »durch Mark und Bein ging«. Er gab zu, mehrmals in der Nacht aufzustehen, um zu urinieren, und hatte chronische Schmerzen in der Beckengegend, die ihm ständig Mühe und Sorgen bereiteten (auch wenn eine medizinische Untersuchung auf eine entzündete Prostata negative Resultate erbracht hatte).

Dem Patienten fehlte es an Ehrgeiz, er verspürte keinen Trieb und sagte, er würde jeden Winter in eine Art emotionalen und physischen ›Winterschlaf‹ versinken. Seine Radialispulse waren schwach.

Die Akupunkturevaluation erbrachte ein Defizit im Wasserelement, vor allem im Nieren-Beamten, sowie eine damit verbundene Schwäche der Yang-Nierenwurzel (Sexus und Feuer), die ihn kalt und meistens sexuell gleichgültig machte.

Holz

Das Holzelement beschwört ein Bild des Frühlings und der Fähigkeit des Körper/Geists herauf, neues Leben einzuatmen, kreativ und wandlungsfähig zu sein. Ein Mensch mit einem starken Holzelement wird flexibel sein wie ein Baum und im Lebensdruck seine Wurzeln nicht verlieren. Er wird vor Energie und Lebenswillen strotzen (die von der Mutter, dem Wasserelement, kommen) und in der Lage sein, komplexe Entscheidungen zu fällen, vorauszuplanen und diese Pläne durchzuführen. Faßt ein Gedanke in einem Menschen mit einem starken Holzelement Wurzeln, wird er aufkeimen und Früchte tragen.

Ein gestörtes Holzelement kann Anlaß dafür sein, sich emotional festgefahren und verspannt zu fühlen, was zu Muskeltics und -krämpfen, steifen Gelenken und Beklommenheit in Zwerchfell, Brust und Hals führen kann.[41]

Das Holzelement besteht aus zwei Beamten, Leber (Yin) und Gallenblase (Yang).

Der *Leber-Beamte* ist der Heerführer, der ›große Stratege‹. Auf psychoenergetischer Ebene heißt das, daß die Leber Nahrung nach Bedarf aufnimmt und verwertet. Worsley legt Nachdruck auf die psychologische Funktion des Leber-Beamten bei der Planung und im kreativen Bereich, wohingegen die Klassiker den Aspekt der Leber betonen, der »einen gleichmäßigen Energiefluß fördert« und zur inneren Ausgewogenheit führt.

Der *Gallenblasen-Beamte,* bekannt als ›großer und gerechter Entscheidungsträger und Richter‹, regelt den Bedarf an Galle zu den richtigen Zeiten und führt zu rechter Entscheidung. Ist diese Funktion ernsthaft beeinträchtigt, wird man nicht in der Lage sein, auch nur den geringsten Entschluß zu fassen.

Ein Fall von leberigen Kopfschmerzen

Eine junge Frau kam in die Akupunkturbehandlung wegen häufiger, einseitiger Migräne. Diese Kopfschmerzen waren von Übelkeit und einem bitteren Geschmack im Mund begleitet. Sie klagte auch über Zysten in den Brüsten, welche kurz vor der Periode extrem empfindlich wurden, und über heftige Menstruationsbeschwerden mit dunklen Blutgerinnseln. Zudem litt sie häufig an Verspannungen in den Seiten und in der Magengrube.

Draußen an der frischen Luft hatte sie zweimal einen Stirnhöhlenkatarrh entwickelt; seither konnte sie keinen Durchzug mehr vertragen. Ihre Radialispulse waren dünn und hart wie ein gespannter Draht und leicht erhöht.

Ihr Gefühlsleben zeichnete sich durch eine ständige Gereiztheit aus, begleitet von einer Tendenz, ihren Unmut längere Zeit für sich zu behalten, um ihm dann wegen eines geringfügigen Anlasses ausbruchartig Luft zu verschaffen. Sie erwähnte beiläufig, daß sie große Schwierigkeiten habe, ihre Zukunft zu planen, weil sie dazu neige, pessimistisch und deprimiert zu sein.

Die Auswertung deutete auf eine Beeinträchtigung der Funktion des Holzelements, einen gleichmäßigen Fluß durch den Körper/Geist aufrechtzuerhalten, vor allem im Leber-Beamten. Auch der Gallenblasen-Beamte war gestört, was das Auftreten der Migräne in der linken Kopf- und Stirnhälfte (Pfad des Gallenblasenmeridians) und den bitteren Geschmack im Mund erklärte (und in ihrem Leben, könnte man hinzufügen).

Die Patientin war erleichtert und interessiert zu hören, daß ihre Beschwerden Teil derselben akupunktur-energetischen Unausgewogenheit seien, nämlich einer Blockierung der leber-energetischen Funktionen im Unterleib, im Magen und in den Brüsten, begleitet von einem Gefühl der Beengung und von Reizbarkeit.

Acht Akupunktur-Temperamente oder Verhaltensmuster

Ausgehend von der Akupunktur als psychosomatischem Behandlungsmodell und beeinflußt von einem behavioristischen, biotypologischen Bezugsrahmen, hat Yves Requena eine Theorie der Akupunktur-Persönlichkeit entwickelt, die von den sechs energetischen Einheiten ausgeht (Großes Yang, Kleines Yin usw.), und aus ihnen Acht Temperamente oder Persönlichkeitstypen abgeleitet, die bestimmten Krankheitsdispositionen zugrunde liegen.

Indem sie sich auf die Dynamik der großen Meridiane (Großes Yang, Kleines Yin ...) konzentrieren, sind einige französische Akupunkteure zu einem äußerst eleganten akupunktur-therapeutischen Ansatz gelangt, der sich mit dem befaßt, was man die Erschaffung neuer somatisch-energetischer Kategorien nennen könnte.

Requenas Verwendung der sechs großen Meridiane, erweitert zu Acht Temperamenten, die den acht Biotypen Cormans und Bergers entsprechen, beginnt mit einer Einschätzung des Körpertyps eines Menschen (und den dazugehörigen temperamentalen Zusammenhängen).

Stehen diese einmal fest, wird es möglich, viele, wenn nicht alle Beschwerden des Patienten als Manifestationen einer Störung in den somatisch-energetischen Reaktionsmustern zu verstehen, die für diesen Typ charakteristisch sind. Jetzt kann der Therapeut die Einheit der unterschiedlichen Störungen verstehen und eine Behandlung anfangen, um den in dieser Zone angebrachten Reaktionen nachzuhelfen.

Angefangen beim Körper, entwickelt Requena eine Behandlungsform zur Reintegration von Körper und Geist.

Wo Worsleys Ansatz die somatische Komplexität der akupunktur-energetischen Dynamik ignoriert, setzt Requenas bei einem grundsätzlichen Verständnis der Meridian-Energetik an, was zu einer Akupunktur führt, die in vielerlei Hinsicht einigen japanischen und koreanischen Ansätzen gleicht, welche die Vormachtstellung des Meridiannetzes betonen. Diese Modelle sind potente Kurzzeittherapien für viele strukturelle und funktionelle Störungen und psychosomatische Erkrankungen.

Auf den folgenden Seiten werden wir dem Leser kurze Beschreibungen der Acht Temperamente liefern, welche die Charakter-Typisierung Requenas verdeutlichen. Jede Skizze ist von einer graphischen Darstellung dieses Temperaments als somatisch-energetische Zone und dem entsprechenden Hauptsymptom des somatisch-energetischen Reaktionsmusters begleitet. Für eine ausführliche Diskussion der Krankheitsveranlagungen für jede Zone bzw. jedes Temperament verweisen wir auf die in der Bibliographie aufgeführten Arbeiten Requenas.

Die Acht Temperamente

Grosses Yang (Dünndarm-Blase/Feuer-Wasser)

Hochsensibel, rebellisch und sehr kritikempfindlich, lernt das Große Yang-Kind im Erwachsenenalter sein gereiztes Wesen und seine heftigen Gefühle zu verbergen und begegnet anderen mit einer distanzierten, herablassenden Haltung. Es ist von edlem, gar stolzem Aussehen und hat einen durchdringenden Blick, der zu seiner unfehlbaren Erinnerung an vergangene Geschehnisse und Verletzungen beiträgt. Ein solcher Mensch wird schnell überheblich genannt und fühlt sich oft zurückgewiesen, ungerecht behandelt oder mißverstanden.

Der Typ Großes Yang kann sich einer Sache mit einer an Fanatismus grenzenden Leidenschaft verschreiben und findet es möglicherweise schwer, einen Fehler einzugestehen. Die Beziehungen eines solchen Menschen können stürmisch und dramatisch sein, denn er ist ein besitzergreifender, eifersüchtiger und autoritärer Liebhaber.

Großes Yang ist wortgewandt, überzeugend und pflichtbewußt.

Sie oder er hat einen unruhigen Schlaf und ist als Kind anfällig für Krämpfe, Epilepsie und Nasenbluten. Als Erwachsener werden ihre oder seine Krankheiten immer akut oder explosionsartig auftreten, und er/sie wird einem Behandlungsplan nur dann folgen, wenn ein Vertrauensverhältnis zum Arzt besteht.

Kleines Yang (Gallenblase-Dreifacher Wärmer/Holz-Feuer)

Stark, muskulös und beweglich, nimmt der Typ Kleines Yang die Welt durch große, tiefsitzende und durchdringende Augen wahr. Er oder sie ist als Kind und Jugendlicher selten krank, abgesehen von gelegentlicher Migräne und einer anfälligen Leber. Auch wenn er sportlich aktiv ist, wird dieser Typ es schwierig finden, sich seitlich zu bücken (Steifheit des Beckengürtels, genährt vom Gallenblasenmeridian) und sich erst spät schlafen legen, ausschlafen und langsam aufwachen, Wind und Durchzug nicht mögen, kälteunempfindlich sein und entweder eine starke Abneigung oder eine ebenso starke Vorliebe für Hitze haben. Kleines Yang hat ein gutes Gedächtnis, das in der Lebensmitte nachlassen kann.

Unermüdlich, optimistisch und voller Projekte und Zukunftspläne,

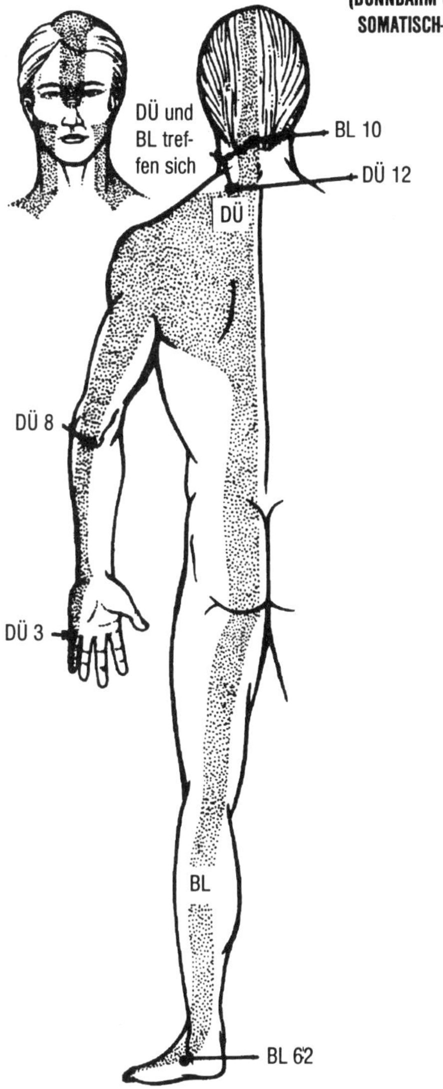

Dysfunktionen: Verspannter Halsansatz (wo die Meridiane DÜ und BL sich treffen) und Rücken, Bluthochdruck, Verstopfung, Durchfall, entzündeter Darm, Beschwerden in Harnleiter und Vorsteherdrüse, Impotenz, Ausbleiben der Monatsblutung, Cushing-Syndrom, Spondylitis ankylosans (Gelenkarthrose), Epilepsie, Krämpfe, Schwindel, vertikale Hinterkopfschmerzen, Schlaflosigkeit, Schuppenflechten, Ekzem, Akne auf Stirn und oberem Rücken (DÜ- und BL-Zonen), Verfolgungswahn, paranoide Depressionen, Streifen auf dem Blasenmeridian.
Schlüsselpunkte: DÜ 3, BL 62, DÜ 12, BL 10

KLEINES YANG (GALLENBLASE UND DREIFACHER WÄRMER)
SOMATISCH-ENERGETISCHE ZONEN

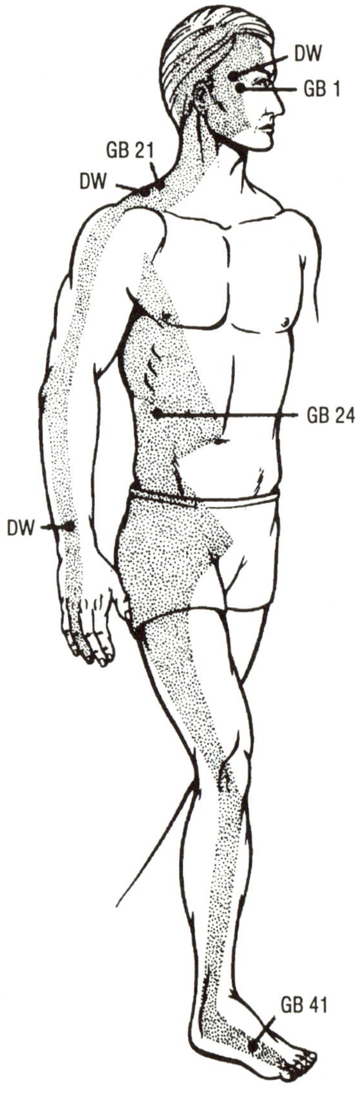

Dysfunktionen: Bluthochdruck, Steifheit in Gürtelkanal und Kreuz, Mühe bei seitlicher Drehung, Krampfadern, entzündete Venen, Verstopfung, Magengeschwüre, Hämorrhoiden, Arthritis (Gicht), Gallen- und Nierensteine, zuckende Gesichtsmuskeln oder Gesichtsneuralgie, gestörte Schweißabsonderung, Kieferverspannung, Arthritis in Kiefer und Hüftknochen, längliche Streifen.
Schlüsselpunkte: DW 5, GB 41, GB 21, DW 15, GB 1, DW 23

ist diese Art Mensch immer in Bewegung, arbeitet gerne, liebt Herausforderungen, konzentriert sich auf die vorliegende Arbeit und ist immer in Zeitnot. Er oder sie fühlt sich einer Aufgabe durchaus gewachsen, wird aber oft nicht wissen, wie sie anzupacken ist, was ihn manchmal zusammenhangslos wirken läßt.

Großzügig, herzlich, freundlich und begeisterungsfähig wird der Typ Kleines Yang gelegentlich wegen seiner zu großen Offenheit und Direktheit in Schwierigkeiten geraten. Wenn wütend, kann er oder sie streitsüchtig oder heftig reagieren, doch ist dieser Zorn bald verraucht. Dieser Mensch kann nicht nachtragend sein und leidet sehr unter Familien- oder Rechtsstreitigkeiten.

In Liebesdingen können die größten Schwächen durch kleine Dinge ausgelöst werden: Kleines Yang ist nicht gerne krank und mag es nicht, wenn man sich um ihn oder sie kümmert. Im großen und ganzen liegt die Stärke dieses Menschen in der Tat und in der Fähigkeit, Entscheidungen zu treffen und durchzusetzen.

Erd-Sonnenlicht Yang (Magen)

Ein Mensch des Temperaments Erd-Sonnenlicht Yang ist ausgewogen und zentriert: groß, mit breiten Schultern und Hüften, einem kurzen Hals und einem fleischigen, manchmal übergewichtigen Körper. Er treibt nie aus Gesundheitsgründen Sport, sondern ausschließlich zu seinem Vergnügen.

Der Gesichtsausdruck ist sanft und unschuldig, auch wenn die Augen eine Vielzahl Gefühle ausdrücken, die von Freude bis zu Schadenfreude reichen können.

In der Kindheit ist das Befinden gut, auch wenn dieser Typus unter Umständen an Nasen- und Halskrankheiten leidet, die sich in der Jugend aber auswachsen. Er ißt viel und liebt Süßspeisen, wird als Teenager möglicherweise zu viel zunehmen und kann später Probleme mit den Stirnhöhlen und eine rote, ungesunde Gesichtsfarbe haben.

Ein Mensch mit Erd-Sonnenlicht Yang hat ein gutes Gedächtnis, benutzt aber gerne Eselsbrücken. Er mag intellektuellen Zeitvertreib wie Worträtsel oder -spiele sowie Rätsel überhaupt und vergißt weder beim Spiel noch in der Politik, daß er gewinnen möchte.

Er zeigt Initiative und ist praktisch veranlagt, aufmerksam, liberal, höflich, skeptisch und schnell. Grundsätzlich unemotional und extra-

SONNENLICHT YANG (MAGEN UND DICKDARM)
ENERGETISCH-SOMATISCHE ZONEN

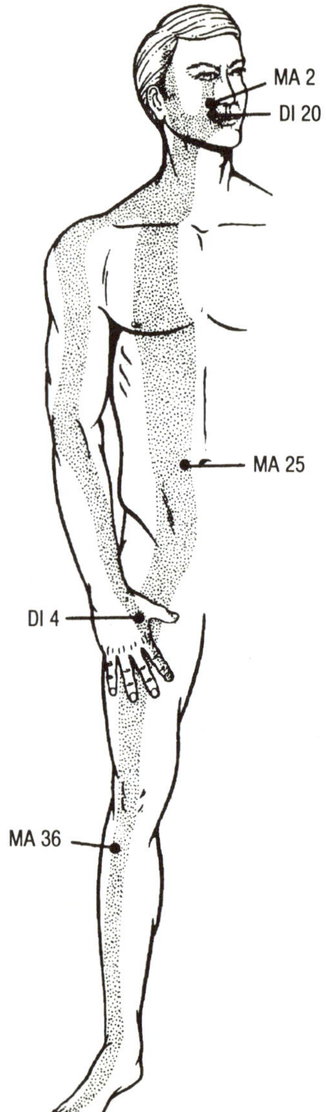

Dysfunktionen: Bluthochdruck, Herzbeschwerden, Manie, Asthma, Hiatushernie, Übelkeit, Verdauungsstörungen, Brechen, Appetitlosigkeit, Kolitis, Verstopfung, Schilddrüsenunterfunktion, splitterndes Schienbein, Schwäche, Heißhunger, Eßstörungen.
Schlüsselpunkte: MA 36, DI 14, MA 25, DI 20, MA 2

vertiert, mißt er den Dingen wenig Gewicht bei, was ihn objektiv erscheinen läßt. Andere Menschen empfinden ihn oft als sympathisch, ermutigend und amüsant, was eine Fehleinschätzung ist, denn er ist sich ihrer Bedürfnisse nicht sonderlich gewahr.

Jemand mit dem Temperament Erd-Sonnenlicht Yang ist sehr sinnlich, jedoch oberflächlich in Liebesangelegenheiten, nimmt das Leben von der leichten Seite und kann es an Takt fehlen lassen.

Er oder sie hat ein glückliches Naturell, kann aber unter dem eigenen Optimismus leiden (so als wenn man Geld ausgibt, ohne es zu haben). Auch wenn der gesellschaftliche Erfolg wichtig ist, ist ein solcher Mensch nicht sehr ehrgeizig und kaum willens, große Opfer zu erbringen, doch wird er eine gute Gelegenheit wahrnehmen, wo sie sich ihm anbietet.

Krankheiten kommen spät im Leben und sind beinahe immer Ausschweifungen zu verdanken. Dieser Mensch ist schwer zu behandeln, weil seine oberste Priorität das Vergnügen ist.

Metall-Sonnenlicht Yang (Dickdarm)

Jemand mit Metall-Sonnenlicht Yang als Temperament ist ausgeglichen, hat lange, feine Gesichtszüge und kann am ganzen Körper Muttermale aufweisen. Im Alter wird diese Person vielleicht dick oder nimmt ab, hat trockene Haut und viele Falten. Der Gesichtsausdruck ist klar, sicher und ruhig, auch wenn Angst zu Grimassen führen kann.

Dieser Typ kann als Kind dünn oder dick sein, doch wenn letzteres der Fall ist, nimmt er oder sie beim Erreichen der Pubertät plötzlich ab. Bronchitis, Nasen- und Halsbeschwerden, Asthma und Verstopfung können in der Kindheit auftreten.

Diese Art Mensch hat ein gutes Gedächtnis, bevorzugt abstrakte Gedankensysteme wie die Mathematik und ist aktiv, aber steif, gefühllos, kühl und gleichgültig. Es ist beinahe unmöglich, ihn aus der Fassung zu bringen, was ihn vornehm erscheinen läßt.

Er oder sie respektiert Regeln und Grundsätze, hält sich an Versprechen, fühlt sich der Gemeinschaft verpflichtet und ist sehr gesetzestreu.

Jemand mit diesem Temperament ist als Erwachsener bei guter Gesundheit, kann jedoch Darmentzündungen entwickeln. Wenn er krank ist, liefert er seinen Körper bei seinem Arzt ab wie ein Auto, das man in die Garage bringt.

Grosses Yin der Erde (Milz)

Dieser Typ verfügt über ein rundes Gesicht, runde Schultern, abgerundete Bewegungen, einen bleichen, milchigen oder pfirsichfarbenen Teint, weiche Haut und nur wenig Körperhaar. Er oder sie ist nicht sehr beweglich, hat einen sanften, ruhigen, friedlichen und fröhlichen Gesichtsausdruck, paßt sich allen Klimas, außer einem feuchten, an und wird sich nicht überanstrengen.

In der Kindheit ist ein solcher Mensch gutmütig und neigt zu Übergewicht, da er einen großen Appetit hat und zuviel Süßigkeiten ißt. Beschwerden umfassen Ohrenschmerzen, Bronchitis, Bettnässen und ein spätes Absacken der Hoden bzw. eine spät einsetzende Menstruation.

Als Erwachsener wird dieser Mensch um elf Uhr morgens und fünf Uhr nachmittags vorübergehend müde und deckt seinen Energiebedarf dann mit Süßigkeiten.

Auch wenn er durchaus in der Lage ist, die Finessen einer Beweisführung zu verstehen, neigt Erd-Großes Yin dazu, leicht abwesend und abgelenkt zu sein, und wenn er müde ist, wird er das Gefühl haben, sein Kopf funktioniere nicht richtig und er könne sich nicht konzentrieren.

Unemotional und inaktiv, könnte man diesen Menschen passiv-extravertiert nennen, da er sich gerne in Gesellschaft aufhält, selbst den Kontakt jedoch nicht aktiv sucht. Gutmütig und weich, sind er oder sie gute Zuhörer und werden ihre Ideen anderen nicht aufdrängen, sondern vielmehr tolerant bis zur Gleichgültigkeit sein und unbeeindruckt von fremder Aggression. Im Konfliktfall wird dieser Mensch sich nicht auflehnen, sondern einfach warten und eine passive Halsstarrigkeit an den Tag legen. Die meisten Dinge berühren ihn nicht, und er hat kein Interesse an der Vergangenheit. Auch ist er nicht ehrgeizig, sondern vielmehr bequem und nachlässig, wird von anderen jedoch oft als praktischer Philosoph gesehen und weiß diesen Vorteil erfolgreich für sich zu verbuchen.

Dieser Typ hat es nie eilig, ist immer spät dran, aber empfindet deswegen keine Schuldgefühle und kann sich von Impulsen mitreißen lassen, vor allem, wo es um Kunst, Musik und Theater geht.

Jemand mit Erd-Großes Yin kann eine tiefe, liebevolle Beziehung durch eine mittelmäßige ersetzen und behaupten, sie sei genauso erfüllend.

Dieser Mensch neigt zu starken Depressionen. Treten diese auf, sind Metallfunktionen verlorengegangen. Seine Gedanken können nicht lo-

GROSSES YIN (MILZ UND LUNGE)
SOMATISCH-ENERGETISCHE ZONEN

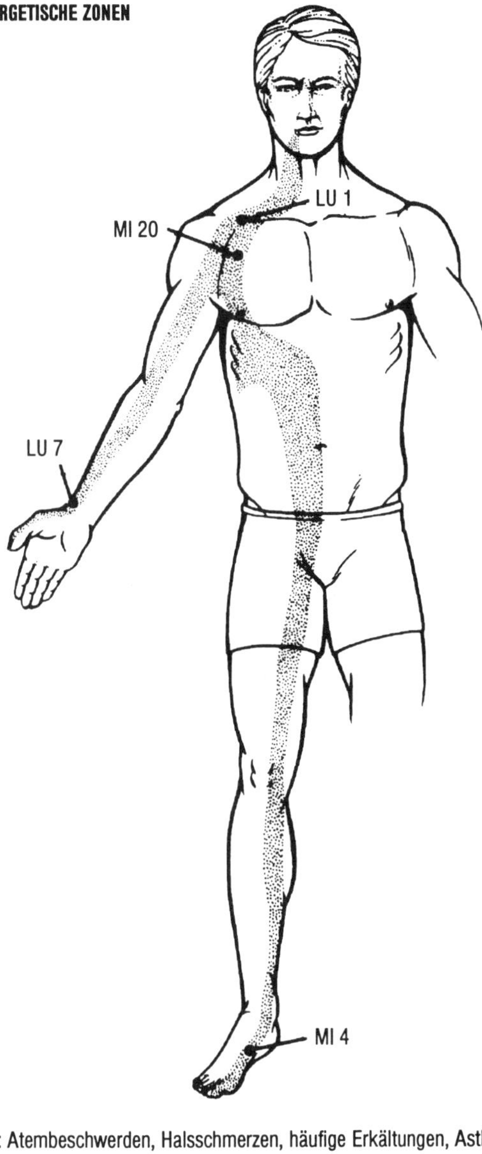

Dysfunktionen: Atembeschwerden, Halsschmerzen, häufige Erkältungen, Asthma, Brustfellentzündung, Emphysem, Bradykardie, Raynaud-Krankheit, Gefäßerkrankungen, Magen-Darmbeschwerden, Bauchspeicheldrüsenentzündung, Nierenleiden, Zystenbildung, Prostatitis, alle Menstruationsbeschwerden, Schilddrüsenunterfunktion, Diabetes, Fettleibigkeit, degenerative und rheumatische Arthrosen, Kopfschmerzen, Krämpfe, Akne, Ekzeme, Schuppenflechten, Kollagenerkrankungen, Lumphogranulomatose, Stirnhöhlenkatarrh, Weitsichtigkeit, obsessive Neurosen, Depressionszustände, Schizophrenie.
Schlüsselpunkte: MI 4, LU 7, MI 20, LU 1

gisch fließen, er fühlt sich unfähig, auch nur das Geringste zu unternehmen, und ist dann so isoliert, daß die einzige Antwort Essen ist. Fettleibigkeit kann zu einem echten Problem werden.

Metall-Grosses Yin (Lungen)

Dieser Mensch hat schmale Schultern und eine schmale Brust, lange, magere Gesichtszüge und langsame Bewegungen und ist entweder blond, blauäugig und bleich mit einem stählernen, oft beängstigend distanzierten Blick oder braunhaarig und dunkeläugig, mit einem harten Blick, der nie vergibt und kein Vertrauen erweckt oder schenkt.

Dieser Typ hat Mühe beim Atmen oder atmet oberflächlich und kann sich nur durch Ruhe erholen. Er oder sie mag Feuchtigkeit und Kälte nicht.

Schwach, zerbrechlich, blaß, schnell müde und als Kind ein schlechter Esser, leidet dieser Typ an Atemstörungen oder Verstopfung und Hautkrankheiten wie Ekzemen und Schuppenflechten.

Als Erwachsener wird ein solcher Mensch immer müde und abgekämpft sein und das Gefühl haben, sich gar nicht erholen zu können. Er wird viel Ruhe und Ferien brauchen, früh ins Bett gehen und früh aufstehen.

Der Typ Metall-Großes Yin spart Energie in seinen Bewegungen, agiert und spricht langsam und beschwerlich, als müsse er seine Stimme weiter zwingen, als sie zu gehen wünscht. Dieser Mensch ist peinlich genau, verfügt über einen gesunden Menschenverstand und ist pünktlich, aber auch apathisch und introvertiert und neigt dazu, über die Vergangenheit nachzugrübeln. Er oder sie ist oft voreingenommen, kann verbittert sein und reagiert auf Konflikte mit Warten und der Sturheit eines ausgeschlossenen Einzelgängers. Wenn nicht völlig absorbiert, wird dieser Typ seinen Fantasien nachhängen und dabei das Gefühl haben, die Zeit stünde still. Dann aber wird er oder sie sich anfangen zu langweilen und zu sorgen.

Ein solcher Patient widersetzt sich Veränderungen, plant sein Leben im voraus, improvisiert nicht gerne, ist der Sklave seiner Gewohnheiten und liebt Ordnung und Disziplin.

Auch wenn dieser Mensch grundsätzlich ehrlich ist, wird er nie direkt auf die Dinge zugehen und kann kleinlich oder geizig sein. Er kann gut formulieren, mit einer Tendenz, Haare zu spalten, aber er schweift nicht ab und streut keine endlosen Nebenbemerkungen ein.

Dieser Typ ist mitfühlend, verständnisvoll und vergebend.

Ein solcher Mensch wird einmal für das eine, dann für das andere behandelt und folgt den Anweisungen des Arztes. Die zwei Großen Yin überschneiden sich häufig.

Absolutes Yin (Leber-Perikard/Holz-Feuer)

Attraktiv, mit großen, ausdrucksvollen Augen und einem verschwommenen, distanzierten Ausdruck, wird Absolutes Yin von anderen oft als geheimnisvoll und anziehend erlebt.

In der Regel nervös, scheu und gehemmt, kann dieser Typ unter Freunden schwatzhaft, gefühlvoll und aufgeregt sein, wenn er sich sicher fühlt. Wenn gehemmt, kaut er an seinen Fingernägeln, hat kleine Marotten und errötet leicht. Es sind die Augen, die Angst, Müdigkeit und Inhibition verraten.

Ein solcher Mensch ist in der Kindheit gesund, abgesehen von möglichen Leberleiden oder Verdauungsstörungen, begleitet von Übelkeit und Brechen. Er oder sie wird leicht ohnmächtig, haßt Spritzen und Blut und jeden scharfen Geruch und hat oft Höhenangst. Requena behauptet, daß kurzsichtige Menschen immer dem Typ Absolutes Yin angehören. Dieser Typ geht nicht gerne an die frische Luft und leidet oft unter Schwindelgefühlen, Desorientierung oder schlechter Laune, ist er dem Wind ausgesetzt. Ihm gefällt der Frühling am besten, auch wenn dieser oft ein Gefühl von Unwohlsein mit sich bringt.

Er oder sie kann sich schlecht an Dinge erinnern, die ihn nicht persönlich betreffen und kann demzufolge an Gedächtnislücken leiden.

Absolutes Yin ist labil und launisch, emotional, nervös, inaktiv und ein bißchen hysterisch. Angst kann durch beinahe alles heraufbeschworen werden und wird mit Abkapselung begegnet. Bei Frauen kann der Menstruationszyklus von Depression und Angst begleitet sein (prämenstruelles Syndrom).

Ein Mensch mit diesem Temperament arbeitet unregelmäßig und kann nur Dinge tun, die er mag. Er oder sie setzt sich eine Maske auf, um der Außenwelt zu begegnen, und nimmt Zuflucht in seiner Innenwelt, was andere als verführerisch empfinden mögen.

Grundsätzlich scheu und ängstlich, kann dieser Mensch sich exhibi-

ABSOLUTES YIN
(LEBER UND PERIKARD)
SOMATISCH-ENERGETISCHE ZONEN

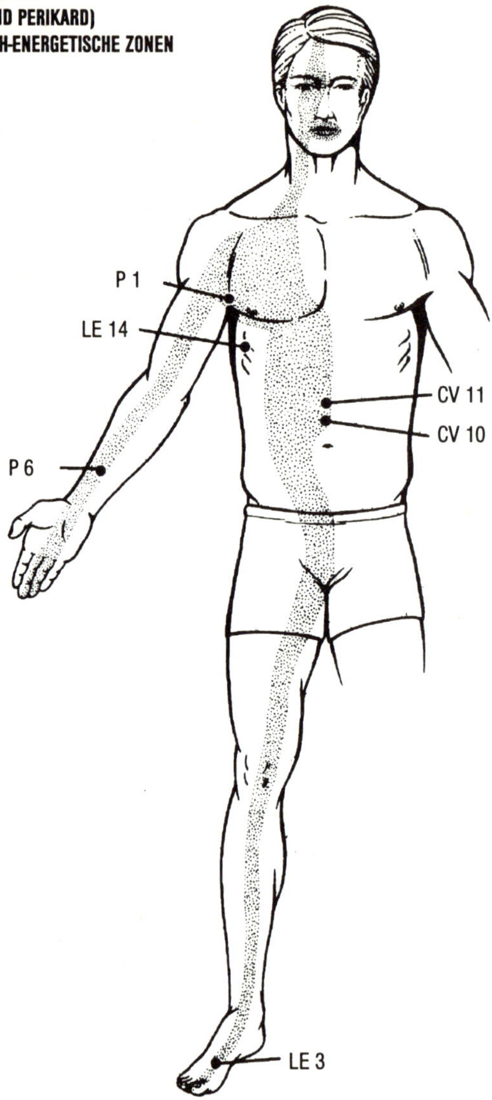

Dysfunktionen: Jahreszeitenbedingtes, allergisches Asthma, Heuschnupfen, Hauterkrankungen, Tachykardie, Herzklopfen, labiler Bluthochdruck, Krampfadern, entzündete Venen, kreislaufbedingte Parästhesie, chronische Leberleiden, Erbrechen von Galle, rechtsseitige Kolitis, virale Gelbsucht, Zystitis (vorübergehend), Dysmenorrhö mit zystischen Brüsten, Fasergeschwüren, prämenstruellem Syndrom, Wallungen, Schilddrüsenunterfunktion, Schmerzen in Stirn und Schläfen, Migräne, Schwindel, Dystonie, Krämpfe und Zuckungen, Ausschläge, Akne, akute Dermatitis, Bindehautentzündung, Kurzsichtigkeit, Angstzustände, Hysterie, Wutausbrüche.
Schlüsselpunkte: LE 3, P 6, LE 14, CV 10, CV 11, P 1

tionistisch verhalten und ist anfällig für Gefühlsausbrüche. Er mag Spaß und verliert sich gerne in Tätigkeiten wie dem Lesen von Büchern.

Dieser Typ ist oft abhängig von Kaffee, Tee oder Tabak. Ihm oder ihr wird leicht schlecht, häufig begleitet von Migräne. Dieser Mensch kann sehr anfällig sein, ist jedoch selten ernsthaft krank und wird den ärztlichen Verordnungen und dem Behandlungsplan nicht folgen.

Kleines Yin (Herz-Nieren/Feuer-Wasser)

Das introvertierte Kleine Yin bewegt sich schnell mit einem verlegenen Ungeschick. Mit gebeugtem Rücken und gesenktem Kopf schaut dieser Mensch beim Gehen auf den Boden. Der Ausdruck ist traurig, als hätte er gerade geweint. Er oder sie friert schnell, haßt Hitze und Kälte, zieht sich im Winter zurück, hat oft rote Wangen und errötet leicht, wobei die Haut bei Krankheit allerdings grau aussieht.

Dieser Mensch verfügt über eine schwache Konstitution und ist anfällig für Hals- und Ohrenschmerzen. Jugendarthritis kann auftreten, chronische Lendenschmerzen kommen häufig vor, und das Alter bringt beinahe immer Rheumatismen mit sich. Dieser Typ kann sich leicht mit einem anderen Temperament paaren.

Er ist abhängig von der Vergangenheit und erinnert sich leicht an sie, hat aber darüber hinaus kein gutes Gedächtnis, Mühe beim Auswendiglernen und verfügt über eine mehr konzeptuelle als praktische Intelligenz.

Emotional, sentimental und meditativ, ist diese Person kein Freund von großen Anstrengungen. Obschon gewissenhaft, fühlt er oder sie sich immer schon im voraus unterlegen und ist bescheiden, diskret und ehrlich. Dieser Typ hat einen Hang zur Melancholie, begleitet von dem Gefühl, das Leben sei absurd, und es sei sinnlos, sich anzustrengen, wobei er die Bedeutung des Lebens oft hinterfragt, ohne aber suizidgefährdet zu sein.

Kleines Yin hält viel von Selbstanalyse und geheimen Tagebüchern, kennt seine eigenen Schwächen gut und wird sich nach Selbstverbesserung sehnen, was oft ans Masochistische grenzt. Er oder sie schätzt Intimität, geht in Beziehungen aufs Ganze, ist in der Liebe sehr treu, hat absolute Vorstellungen davon, wie jemand sein sollte, und fordert Perfektion. Dieser Mensch ist eifersüchtig und über Untreue am Boden zerstört; er kann nicht so leicht ein zweites Mal lieben.

KLEINES YIN (NIEREN UND HERZ)
SOMATISCH-ENERGETISCHE ZONEN

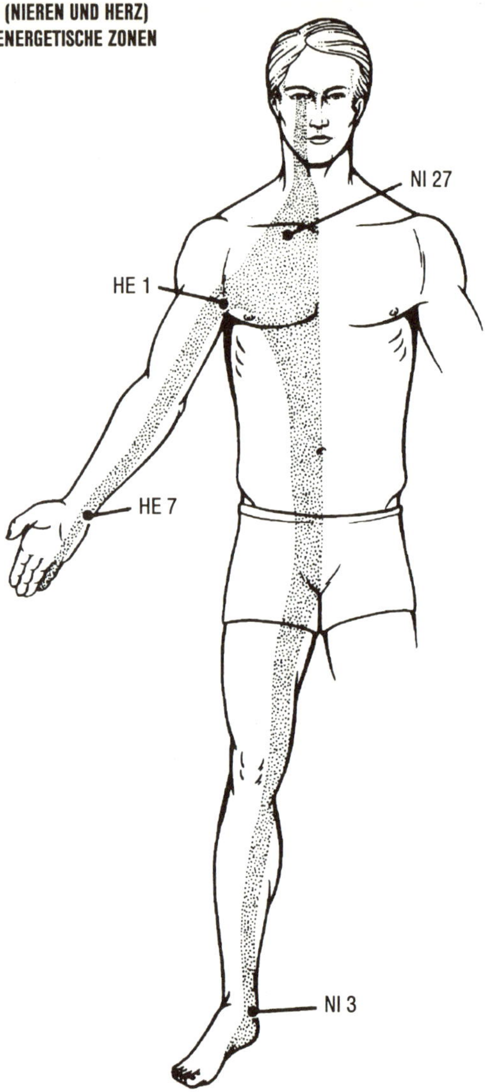

Dysfunktionen: Raynaud-Krankheit, alle Herzkrankheiten, niedriger und hoher Blutdruck, Arterienverkalkung, Verstopfung, Blasenentzündungen, Nierenleiden, Ödeme, Prostatitis, chronische Erkrankungen der Harnwege und der Geschlechtsorgane, Niereninsuffizienz, Jugenddiabetes, degenerative Arthritis, Spondylitis ankylosans, Hirnhautentzündung, Parkinson-Krankheit, Warzen, Akne, großflächige Hautrötungen u. ä. (zusammen mit Großes Yin), Hörstörungen und Ohrenschmerzen, Keratose (Verhornung), Depressionszustände, Melancholie.
Schlüsselpunkte: HE, NI 3, HE 1, NI 27

Er bezieht Energie aus dem intimen Umgang mit der Natur, mit einem geliebten Menschen oder in der Freundschaft.

Wegen angeborener Schwächen ist der Typ Kleines Yin anfällig für ernsthafte und chronische Krankheiten, doch ist ihm dies bewußt, und er lebt vorsichtig.

Kapitelübersicht

Das chinesische Medizinmodell nimmt nur insofern Rücksicht auf die Psyche des einzelnen, als Übereinstimmung besteht zwischen jedem der Fünf Elemente und einer temperamentalen und emotionalen Veranlagung. Das ist keine Überraschung, da der chinesische Begriff des Individuums mehr gesellschaftlich als psychologisch definiert ist und ein ›psychologisches Subjekt‹ nicht berücksichtigt werden muß. Das Resultat ist, daß ein Patient in China dazu neigen wird, seine emotionalen Erfahrungen zu somatisieren, ohne daß er die Möglichkeit hätte, ihre Bedeutung auszudrücken. Im Gegensatz dazu kommen westliche Patienten oft zur Akupunkturbehandlung und haben bereits Verbindungen zwischen ihren körperlichen Problemen und ihren psychologischen Zuständen hergestellt. Demnach muß ein westlicher Therapeut das psychologische Wesen seiner Patienten berücksichtigen, will er mehr als eine symptomatische Akupunktur ausüben.

Die chinesischen medizinischen Klassiker haben wenig anzubieten, wenn es darum geht, den Bereich der Akupunktur zu erweitern, um auf psychologischer Ebene mit dem Patienten zu kommunizieren und umzugehen. Vielleicht sahen sich zwei europäische Akupunkteure, J. R. Worsley und Yves Requena, deshalb genötigt, ausgehend von traditionellen Quellen Ansätze der Akupunkturtherapie zu entwickeln, die eine Psychologie und Persönlichkeitstheorie einschließen.

Worsleys Begriff der Konstitutionen der Fünf Elemente und Zwölf Beamte orientiert sich an der anthropomorphischen, humanisierten Sicht der zwölf organ-energetischen Funktionen, indem er jeder ein bestimmtes Persönlichkeitsmuster (Beamter) zuteilt, das über ihn wacht. Die Funktionen der Beamten, die in den chinesischen Texten nur flüchtig erwähnt sind, werden von Worsley erweitert, um ein psychologisches Profil zu schaffen. Diese Funktionen repräsentieren ererbte und erlernte Potentiale und Beschränkungen, wobei es die konstitutionellen Faktoren der Aspekte des Körper/Geists sind, die krankheitsanfällig sind und gleichzeitig das größte Potential bergen. Eine psychologische Intervention beinhaltet eine längere Arbeit auf tiefer Ebene. Hier ist Worsleys Ansatz psycho-energetisch und eignet sich mehr für Fragen der Lebensqualität und Selbstverwirklichung als für die Behandlung spezifischer körperlicher Beschwerden oder Störungen.

Requenas Acht Temperamente sind ererbte oder eindeutig erworbene somatisch-energetische Reaktionsmuster, die durch Schwäche oder Unausgewogenheit in einer der sechs energetischen Körperzonen zum Tragen kommen. Diese Persönlichkeitskonfigurationen entwickeln sich durch somatische Reaktion auf die Umwelt in Übereinstimmung mit allen Eigenheiten, Potentialen und Beschränkungen des Körpers selbst (somatische Übereinstimmung).

Es ist meine Hypothese, daß ein somatisch-energetisches Reaktionsmuster den tieferen Kern der konstitutionellen elementalen Unausgewogenheit abschirmt.[44] Diese Sicht führt zu einer mehr somatischen Interventionsweise.

Requena hat die westlichen Krankheitskategorien analysiert, wobei er ihre Assoziation zu den fünf Konstitutionen und acht Temperamenten berücksichtigt und aus ihnen sechs größere Meridian-energetische Systeme ableitet. Auf diese Weise kann der Körpertyp leicht festgestellt werden durch eine Einschätzung der involvierten energetischen Zonen für einen bestimmten Menschen in einer gegebenen Situation, wobei eine Behandlung der Störungen mit dem Erkennen von somatischen konstitutionellen Anfälligkeiten beginnen kann.

Dieser Ansatz liefert uns ein Mittel, um Zielorgane zu betrachten und Krankheitsveranlagungen in einem neuen Licht zu sehen, stellt aber auch ein somatisch-energetisches Modell dar, das bei einer Vielzahl von funktionellen, pychosomatischen und organischen Störungen auf präzise Weise einschreiten kann und der Einmaligkeit der Person in ihrer Situation Rechnung trägt.

ANMERKUNGEN

1 Capra: *Wendezeit,* S. 355.
2 Siehe: *Culture and Self,* vor allem die Einleitung, S. 2–23.
3 In der Vergangenheit hätte man sie zu einem Ältesten geschickt.
4 Ebenda, S. 14.
5 *Begegnungen mit Qi* von David Eisenberg (München 1990) für klare Beispiele in den Fallbeispielen für die Abwesenheit des psychologischen Subjekts in chinesischen Kliniken.
6 Siehe: *Culture and Self,* vor allem die Einführung und S. 23.

7 Nicht daß die Syptomerleichterung etwas Schlechtes ist, ganz im Gegenteil. Ein Arbeiter mit einer verstauchten Hand oder ein Sportler oder Tänzer mit Rückenschmerzen möchten, daß man ihnen schnell und effektiv hilft, wobei sich die Akupunktur hier ohne die negativen Nebenwirkungen von teilweise unnötigen Eingriffen oder Medikamenten oft als besonders nützlich erweist. Das körper/geist-energetische Modell setzt bei unmittelbar schmerzenden oder dysfunktionellen Symptomen an und wendet sich dann tieferen Unausgewogenheiten zu, die in Fällen wie diesen sogar in psychologische, physische und spirituelle Bereiche hineinreichen.

8 Diese Bewegung wird vertreten durch Ärzte, die von Dr. J. R. Worsley in Leamington Spa in England und in Amerika vor allem im Traditional Acpuncture Institute, geführt von Dianne Connelly und Robert Duggan, ausgebildet wurden, wobei letztere vor über fünfzehn Jahren Schüler Worsleys waren und dessen Lehre in ihrem Institut weiterentwickelt haben, um das zu bilden, was eine Schule menschlichen Potentials innerhalb der traditionellen Akpunktur darstellt. Eine ähnliche Erfahrung, die bei der Soma beginnt und sich dann erst der Psyche zuwendet, impliziert mein Ausbildungsziel am heute von mir geführten Tri-State Institute of Traditional Chinese Acupuncture in Stamford, Connecticut. Diese Art Erfahrung wird eloquent beschrieben von Eric Stephens, der in *The Journal of Traditional Acupuncture* (Band VIII, Herbst 1985, S. 16–19) von seiner eigenen Entwicklung spricht.

9 Ebenda, S. 17.

10 Ebenda, S. 19.

11 Siehe S. Stansfield Sargent und Kenneth R. Stafford: *Basic Teachings of the Great Psychologists,* Garden City, 1965, S. 212–212.

12 Siehe Harry Gleitman: *Psychology,* New York 1981, S. 645–654, und Leona E. Tyler: *The Psychology of Human Differences,* New York 1965, S. 437–446.

13 Wilhelm Reich: *Charakteranalyse,* Köln 1989, S. 450.

14 Ebenda, S. 453.

15 Eine faszinierende Diskussion dieser zunehmend problematischen Begegnung findet sich bei Edward Shorter: *Das Arzt-Patient-Verhältnis in der Geschichte und heute,* Wien 1991.

16 Der Physiotherapeut und Akupunkteur J. R. Worsley ist der Begründer des College of Traditional Chinese Acupuncture in Leamington Spa in England sowie der englischen Tradition der Fünf-Elemente-Akupunktur; der Arzt Yves Requena arbeitet in Aix-en-Provence und ist ein Schüler von Dr. Nguyen Van Nhgi und Gründer und Leiter der *Groupe pour études et recherches en acupuncture.*

17 Diese ›humanisierte‹, phänomenologische Sicht der Fünf Elemente wird vorgestellt von Dianne Connelly, einer Schülerin Worsleys, in: *Traditionelle Akupunktur. Das Gesetz der Fünf Elemente* (München 1988). Dieser von den klassischen taoistischen Konzepten der Fünf Elemente abstammende Ansatz gleicht verblüffend dem der Phänomenologie, die betont, daß »eine phänomenologische Analyse der Verteilung und des relativen Vorherrschens der vier Elemente – Feuer, Erde, Wasser, Luft – in der subjektiven Welt des Patienten in Betracht gezogen werden muß«, in *Existence,* S. 115.

18 Siehe: *Existence,* S. 115–117, für eine Diskussion und weitere Einzelheiten zu Bachelards Büchern über die Phänomenologie von Feuer, Erde, Wasser und Luft.

19 Ludwig Binswanger: »The Existential Analysis School of Thought«, in: *Existence,* S. 192.

20 Wie zusammengefaßt von Ellenberger: »Psychological Phenomenology and Existential Analysis«, in: *Existence,* S. 116.

21 Siehe Ted J. Kaptchuk: *Das große Buch der chinesischen Medizin. Die Medizin von Yin und Yang in Theorie und Praxis,* S. 351–352, und »Acupuncture in the West« in *The Journal of Chinese Medicine,* S. 25.

22 Mitbegründer des *Traditional Acupuncture Institute* in Columbia, Maryland, auf der Basis von Worsleys Arbeit, doch mit einem einmaligen Nachdruck auf menschlichem Potential.

23 Siehe: »Homing«, Ausschnitt aus Dianne Connellys *»All Sickness is Homesickness«* in *The Journal of Traditional Acupuncture,* Band VIII, Herbst 1985, S. 26–29.

24 Siehe Anthony Stevens: *Archetypes: A Natural History of the Self,* New York 1983, S. 27.

25 In *Existence,* S. 192.

26 Siehe Robert Duggan: »Beyond Symptoms«, *Journal of Traditional Acupuncture,* Band VIII, Nr. 2, S. 2–8.

27 Das von Requena benutzte Verfahren, um weitgehende Ähnlichkeiten zwischen den Konzepten von Menetrier und Berger und den sehr kurzen chinesischen Beschreibungen von bestimmten Persönlichkeitsmerkmalen im *Ling Shu* aufzustellen, liegt außerhalb des Inhalts dieses Buchs. Der Leser wird verwiesen auf Yves Requena: *Terrains and Pathology in Acupuncture,* Brookline, Massachusetts 1986, Teil 3, Kapitel 1 über »Die Fünf Konstitutionen und Sechs Temperamente«, sowie sein *Acupuncture et psychologie: Pour une approche nouvelle de la psycho-somatique,* Paris 1982, S. 86–93 und 159–238.

28 Requena entwickelt seine Überlegungen schnell und manchmal mit voreiligen Schlüssen in: *Acupuncture et psychologie,* S. 87–96 und 159–183.

29 Das ›Emotive‹ ist schnell erregt, das ›Nonemotive‹ langsam; das ›Aktive‹ reagiert schnell auf Impulse, das ›Nonaktive‹ verzögert die Reaktion; das ›Primäre‹ reagiert auf die Gegenwart, das ›Sekundäre‹ auf die Vergangenheit, als wäre es durch sie bedingt. Sie werden feststellen, daß ›aktiv‹ *yang* entspricht und ›nonaktiv‹ *yin,* und daß die emotiven Typen in Requenas Formulierung dem Feuerelement angehören.

30 Wie Sie sehen, hat Requena die Erde-Metalltypen (SONNENLICHT-YANG und GROSSES YIN) in ERDE- und METALL-Typen innerhalb dieser Kategorien aufgeteilt, um die Acht Temperamente Bergers mit den sechs ›energetischen Typen‹ der Akupunktur in Übereinstimmung zu bringen. Hier haben wir noch ein Beispiel für eine *aufgesetzte* Korrelation. Weiter versucht Requena Absolute Yin- und Yang Ming-Typen zu ›rekonstruieren‹, die in den chinesischen Klassikern nicht gegeben sind.

31 Siehe: *Terrains and Pathology,* Teil 3, Kapitel 3–5.

32 Warum gibt es nicht auch einen Feuer-Erde-Typ oder einen Metall-Holz-Typ in Requenas Begriffen?

33 Gleitman: *Psychology,* S. 653.

34 Dianne Connelly: *Traditionelle Akupunktur. Das Gesetz der Fünf Elemente* (München 1988), S. 19 – alle Hinweise auf die Fünf Elemente und die Zwölf Beamten stammen aus diesem Text.

35 Ebenda, S. 43.

36 Entwickelt von Worsley ausgehend von Kapitel 8 im: *Handbuch der inneren Medizin des Gelben Kaisers.*

37 Jeder Fall in diesem Abschnitt besteht aus einer Zusammenstellung mehrerer tatsächlicher Fälle, damit jedes Element besser dargestellt werden und als funktionierendes Bild der notleidenden Elemente dienen kann.

38 Requena weist auf die Kindheitstendenz der Feuer-›Konstitution‹ hin, Gefühlsausbrüche zu übertreiben mit endlosen Tränen und einer aktiven Empfindlichkeit gegenüber Vorwürfen, siehe: *Acupuncture et psychologie.*

39 Auch hier verweist Requena auf die Kindheitstendenz der Erd-›Konstitution‹ zur Fettleibigkeit und einem Hang zu Süßigkeiten.

40 Siehe Connelly: *Traditionelle Akupunktur,* S. 73–74.

41 Requena bemerkt die Häufigkeit von Essensallergien, vor allem auf Eier und Schoko-

lade; Kurzsichtigkeit, neonatale Gelbsucht und virale Hepatitis als Leiden eines Kindes, das an einem unausgewogenen Holzelement leidet.

42 Siehe Requena: *Terrains and Pathology in Acupuncture,* Brookline, Massachusetts 1986.

43 Die rassischen Obertöne einer solchen rigiden Biotypierung wie der von Requena werden aus Beschreibungen wie diesen klar ersichtlich.

44 Für ein faszinierendes, in gewisser Weise aber sehr ähnliches Buch über die somatisch-energetischen Reaktionszonen, siehe Stanley Keleman: *Emotional Anatomy,* in welchem er den Begriff eines dynamischen Zusammenspiels von innerer und äußerer somatischer Art entwickelt, sich in der Welt zu bewegen.

4.
Die klassische Psychosomatik und die neue Körper/Geist-Energetik

Das Problem der Psychogenie hängt mit der althergebrachten Leib-Seele-Dualität zusammen. Psychologische und somatische Phänomene treten in demselben Organismus auf und sind nur zwei Seiten des gleichen Vorgangs.[1]

F. Alexander

Auch wenn die in Kapitel 3 geschilderten Versuche zur Entwicklung einer Persönlichkeitstheorie innerhalb der Akupunktur richtungsweisend für die westliche Akupunktur sind, sollten wir unsere eigene psychologische Literatur nicht vergessen, die reich ist an psychosomatischen Beobachtungen aus der Zeit Freuds und Groddecks bis hin zu modernen Untersuchungen über Streß und dessen Einfluß auf Psyche und Soma.

Westliche Akpunktur- und Psychotherapeuten können viel lernen aus einem Vergleich der Akupunktur-Energetik, die schon seit Jahrtausenden somatisch-energetische Beobachtungen und Methodologien miteinander kombiniert, mit der klassischen und modernen Psychosomatik und deren Verständnis der Interaktion von Körper und Geist, wobei die Einführung der Energetik in die Diskussion psychosomatischer Phänomene einem körper/geist-energetischen Vorgehen entspricht.

Das Entstehen des neuen Paradigmas von Gesundheit und Heilung, das eine ganzheitliche Perspektive anstrebt, geht mit einem großen Bedürfnis nach einer angemessenen energetischen Theorie einher. Dabei dürfte das westliche Medizinmodell das einzige in der Geschichte der Menschheit sein, das kein energetisches Konzept von Gesundheit und Krankheit hervorgebracht hat. Alle anderen Heilungssysteme basieren auf einer Philosophie der Energie oder Lebenskraft.[2]

Ausgehend von einem energetischen Gleichgewicht, hat die chinesische Medizin allen voran ein ausführlich artikuliertes Therapiesystem entwickelt, in dem individuelle Kräfte als Mikrokosmen der kosmischen

Kraft angesehen werden, wobei Entsprechungen bestehen zwischen den Kräften, die in Körper und Geist eines Menschen wirken, und den Mächten, die im Universum walten. Deshalb besteht die Aufgabe des chinesischen Arztes darin, dem einzelnen zu helfen, ein besseres Gleichgewicht gegenüber den äußeren Mächten zu finden. Wie Capra betont, ist in der chinesischen Medizin »der ideale Arzt ein Weiser, der das Zusammenwirken aller Strukturen des Universums erkennt, der jeden Patienten auf ganz individueller Basis behandelt. Seine Diagnose stuft den Patienten nicht automatisch in eine Gruppe von Menschen ein, die an einer bestimmten Krankheit leiden, sondern erfaßt so vollständig wie möglich den gesamten körperlichen und geistigen Zustand des einzelnen und seine Beziehung zur natürlichen und gesellschaftlichen Umwelt.«[3]

Um im Westen einen wahrhaft ganzheitlichen Gesundheitsansatz entwickeln zu können, müssen wir wissen, welche Aspekte des chinesischen Medizinmodells sich in unseren eigenen Kontext einbringen lassen und ob dieses Modell tatsächlich ganzheitlich ist.

Capra weist darauf hin, daß der Ausdruck ›ganzheitlich‹ zwei Bedeutungen hat. »Im engeren Sinne bedeutet Ganzheitlichkeit in der Medizin, daß der menschliche Organismus als ein System angesehen wird, dessen sämtliche Teile miteinander verbunden und voneinander abhängig sind.«[4] In diesem Sinne ist die chinesische Medizin eindeutig ganzheitlich. Doch in einem weiteren Sinn beinhaltet ›ganzheitlich‹ die Anerkennung, daß das lebendige menschliche System integraler Bestandteil eines größeren körperlichen und gesellschaftlichen Systems ist und »ständig von dieser Umwelt beeinflußt wird, aber auch seinerseits ständig verändernd auf sie einwirken kann«.[5] Hier ist das chinesische Modell nur in der Theorie ganzheitlich. Während die klassischen Texte äußeren Faktoren, inneren Gefühlszuständen, der Ernährung und der Lebensart gleich viel Gewicht beimessen, unternimmt manch moderner Anhänger der orientalischen Medizin in Ost und West »keinen praktischen Versuch, sich therapeutisch auch mit den psychischen und sozialen Aspekten der Erkrankung zu befassen«.[6]

Anwender fernöstlicher Medizin oder Akupunkteure werden zwar oft bohrende Fragen über die Arbeit des Patienten und seine Reaktion auf unterschiedliches Wetter stellen und ihn nach seinen Gefühlsreaktionen, seinem Lebensstil, seinem Geschlechtsleben fragen usw., doch in der Praxis greifen sie zu ihren Nadeln und anderen Behandlungsmodalitäten »und beschränken sich auf Verfahren zur Beeinflussung der

Vorgänge innerhalb des Körpers«.[7] Zwar umfaßt das chinesische Körpermodell die psychische Dimension (zorniges Gemüt, Unentschlossenheit usw.) als Teil des Körperprozesses, doch bleibt die Tatsache bestehen, daß auch heute beim Stellen einer energetischen Diagnose nur wenige Therapeuten des klassischen orientalischen Modells die Psychologie des einzelnen ernsthaft in Betracht ziehen.

Obwohl die klassischen chinesischen Medizinbücher von einem ganzheitlichen Modell von Mensch, Natur, Medizin und deren Austausch ausgehen, hält sich die heutige (und wahrscheinlich auch schon die frühere) Praxis streng an körperliche Veränderungen. Wie das westliche medizinische Modell, das es so bereitwillig aufgenommen hat, ist die traditionelle chinesische Medizinpraxis grundsätzlich somatisch und stellt die Gesundheit des Körpers über die des Geistes. In diesem Sinn leidet auch das orientalische Medizinmodell unter dem Dilemma von Körper und Geist, das die Rolle der Psyche auf der praktischen Ebene vernachlässigt.

Doch weist die chinesische Medizin in bezug auf westliche Bemühungen zur Entwicklung eines neuen Paradigmas von Gesundheit und Gesundheitspflege einen noch ernsthafteren Makel auf. Wie wir in Kapitel 3 gesehen haben, wird der Vorrang des einzelnen, wie wir ihn hier im Westen kennen, in China durch denjenigen der sozialen Gruppe ersetzt. Capra bemerkt: »Hinsichtlich der psychischen und sozialen Aspekte der Erkrankung war das chinesische System in der Praxis niemals wirklich ganzheitlich. Die Zurückhaltung hinsichtlich therapeutischer Maßnahmen, die sich auf die gesellschaftliche Situation des Patienten auswirken konnten, war sicherlich ein Ergebnis des starken Einflusses des Konfuzianismus auf alle Aspekte des chinesischen Lebens.«[8]

Ted Kaptchuk hat entdeckt, daß er, will er seinen westlichen Schülern orientalische medizinische Konzepte beibringen, mehr tun muß, als die chinesischen Ansichten pauschal zu übersetzen: Er muß eine völlig neue kulturelle Sicht von Gesundheit und Krankheit einbringen. Dabei wurde ihm bewußt, daß das orientalische Modell, das einem westlichen Menschen außergewöhnlich vorkommen mag, »auch nur etwas Gewöhnliches ist, das nur nicht verstanden und erfahren wurde«[9], und daß der westliche Ansatz auch seine Besonderheiten hat.

Deshalb muß ein aufrichtiger Versuch, neue und kulturgemäße Konzepte des Heilens zu entwickeln, auch die Akzeptanz jener Bereiche beinhalten, in denen die westliche Medizin fortgeschrittener ist.

Eine dynamische Medizin

Während der Begriff ›Psychosomatik‹ heutzutage von der breiten Öffentlichkeit wie auch von vielen Ärzten, Psychologen und Psychiatern verwendet wird, um das irreale Wesen einer Beschwerde zu bezeichnen, besteht ein Hauptprinzip des neuen Gesundheitsparadigmas darin, *daß jede Krankheit psychosomatisch ist!* Haben wir das einmal begriffen, verstehen wir, daß daraus nicht folgt, »daß die physischen Symptome direkt von der Psyche verursacht worden sind«.[10]

›Psychogen‹ ist der korrekte Ausdruck für psychisch begründete Körperbeschwerden, wohingegen ›psychosomatisch‹ nur den Zusammenhang zwischen Körper und Geist vergegenwärtigt.

Der Vater der amerikanischen Psychosomatik, Franz Alexander, definiert diese als ein Forschungs- und Therapiemodell, das eine »detaillierte und exakte Beschreibung von physiologischen Abläufen genau so [erfordert] wie eine exakte Beobachtung der zugehörigen physiologischen Prozesse«.[11] Den am von ihm in den fünfziger Jahren geführten Chicago Institute for Psychoanalysis üblichen psychosomatischen Ansatz beschreibt Alexander als ›funktionelle‹, ›dynamische‹ und ›ganzheitliche‹ Medizin, die Beobachtungen der Rolle der Psyche mit denen verbindet, die den Körper und seine komplexen Prozesse betreffen. Der körper/geist-energetische Ansatz trachtet nach einer Wiederbelebung dieses dynamischen und funktionellen Modells, wobei der Begriff ›energetisch‹ eingeführt wird, um eine Sicht des Körper/Geists zu betonen, die sich sowohl mit den neuen Erkenntnissen der Physik deckt als auch mit der uralten akupunktur-energetischen Philosophie vom Körper als ein mit der Gesellschaft und den Gewalten der Natur unmittelbar verbundenes Kraftfeld.

Die nun folgende Erörterung dreier westlicher psychologischer Versuche, mit dem Dilemma von Körper und Geist klarzukommen – dem klassischen, von psychoanalytischen Konzepten inspirierten psychosomatischen Ansatz, dem experimentellen Modell, das als phänomenologische Psychologie bekannt wurde, und moderner Verhaltenstheorien über Streß –, will das Interesse westlicher Ärzte und Therapeuten an westlichen Bemühungen wiedererwecken, die komplexe Rolle von Psyche und Psychoenergetik bei der Entstehung von somatisch-energetischen, funktionellen und organischen Störungen zu verstehen.

In seiner ausgezeichneten Kritik der psychologisch orientierten Psychosomatik betont Günter Ammon, daß es in psychoanalytischen Kreisen eine Reihe von Ansätzen zum Begriff der Psychosomatik gibt [12], die wir allerdings nur insofern berücksichtigen werden, als sie die Beziehung zwischen Psyche und Soma beim Hervorbringen von körperlichen Beschwerden betreffen. Leser, die sich für die Relevanz der psychosomatischen Frage in der Theorie und Praxis der Psychoanalyse interessieren, werden auf Ammons Untersuchungen verwiesen.

Die psychosomatische Frage

Für die Pioniere der Psychosomatik bestand das grundsätzliche Problem in der Diskrepanz zwischen der psychoanalytischen *Theorie* als Ausgangspunkt für ein Verständnis der Entstehung psychosomatischer Symptome, und der *Praxis* derselben, die sich als unzulänglich erwies, um die tatsächlichen physiologischen Mechanismen zu verstehen, die bei solchen Störungen mitspielen. Während die psychoanalytische Theorie von großem Wert war für das Verständnis der psychologischen *Bedeutung* physischer Symptome, erwies sie sich als unfähig, die physischen *Mechanismen* zu erklären, die ausschlaggebend für eine bestimmte psychologische Fragestellung und Anlaß für spezifische physische und pathologische Prozesse sind.

Dieses Dilemma geht auf Freud zurück, der sich weigerte, sich der psychosomatischen Frage anzunehmen und sie – außer in seiner berühmten Studie zur hysterischen Symptomentstehung – umging, indem er die Psychoanalyse eindeutig auf der psychischen Seite des Körper/Geist-Kontinuums ansiedelte. Seit Freud verstehen klassische Analytiker somatische Prozesse als eine Körpersprache, die es psychologisch zu deuten gilt, und ignorieren damit völlig den eigentlichen Körper und dessen Dynamik. Deshalb beziehen viele Psychotherapeuten, die sich für die psychosomatische Frage interessieren, ihre Hinweise auch heute noch von einem auf Körpermedizin spezialisierten Arzt, Georg Groddeck; ein Zeitgenosse Freuds, der beschloß, die psychosomatische Frage direkt zu konfrontieren, und beim Körper und seinen komplexen Erscheinungen begann. Im Gegensatz zu Freud glaubte Groddeck nicht, ein Verständnis der Bedeutung von Krankheit könne von einer genauen Kenntnis des Körpers getrennt werden.

Bei der nun folgenden Diskussion einiger klassischer psychoanalytischer Studien der Psychosomatik sollte der Leser sich vor Augen halten, daß wir damit den Symbolismus der Psyche verständlich machen und die Wichtigkeit der Bedeutung von Körpersymptomen veranschaulichen wollen. Dabei wird offensichtlich, daß die Psychoanalyse allein nicht genügt bei der Behandlung psychosomatischer Erkrankungen, weshalb die moderne Verhaltensmedizin sie als bevorzugte Behandlungsart beinahe verdrängt hat. Die Übersicht analytischer Versuche zum Verständnis des Körper/Geists und seiner Interaktionen fügen wir ein, um auf eine philosophische Gründlichkeit hinzuweisen, die in der modernen Verhaltensmedizin völlig fehlt. Während erstere mit Recht als reine Philosophie bezeichnet wird, scheint letztere nicht mehr als eine reine Wissenschaft zu sein. Wir sind der Ansicht, daß beide Ansätze unter dieser – im ersten Fall psychischen und im zweiten physiologischen – Einseitigkeit leiden, die die grundsätzliche Dynamik des Körper/Geists nicht zu schätzen weiß.

Die in diesem Kapitel aufgestellte These lautet, daß westliche Konzepte der Psychosomatik in den größeren Zusammenhang der Körper/Geist-Energetik gestellt werden müssen, weil sie, wie Theorie und Praxis der Akupunktur besagen, psychische und physiologische Ereignisse sind, was die Akupunktur in dem Bereich der Verhaltensmedizin ansiedelt, und den philosophischen Rahmen der Verhaltensmedizin erweitert, da sie nun auch energetische Phänomene berücksichtigen kann. Diese Neudefinierung der Verhaltensmedizin als *Energetik* könnte in den kommenden Jahrzehnten zu einer Umstrukturierung von Medizin und Psychiatrie rund um verhaltensmäßige, energetische und dynamische Vektoren führen. Und genau das hatten die Pioniere der psychosomatischen Medizin im Sinn, deren Beitrag nicht vergessen werden darf.

Mit seiner Abhandlung über die Hysterie versuchte Freud schon früh in seiner Karriere die ›psychosomatische Frage‹ zu lösen, doch nur um in einem späteren Brief an seinen Kollegen Fleiß einzugestehen, daß er, auch wenn er nicht glücklich darüber sei, eine Theorie der Psyche ohne organische Grundlage vorzulegen, keine theoretischen oder therapeutischen Antworten auf das Thema Psychosomatik anzubieten habe, und daher so handeln müsse, *als lägen ihm rein psychische Probleme vor.*[13] Freud und seine Anhänger sehnten den Tag herbei, an dem Endokrinologie und Physiologie in der Lage sein würden, die somatische Grundlage der von der Psychiatrie entdeckten psychischen Prozesse zu erklären. Doch wie wir noch sehen werden, ist dieser Wunsch bis heute nicht in Erfüllung gegangen, und gerade hier erweist sich die akupunktur-energetische Therapie mit ihren übereinstimmenden psychosomatischen Begriffen psychoenergetischen Funktionierens als besonders wertvoll.

Freud umging den philosophischen Fragenkomplex rund um die Psychosomatik, weil er die Psychoanalyse nicht geeignet fand zur Untersuchung oder Behandlung der somatischen Komponente der meisten psychischen Beschwerden. Er wollte nicht so sehr »die Verbindung und Interaktion von Psyche und Soma *erklären,* als *verstehen,* was der Patient im Austausch mit dem Therapeuten erfährt, wie er sich verhält und welche Funktion das psychosomatische Verhalten in *diesem* Zusammenhang hat«.[14]

In Freudschen Begriffen ist das einzige der psychoanalytischen Behandlung zugängliche Körpersymptom die Hysterie. In seinem bahnbrechenden Beitrag zur psychosomatischen Theorie erklärt er, daß bei einem hysterischen Konversionssymptom wie zum Beispiel Sehverlust oder Lähmung keine psychischen Ereignisse vorliegen, sondern daß sie vielmehr die *Darstellung* von unliebsamen Gedanken bedeuten, die auf bestimmte Kindheitserlebnisse zurückgehen.[15]

Beim hysterischen Konversionssymptom ist die körperliche Manifestation demnach Ausdruck eines spezifischen psychischen Konflikts oder Problems und der Konversionsprozeß eine Form der psychischen Verdrängung. Ist dem Patient erst einmal der psychologische Kern seiner Beschwerden bewußt gemacht worden, löst sich die somatische Grundlage und Symptomatologie von alleine auf.

Freud dachte, dies sei bei den meisten Körperbeschwerden anderer emotionaler oder psychischer Zustände nicht der Fall. Die Körpersymptome eines Angstanfalls – begleitet von Erscheinungen wie Schweißausbrüchen, beschleunigter Herztätigkeit und Atmung, Muskelzucken und Krämpfen, Hungergefühlen, Unempfindlichkeit, Schwindelgefühlen und ähnlichem – waren gemäß Freud Symptome, die *zu einem Angstanfall gehörten* und das eigentliche Gefühl ersetzen konnten. Diese Erscheinungen konnten durch eine psychoanalytische Interpretation oder Technik nicht näher qualifiziert werden, aus dem einfachen Grund, weil sie nichts weiter bedeuteten als die natürliche Reaktion des Körpers auf Angst und Streß, ein Körperereignis ohne ersichtliche psychologische Bedeutung. Deshalb war Freud der Meinung, daß diese Probleme nicht psychoanalytisch behandelt werden könnten.[16]

Beim Auftreten eines »einem Angstanfall entsprechenden Symptoms« stellt das Körpersymptom demnach keinen psychischen Konflikt dar, sondern ist das Resultat einer »somatischen Erregung, [welcher] der Zugang zur Psyche verweigert wird, was die Abreaktion durch die Bildung eines organischen Symptoms zur Folge hat«.[17] Freud behauptet, bei der Bildung von den die Angst begleitenden Körpersymptomen fände keine psychische Tätigkeit statt, so daß die psychischen Symptome die Angst vielmehr begleiten, als daß sie einen verdrängten psychischen Konflikt darstellen. Während bei ihm hysterische Konversionssymptome mit einer psychologischen *Verdrängung* einhergehen, sind körperliche Angstzustände mit der somatischen *Projektion* verwandt.

In der Psychoanalyse erlaubt die Technik der freien Assoziation dem Therapeuten, die symbolische Botschaft der Konversionssymptome zu deuten, doch weil Freud der Meinung war, angstäquivalente Symptome hätten keinen psychischen Inhalt, wurde diese Technik auf sie nicht angewandt.

Wie wir noch sehen werden, hat die Psychoanalyse seither die verschiedensten Versuche unternommen, um das Problem der ›Konversion‹ oder ›Entsprechung‹ zu lösen.

Der Körper spricht

Die Pioniere der klassischen Psychosomatik knüpften dort an, wo Freud aufgab, und erkannten, daß die Angstäquivalenz sehr wohl eine eigene *Körpersprache* hat und daß diese einer psychotherapeutischen Erkundung und Behandlung zugänglich ist.

Psychoanalytiker wie Paul Federn, Felix Deutsch und Franz Alexander machten große Fortschritte bei der Entwicklung eines Verständnisses dieser Sprache des Körpers, indem sie den Brennpunkt ihrer Untersuchungen von der psychologischen Bedeutung der Symptome ab- und der psychoenergetischen Natur der eigentlichen funktionellen Störung zuwandten. Anstatt sich auf die ursächliche Bedeutung eines organischen Symptoms zu konzentrieren, befaßten sich diese Therapeuten mit der Frage, *wie* der Körper und die psychischen Symptome kommunizieren. Bei der Erörterung eines Asthmaanfalls beschrieb Federn das Asthmasymptom als Fixierung psychischer Energie im Atemsystem und im Geruchsbereich. Diesen Fall diagnostizierte Freud als ›Fixierungshysterie‹, bei der eine Übereinstimmung im physischen Körper ein spezifisches Organsystem zur Dysfunktion prädestiniert, was zur Entwicklung somatischer Symptome führt.[18]

Im Jahre 1917 unternahm Groddeck eine Kritik der Freudschen

Annäherung an die Psychosomatik, weil er nicht glaubte, daß der Hysteriker der einzige ist, der aus feststellbaren unbewußten Gründen körperliche Symptome entwickelt. Vielmehr war Groddeck der Meinung, jedermann somatisiere psychische Konflikte viel häufiger, als Freud annahm. Groddeck glaubte, daß die psychische Kraft an der Lebenswurzel, die er das *Es* nannte, sich sowohl durch körperliche als auch psychische Mittel ausdrückte, und nahm an, somatische Funktionen würden das *Es* (die Lebenskraft) bei physischer Krankheit gegen schädliche Einflüsse schützen. Über gängige Körpersymptome bei einer Erkrankung der Atemwege (Auswurf von Schleim usw.) schrieb Groddeck: »Was trotz der Fähigkeit des Es, den Zugang zum inneren Wesen des Menschen zu verschließen, durchkommt und giftig für das Es zu sein scheint, wird in Schleim aufgelöst und verpackt, ausgeworfen und schließlich bespuckt... Das Außergewöhnliche an diesem Vorgang ist, *daß das Unbewußte körperliche und psychische Eindringlinge gleichsetzt und sie auf gleiche Art und Weise behandelt.*« [19]

Wie wir gesehen haben, gilt das auch für die akupunktur-energetische Theorie. Reagiert jemand auf der somatisch-energetischen Ebene und gehen daraus Meridianstörungen und verwandte Körpersymptome hervor, geschieht dies ebenfalls, um äußeren Umweltstreß abzuwehren und inneren Gefühlsstreß aufzufangen, damit die Integrität von Körper und Geist aufrechterhalten werden kann. Sowohl in der Akupunktur als auch bei Groddeck ist der Körper der Beschützer der Seele und tritt als Schutzwall und Stoßdämpfer auf.

Der Körper gehorcht

Der Wiener Arzt und Psychiater Felix Deutsch ging über die Theorien Freuds hinaus, als er erklärte, Konversionsprozesse fänden während des ganzen Lebens statt; und zwar nicht nur im neurotischen, sondern auch im gesunden Individuum. Er beobachtete diese Prozesse bei funktionellen und organischen Störungen und schloß daraus, daß die Konversionsreaktion ein lebenslanges Mittel sei, um geballte psychische Energie abfließen zu lassen, denn die moderne Gesellschaft zwänge den Menschen dazu, die Triebe und Wünsche seiner Psyche zu unterdrücken, was zum Stau führe. Dabei ist der ständig ablaufende Konversionsprozeß, den er ›Konversionsfluß‹ nennt, ein notwendiges Reaktionsmuster, das der allgemeinen Wahrung von Gesundheit dient.[20]

Deutsch spricht bei häufigen Konversionsprozessen wie Erröten, nervösen Kopfschmerzen oder Schwitzen von einer ›Organsprache‹, die »den Abbau von aufgestauter Libido und Gefühlsmüll begünstigt, die durch ihre Anhäufung das Unbewußte belasten«.[21] Funktionelle oder organische Störungen entstehen dann, wenn in einem organfunktionellen System eine gehemmte Überinvestition von verdrängter psychischer Energie auftritt. Das betroffene Organsystem wird von dem beeinflußt, was Deutsch eine ›somatische Übereinstimmung‹ nennt. Diese somatische Übereinstimmung, von Alfred Adler als ›Organminderwertigkeit‹ bezeichnet, kann von einer konstitutionellen Schwäche oder aber von einer früh im Leben erlittenen organischen Verletzung herrühren, die die Bildung des Körper-Egos und die Art beeinflussen, wie man den Körper psychisch wahrnimmt. Das Resultat ist die unangemessene oder ungenügende psycho-energetische Abwehr, die ein spezifisches Organsystem zur Akkumulation von psychischer Energie prädestiniert. In diesem Sinn dient das geschwächte Organfunktionssystem als Sicherheitsventil zum Ablassen von potentiell schädlicher psychischer Energie. Es ist interessant, daß Deutsch bemerkt, daß die ›somatische Übereinstimmung‹, die *Bereitschaft zur Krankheit,* aus einer unbewußten Identifizierung mit einem ›wesentlichen anderen‹ heraus auftreten kann, der an einem Leiden im gleichen Organsystem erkrankt ist.[22]

Ein Kind lernt zum Beispiel, psychischen Streß abfließen zu lassen, indem es durch die Umwandlung dieser angestauten Energie einen Migräneanfall oder Bauchweh produziert, wobei es mit seinem Verhalten etwas nachahmt, das auch für andere in der Familie bedeutsam ist.

Deutschs Konzept der Körpersprache als ständigem Konversionsprozeß ist ein wichtiger Beitrag zur Entwicklung der psychosomatischen Theorie. Dieser Gedanke ist dem Akupunkturkonzept der Invasion von inneren und äußeren pathogenen Faktoren erstaunlich ähnlich, die von den somatisch-energetischen Meridiansystemen abgewehrt werden.[23]

Körperneurosen

Wie Freud und nicht wie Deutsch behielt Franz Alexander die grundsätzliche Unterscheidung zwischen Konversionsprozessen und psycho-organischen Störungen bei, die er ›vegetative‹ Organneurosen nannte. Während der Konversionsprozeß *Ausdruck* oder *Darstellung* eines emotionalen oder psychischen Konflikts ist, ist die vegetative oder organische Neurose die Reaktion eines spezifischen organfunktionellen Symptoms auf chronisch oder regelmäßig auftretende psychische oder emotionale Zustände.[24] Mit anderen Worten sind funktionelle Störungen (Organneurosen), bei welchen eine Gewebeprobe keine morphologischen Veränderungen, sondern lediglich eine Abweichung in der ›funktionellen Koordination und Intensität‹ erbringt, verschieden von Konversionsreaktionen, welche Symbolcharakter haben.[25]

»Eine vegetative Neurose bedeutet nicht einen Versuch, eine Emotion zum Ausdruck zu bringen, sondern ist die physiologische Reaktion der vegetativen Organe auf anhaltende oder periodisch wiederkehrende emotionale Zustände. Eine Blutdruckerhöhung zum Beispiel unter dem Einfluß von Wut führt den Affekt nicht ab, sondern ist eine physiologische Komponente des Gesamtsystems der Wut.«[26]

Das unterscheidet sich nicht sehr von Deutschs Konzept eines ständigen Konversionsprozesses, denn in beiden Fällen werden spezifische organfunktionelle Reaktionsmuster durch sie begleitende psycho-energetische Abwehr aktiviert. Bemerkenswert ist, daß ›vegetative‹ Neurosen genau dem entsprechen, was die klassischen chinesischen Medizintexte in großer Ausführlichkeit, wenn auch in anderer Form erörtern, wenn sie von ›organischen Mustern der Dysharmonie‹ sprechen.

Wichtige Aspekte der Arbeit Alexanders sind ihre Begründung in der Physiologie und ihre Erörterung der grundsätzlichen Reaktionen des autonomen Nervensystems und seinen sympathischen und parasympathischen Zweigen. Ausschlaggebend ist laut diesem Modell auch die von der allopathischen Medizin bis auf den heutigen Tag unberücksichtigte Tatsache, daß, wie von Deutsch und Groddeck nachgewiesen, vor dem Auftreten der meisten physischen Veränderungen und organischen Krankheiten eine längere funktionelle Beschwerde besteht.

Die klassische Psychosomatik

Die herkömmliche Medizin definiert eine psychosomatische Störung als eine Unausgewogenheit, deren überwiegender ätiologischer Krankheitsfaktor ursprünglich psychisch begründet ist. Alexander ist nicht dieser Meinung; laut ihm weist die vorliegende Erfahrung auf »multikausale Bedingtheiten in allen Zweigen der Medizin hin«.[27] Er meint, eine rein psychosomatische Erklärung für eine Erkrankung wie zum Beispiel ein Magengeschwür reiche nicht aus, um diese Störung zu erklären. »Es müssen deshalb lokale oder allgemeine, noch schlecht definierte, somatische Faktoren angenommen werden, und nur das gleichzeitige Bestehen beider Faktorenreihen, sowohl der emotionalen wie auch der somatischen, kann die Ulcusentstehung dem Verständnis zugänglich machen.«[28] Hier erweist sich die Akupunktur-Energetik von besonderem Interesse für Psychotherapeuten, da die scheinbar ›schlecht definierten lokalen oder allgemeinen somatischen Faktoren‹ in Wirklichkeit in den Mustern der Akupunktur sehr wohl festgelegt worden und seit mehr als zweitausend Jahren wieder und wieder beobachtet und verifiziert worden sind.

Die relative Bedeutung von emotionalen Faktoren im Vergleich zu den somatischen ist von einem Menschen zum nächsten sehr verschieden und hängt von der Position dieses Menschen auf dem Körper/Geist-Kontinuum ab. Da dem so ist, folgert Alexander, daß eine spezifische diagnostische Kategorie von ›psychosomatischen Krankheiten‹ undenkbar sei: »Theoretisch hat jede Krankheit einen psychosomatischen Charakter, weil emotionale Faktoren sämtliche körperliche Vorgänge auf nervösen und humoralen Bahnen beeinflussen.«[29]

Wie von Alexander aufgefaßt und entwickelt, bereichert die Psychosomatik die Frage der Krankheitsätiologie um vier wichtige Faktoren: die Art der Säuglingspflege (Stillen, Entwöhnung, Sauberkeit), traumatische emotionale Unfälle im Säuglingsalter und in der Kindheit, das emotionale Klima der Familie und die Persönlichkeit ihrer Bezugspersonen sowie spätere emotionale Erfahrungen in intimen zwischenmenschlichen Beziehungen.[30] Diese Faktoren werden sowohl von der herkömmlichen westlichen Medizin als auch von der klassischen chinesischen beinahe völlig ignoriert, müssen jedoch in eine sinnvolle westliche Praxis der Integration des Körper/Geists einbezogen werden, um die Leere zu füllen, die von frühen Analytikern bemerkt wurde, nämlich die Definition der physiologischen Dynamik, die der Genese psychosomatischer Störungen innewohnt.

Körperreaktionen

Die Organfunktion reagiert auf eine von zwei Arten auf eine emotionale Störung oder wahrgenommene Bedrohung, indem sie entweder als Vorbereitung auf ›Kampf und Flucht‹ das sympathische Nervensystem aktiviert oder aber das parasympathische auf einen introvertierten

Rückzug von äußeren Aktivitäten vorbereitet, um es dem Organismus zu erlauben, sich auszuruhen, zu verdauen und sich seinen inneren Bedürfnissen zuzuwenden.

»Mit anderen Worten, dem sympathischen Nervensystem obliegt die Vorbereitung des Organismus auf Kampf und Flucht, indem es die vegetativen Prozesse in einer in Notsituationen äußerst zweckmäßigen Weise umstellt.«[31] Bei diesem Vorgang verhindert es anabolische parasympathische Prozesse und wird dabei zur natürlichen »hemmenden Instanz für die Tätigkeit des Magen-Darm-Traktes«.[32] Mittels der sympathischen Funktion treibt das Herz die Blutzufuhr durch die Außenmuskulatur, die Lungen und das Großhirn. Das bewirkt ein Ansteigen des Blutdrucks; Kohlenstoffreserven werden mobilisiert, die Nebennieren angeregt. Andererseits führen die parasympathischen Funktionen zu einer Introversion der Energie, wobei das Individuum sich auf sein vegetatives Dasein besinnt und sich der Entspannung, dem Wachstum und der Wartung des Organismus hingibt. Die parasympathischen Einflüsse führen zur Stimulierung der Darmtätigkeit und einer Speicherung von Zucker in der Leber.[33]

Alexander meint, Störungen *sympathischer* Art gingen auf eine »Hemmung oder Verdrängung selbstbestätigender, feindseliger Antriebe«[34] zurück, wobei diese Unterdrückung zur Vermeidung des eigentlichen Kampfes oder zu Flucht führt. Der Organismus und das Selbst sind in einem chronischen Bereitschaftszustand hinsichtlich ihrer auswärts gerichteten Energie. Dieser Zustand ist begleitet vom gesamten entsprechenden sympathischen Spektrum an Körperreaktionen (erhöhter Herzschlag und Blutdruck, Erweiterung der peripheren Blutgefäße, beschleunigter Metabolismus). Reagiert ein Mensch besonders empfindlich auf eine ständige sympathische Aktivierung oder auf sympathische Stimuli, können Herzneurosen, Migräne, Bluthochdruck, Schilddrüsenüberfunktion und rheumatische Arthritis die Folge sein.

Andererseits reagiert der Körper/Geist bei parasympathischen Reaktionen, indem er sich von der Handlung in einen abhängigen Zustand zurückzieht. Diese Art Reaktion, von Alexander ›vegetative Reaktion‹ genannt, ist, als würde man sich in Mutters Arme flüchten und dort einschlafen.[35] Jemand, der auf diese Weise reagiert, stellt keine Verteidigung zur Abwehr äußerer Gefahren bereit, sondern zieht sich vielmehr vor der Gefahr zurück und sucht Hilfe. Dieser abhängige Wunsch nach Sicherheit und Hilfe wird mit dem Verlangen assoziiert, genährt zu werden, und bringt eine vermehrte gastrische Tätigkeit mit sich. Die funktionellen Störungen des Magen-Darm-Trakts gehören hierher, wie auch Bronchialasthma, Ermüdungszustände und Leiden wie Magengeschwüre, Verstopfung, Durchfall und Kolitis. Eine Veranlagung zu sympathischen bzw. parasympathischen Reaktionsmustern entsteht als Resultat einer Vielfalt von Faktoren, inbegriffen die äußeren Stimuli und die somatischen und psychoenergetischen Reaktionsmuster, die in der frühen Kindheit gelernt werden, wenn der Säugling für Nahrung und Schutz völlig von der Mutter abhängig ist. Diese zwei Reaktionsmuster können als die zwei Grundprototypen für alle psychosomatischen Reaktionsmuster betrachtet werden, wobei der eine nach innen und der andere auf die Außenwelt gerichtet ist.

Vergleichen wir Alexanders sympathische und parasympathische Reaktionsmuster mit der Tafel der energetischen Physiologie der Fünf Phasen in Kapitel 2, wo wir sehen, daß ein Defizit in der Yinwurzel zu yang (sympathischen) Reaktionsmustern und ein Defizit der Yangwurzel zu yin (parasympathischen) Reaktionensmustern führt, entsteht ein

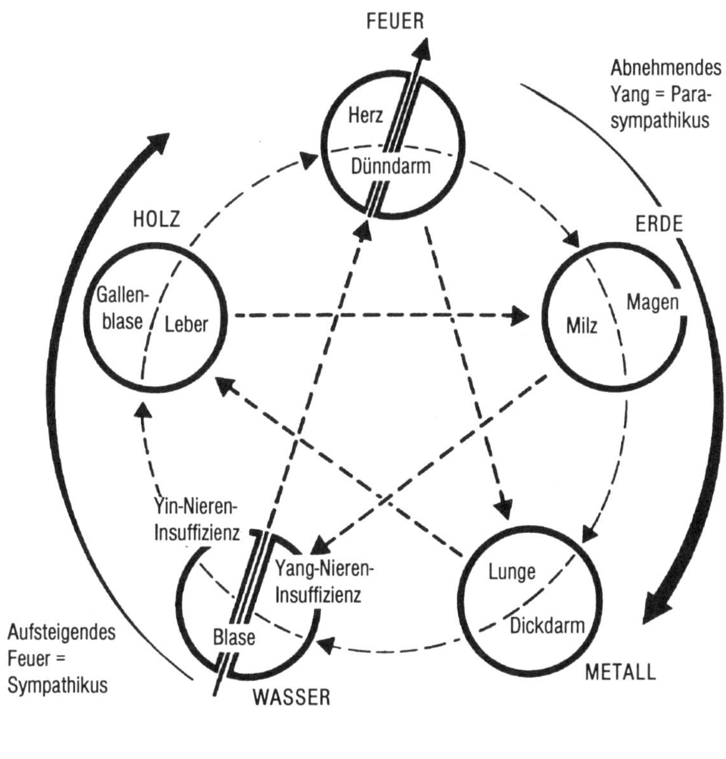

äußerst nützlicher Bezugsrahmen, der nicht nur die Kategorisierung psychosomatischer Reaktionsmuster erlaubt, sondern auch die Vorhersage von Krankheitsanfälligkeiten.

Körper-Ego und Triebe

Das von Freud entwickelte Konzept des *Körper-Egos* rührt an die Wurzel der Körper/Geist-Frage. Freud bemerkt, daß »das Ego letztlich auf die Körperwahrnehmungen zurückzuführen ist, vor allem jene an der Körperoberfläche. Somit kann es als geistige Projektion der Körperoberfläche verstanden werden, außerdem … stellt es die Oberfläche des geistigen Apparats dar.« [36]

Fenichel, ein Analytiker, der auf psychosomatischem Gebiet arbeitete, führte diese Annahme einen Schritt weiter, als er die Entwicklung des ›Körperbilds‹ als Kern des Egos beschrieb. Das Formen einer psychischen Darstellung des Körpers und seiner organischen Funktionen erlaubt die Entwicklung eines Bilds des eigenen Egos. Das Körper-Ich geht dem psychischen Selbst voraus, denn das psychische Selbst ist grundsätzlich körperlichen Ursprungs. Ein weiterer Spezialist auf dem Gebiet der Psychosomatik, Schilder, betrachtete das Körperbild oder den ›Geist-Körper‹ als komplexe psychische Konfiguration.[37] Im Gegensatz zu Freud, der die psychischen Triebe als dynamische Kraft sah, die den Organismus zur *Befriedigung* drängen, ist Schilder der Meinung, der Schlüssel sei nicht das Streben nach Befriedigung, als vielmehr das Trachten »nach dem *Objekt,* das Entspannung bringt«, und er hält diesen Prozeß in erster Linie für konstruktiv. »Demnach bin ich nicht einverstanden mit den Freudschen Theorien von Todestrieb und Wiederholungszwang. Ich anerkenne jetzt als Ego-Instinkt lediglich jene Tendenzen des Nehmens, Haltens und Besitzens, die völlig den allgemeinen Regeln der Instinktivität folgen, dem Objekt entgegenstreben und sich in neuer Glut an neuen Objekten wiederbeleben.« [38] Es scheint jedoch ebenso wichtig, anderen Trieben Rechnung zu tragen, die mit der Weigerung zusammenhängen, in irgendeinem einzigen System zu verhaften, zu arbeiten oder sich in eine Form pressen zu lassen. Während diese Triebe nicht so grundlegend wie der Todestrieb sind, stellen sie, wie Deleuze und Guattari (Autoren einer provokativen Studie zur Psychoenergetik) bemerken, einen grundsätzlichen Pol psychischen Funktionierens dar, nämlich jenen

Teil des Lebensprozesses, der sich auf Desorganisation und Entropie zubewegt.[39]

Bei der Entwicklung eines psychosomatischen Konzepts für Hautkrankheiten fiel dem Psychoanalytiker Max Schur auf, daß das Ego als Anpassungsorgan zur Verwendung neutralisierter psychischer Energie dient. Er ist der Meinung, diese Neutralisierung fände durch die zunehmende ›Desomatisierung von Verhalten‹ statt. Das Kleinkind reagiert auf angstmachende Situationen mit unzusammenhängenden Bewegungen des ganzen Körperapparats (primäres Prozeßverhalten). Beim Heranwachsen von Zentralnervensystem und Psyche wird das Primärprozeßverhalten der Somatisierung von Trieben allmählich ersetzt durch ein sekundäres Prozeßverhalten, nämlich Denken, was zum Abzug der psychischen Energie von der Soma (Desomatisierung) führt. »Denken ersetzt mehr und mehr die diffusen vegetativen und motorischen Abreaktionen.«[40] Kann das reifende Ego Angst sowohl verarbeiten als auch auf sie reagieren, desomatisieren sich seine Handlungen, und es wird zu keinen physischen Manifestationen der Abreaktion von Erregung mehr kommen. Andererseits kann eine Resomatisierung aufgrund dieses Modells verstanden werden als eine ›Ego-Regression‹ zu Verhalten des primären Prozesses. Die Veranlagung zur Somatisierung ist sowohl konstitutionellen als auch Entwicklungsfaktoren zu verdanken, die mit der körperlichen und psychischen Art zusammenhängen, wie ein Mensch auf seine Umwelt reagiert. Wie Deutsch glaubt auch Schur an das Bestehen eines strikten Zusammenhangs zwischen einem *spezifischen Gefühlszustand* und einem *somatischen Reaktionszustand,* der »eine Bereitschaft zur somatischen Reaktion zeigt«.[41] Ammon erweitert dieses Konzept, indem er das psychosomatische Symptom als letztlich selbstzerstörerischen Versuch versteht, ein Egodefizit auszugleichen und zu kompensieren, das sich während der Konstitution des Körper-Egos und seiner Grenzen entwickelte und somit einen Versuch darstellt, die persönliche Integrität zu wahren.[42] Er bezeichnet dieses Defizit als ›Loch im Ego‹.

Die primäre Umarmung

Das Ego entwickelt sich gemäß Schur an dem Ort, den der Psychiater Spitz die ›primäre Höhle‹ nennt. Sie wird von den schützenden Armen der Mutter und von der oralen Höhle des kindlichen Mundes geschaffen, der die Brust nimmt.[43] Diese Welt der Urhöhle, in der die Mutter ihre Arme öffnet, um sich dem Kind völlig *hinzugeben,* und das Kind den Mund öffnet, um zu *empfangen,* indem es die Mutterbrust *verinnerlicht,* dient als Versuchsfeld, auf dem der Säugling seine grundsätzlichen Egofunktionen und einen Sinn für Grenzen entwickelt, die es ihm erlauben, Innen- und Außenwelt zu unterscheiden. Die Parameter dieses Versuchsfelds werden von den Armen der Mutter gebildet, durch ihre Brüste, die Haut von Mutter und Kind, den Mund des Säuglings usw. Deleuze und Guatarri sprechen von einem entstehenden Ego, das sich, angefangen bei der Mutterbrust, neuen Gegenständen entgegenstreckt, als *Anziehung* und das Kraftfeld der primären Höhle als *Repulsion.* Sie sehen diese beiden Urkräfte als fundamentale Pole der Lebenskraft (*Es*) selbst und nennen die anziehenden Kräfte ›Wunschmaschinen‹, da sie das Ego Gegenständen entgegenführen, mit denen es eine funktionierende Bindung eingehen kann. Die abstoßenden Kräfte heißen bei ihnen ›organlose Körper‹, was die primäre Umschlingung von Mutter und Kind meint, welche den Säugling von den anziehenden Objekten befreit und es ihm erlaubt, zum undifferenzierten Zustand vor der Organisation des Körper-Ichs oder Selbsts zurückzukehren (Entropie als Teil des Lebensprozesses). Wie bei Schilder treiben die Wunschmaschinen das Ego neuen Objekten und Verbindungen entgegen. Der organlose Körper ist hingegen eine Art, jenen Aspekt der psychoenergetischen Dynamik zu beschreiben, der auf Desintegration und Zusammenbruch programmiert ist. Laut Deleuze und Guattari ist dieser scheinbar zerstörerische, unproduktive Teil des Lebensprozesses, diese ›Anti-Produktion‹, ein essentieller Teil psychischen Funktionierens: »Alles hält einen Moment inne, erstarrt (dann beginnt alles von neuem). In gewisser Weise wäre es besser, nichts funktionierte. Nicht geboren sein, aus dem Geburtskreislauf ausscheren, ohne Mund zum Saugen, ohne Hintern zum Scheißen. Werden die Maschinen kaputt genug, ihre Teile unabhängig genug sein, um sich und uns dem Nichts zu überantworten?... Die Wunschmaschinen erschaffen uns einen Organismus, doch innerhalb dieser seiner Produktion leidet der Körper darunter, auf solche Weise organisiert zu werden, keine andere oder überhaupt eine Organisation zu besitzen.«[44]

Der Begriff des ›organlosen Körpers‹ definiert die Prozesse psychosomatischen Dysfunktionierens als Teil der eigentlichen körper/geist-energetischen Dynamik.

Der Übergang von einem erregten Zustand des Hervorbringens von Wünschen in einen der Erschöpfung und des Zusammenbruchs kann am leichtesten bei kleinkindlichem Verhalten beobachtet werden. Das Kind kann von irgendeinem Gegenstand angezogen werden, der seinen Weg kreuzt, ihn mit Augen und Händen untersuchen und schließlich in den Mund nehmen. Es verschmilzt mit diesem Gegenstand und verinnerlicht sowohl ihn als auch seine Reaktionen auf ihn. Diese momentane Entdeckung von inneren und äußeren Flächen und Grenzen wird dem Körper-Ich des Kindes wachsen helfen. Doch irgendwann wird dieser Erregungszustand unweigerlich in einen der Überforderung und Übermüdung übergehen. Das Kind wird keine Wahl haben, als alle Objekte loszulassen und sich in die dunkle, schützende, schoßähnliche Höhle von Mutters Armen sinken zu lassen. Es wird sich entweder in einen aktiven Zustand zurücksäugen oder in einen tiefen, uterinen Schlaf fallen. Dieser Zusammenbruch ist oft begleitet von Tränen oder Wutausbrüchen, weil der Körper unter seinen Versuchen leidet, sich selbst und die Welt zu organisieren. Werden solch momentane psychische Zusammenbrüche dank einer adäquaten mütterlichen Reaktion richtig integriert, sind sie einfach Teil des heranwachsenden Körperbildes und der reifenden Egostruktur. Bei einer pathologischen Entwicklung, in der die Mutter oder andere Pflegepersonen dem Kind nicht helfen können, diese vorübergehenden Zusammenbrüche zu integrieren, kann der Prozeß der psychosomatischen Desintegration selbst das Ziel werden.

Die meisten heutigen Psychosomatiker sind der Meinung, der wichtigste Faktor für die Vermeidung von ernsthaften psychosomatischen Störungen sei eine ›adäquate Bemutterung‹, ein von Winnicott, einem britischen Pädiater und Psychoanalytiker, geprägter Begriff.

Die Entwicklung der Körperfunktionen und verschiedener Reaktionsweisen auf die Umwelt gründen auf einer positiven, affektiven, physischen Interaktion von Mutter und Kind, »im Verlauf welcher das Kind die Haltung der Mutter und ihr Verhalten ihm gegenüber verinnerlicht und so ein Körper-Ego entwickelt, das eine anfängliche Unterscheidung zwischen Innen- und Außenwelt erlaubt mit der Hilfe der frühesten Begrenzung des Egos, nämlich der körperlichen«.[45]

Seit den sechziger Jahren hat sich die Erforschung der Ichpsychologie in Objektbeziehungen stark auf die Rolle der Mutter bei der Entwicklung der Egoschranken des Kindes konzentriert. Bei diesem Modell wird die Egoschranke des Kindes »um so stärker und flexibler sein, je mehr die Mutter in der Lage ist, die Bedürfnisse des Kindes zu erfahren, und je mehr sie sich bemüht, die präverbale Körpersprache des

Kindes zu verstehen und auf sie einzugehen als bedeutungsvolle und wichtige Botschaft«.[46] Das gilt nicht nur für die nachgeburtliche, sondern auch für die vorgeburtliche Entwicklung.

Mit dem Begriff vom Ego-Loch will Ammon sagen, daß ein frühes Ego, das sich wiederholten Fehlern der Mutter (inadäquate Bemutterung) und einem Fehlen genügender und regelmäßiger Aufmerksamkeit seitens der primären Familiengruppe gegenübersieht, eine *existentielle Verlassensangst* erfährt, die in einem gewissen Maß durch das Symptom kompensiert wird.[47] Ein wirklich psychosomatisches Kind einer ›pschosomatisch-hervorrufenden Mutter‹ wird sich an äußere Anforderungen durch bedeutungsloses mechanisches Funktionieren überanpassen und reagiert »auf jede Frage betreffend der aktiven Bestimmung seiner eigenen Identität mit einer Flucht in die falsche Identität der Psychosomatik. Statt zu fragen: ›Wer bin ich?‹, was für den Patienten mit einer existentiellen Angst verbunden ist, stellt er die Frage: ›Was habe ich?‹, auf die er dauernd nach einer Antwort sucht. Mit anderen Worten wird die Frage nach der eigenen Identität ersetzt durch eine Frage nach dem Symptom, das als Ersatzidentität dient.«[48]

Demnach geht das Symptom zurück auf die verinnerlichte Mutter der frühen Kindheit, die auf die kindlichen Versuche zur aktiven Abgrenzung des Selbst reagierte, indem sie ihm nur dann Aufmerksamkeit schenkte, wenn es krank war. Hier ersetzt oder ist das Symptom das Identitätsgefühl.

Psychosomatische Reaktionsmuster

Während Ammons Arbeit sich direkt auf offensichtliche pathologische psychosomatische Muster konzentriert, die auf eine inadäquate Bemutterung in psychosomatischen Familiengemeinschaften gründen, berücksichtigt das bereits erwähnte Modell psychosomatisch-energetischen Funktionierens von Deleuze und Guattari auch im relativ normalen Kind einen eingebauten Prozeß des Zusammenbruchs. Die Autoren sind der Meinung, psychosomatische Symptome seien eine Manifestation der funktionellen Bewegung auf die Desorganisation zu und gingen aus einem undifferenzierten Zustand hervor, aus dem neue Organisationsmuster entstehen können, und zu dem wir immer wieder zurückkehren. Der organlose Körper ist die von der primären Umarmung der Mutter geschaffene Fläche, die so etwas wie vorgeburtliche Nähe und die Rückkehr zu einer diffusen Verschmolzenheit verspricht.

Im wesentlichen lehrt uns die psychosomatische Sicht, daß somatische Symptome keineswegs nur einfache Äußerungen physiologischen Funktionierens sind und deshalb oft (wenn nicht immer) mit einem komplexen Erfahrungsgewebe zusammenhängen, in welchem das sich entwicklende Selbst und die Außenwelt miteinander im Streit liegen, und daß der Körper/Geist auf diese Konflikte wie auf einen äußeren Streß eingeht, mit *somatischen,* aber auch mit *psychischen Reaktionsmustern.*

Die Innenwelt rekonstruieren

Auch wenn wir der klassischen Psychosomatik die Beschreibung einer großen Reihe von Interaktionen von Körper und Geist verdanken, hat sie sich bei der Behandlung von psychosomatischen Störungen oft als therapeutisch ungeeignet erwiesen. Zweifelsohne ist dies großenteils dem Wesen des psychosomatischen Prozesses selbst zu verdanken, der oft viel zu schnell voranschreitet, als daß die somatische Komponente einer psychosomatischen Beschwerde aufgelöst werden könnte. Anstatt den Menschen, so wie er ist und in der Welt lebt, in seinem Körper/Geist zu erden, haben Psychoanalytiker die Tendenz, lebendige psychosomatische Reaktionsmuster auf statische, intellektualisierte psychosexuelle Konstrukte zu beschränken. Während eine analytische Interpretation einem Menschen helfen mag, die Bedeutung seiner körper/geistigen Unausgewogenheit zu verstehen, reicht sie meistens nicht aus, um die Beschwerden selbst signifikant zu beeinflussen.

In der ersten Hälfte dieses Jahrhunderts wurden neue psychotherapeutische Schulen gegründet von Therapeuten, die sich entschieden, aus dem orthodoxen psychoanalytischen Rahmen auszubrechen, um neue Theorien und Behandlungsweisen zu suchen, die die deutlich sichtbaren Mängel des orthodoxen Ansatzes beheben würden.

Einer dieser neuen Ansätze wurde als phänomenologische oder existentielle Psychologie bekannt.[49]

Konfrontiert mit den Greueln des Faschismus und völlig verloren, wo es um Erklärungen für einen derartigen kollektiven Wahnsinn ging, begann eine maßgebliche Anzahl von Nietzsche inspirierter europäischer Psychiater und Psychoanalytiker, die menschliche Natur und die Rolle der Psychotherapie für die Moderne zu hinterfragen.

Sie kritisierten den orthodoxen psychoanalytischen Ansatz und behaupteten, daß der Analytiker den Patienten selten so sah oder verstand, wie er wirklich war, sondern vielmehr als Projektion seiner eigenen analytischen Theorien.

Anstatt psychische Anomalien als Abweichungen von einer festgelegten psychologischen Norm zu sehen, sahen die phänomenologischen Psychotherapeuten solche Krisen als Veränderungen in der Struktur des subjektiven *Daseins in der Welt* des Patienten. Die Modelle dieser Therapeuten gründeten auf der phänomenologischen Daseinsanalyse Heideggers, die ihrerseits von den tiefgründigen Analysen beeinflußt war, die Nietzsche um die Jahrhundertwende unternahm. Sie wollten die Phänomene im Leben ihrer Patienten nicht von einer sicheren, objektiven, theoretischen Warte aus betrachten, sondern vielmehr innerhalb deren *subjektiver* Welt, wie sie von ihnen erfahren wurde.

Die Phänomenologen wollten keiner neuen psychotherapeutischen Schule zum Durchbruch verhelfen, sondern vielmehr eine genügend breite philosophische Grundlage schaffen, um die eigentliche Struktur der menschlichen Existenz zu untersuchen, ohne sich um die Psychotherapie zu kümmern.

Unbeeindruckt von den Versuchen der europäischen Psychiatrie und Psychologie, sich als Wissenschaft mehr denn als Philosophie zu definieren, waren die Phänomenologen der Ansicht, daß auch die wissenschaftlichsten Bestrebungen ihre Wurzeln in einer rigorosen philosophischen Untersuchung des eigenen Standpunkts im Universum haben, wie dies seit Einstein von vielen modernen Physikern zum Ausdruck gebracht worden ist.

Eine der wichtigsten Ideen, die um die Jahrhundertwende in der Luft lag und die durch den Faschismus stark ins Bewußtsein drang, war das Problem der sich selbst entfremdeten Menschheit.

Niemand hat die Fragen des menschlichen existentiellen Dilemmas mit mehr Nachdruck gestellt als Nietzsche. Sogar Freud, der behauptet, er habe den Versuch aufgegeben, Nietzsches dichtes Werk zu lesen, muß in einer Erklärung, die die Entdeckung der Psychoanalyse vorwegnimmt, eingestehen, daß »Nietzsche sich selbst gründlicher kannte als irgendein anderer Mensch vor und wahrscheinlich auch nach ihm«.[50]

Nietzsche, der gegen alle Ideologien und Dogmen war, die Menschen versklaven, verkündete das Bedürfnis nach einem neuen Philosophen, der sich jeder Wahrheit direkt stellen würde, aus der eigenen Erfahrung heraus, um zu sehen, ob er mit einem Gedanken auf einer persönlichen Ebene »leben konnte«. Er bereitete die Bühne für die späteren phänomenologischen und existentiellen Denker und verkündete: »Wir, die wir nach Vernunft dürsten, wollen unseren Erfahrungen so genau ins Auge sehen wie bei einem wissenschaftlichen Versuch … Wir wollen selbst Versuchskarnickel sein!«[51]

Nietzsches Begriff der menschlichen Urkraft, den er den ›Willen zur Macht‹ nannte, hat nichts zu tun mit einem selbstsüchtigen Wunsch, wie manche irrtümlicherweise annehmen, sondern bezieht sich vielmehr auf den Willen, ganz und gar lebendig zu sein, das eigene Potential voll zu erfahren und das, was man tut, mit einem Maximum an Energie zu vollbringen. In der Bejahung des eigenen Wesens mit seinen niedrigsten und höchsten Elementen schafft der Mensch seine eigenen Werte und gebiert seine eigene wahre Essenz.

Dieser Gedanke wurde auf die phänomenologische und existentielle Psychotherapie übertragen, in welcher der Therapeut kein auf Geisteskrankheiten spezialisierter medizinischer Wissenschaftler ist, sondern vielmehr ein Philosoph-Führer und Mit-Erforscher, der sich auf die vom Patienten tief empfundene Erfahrung des eigenen Körper/Geists konzentriert. Hier besteht die Rolle des Therapeuten darin, dem Patienten behilflich zu sein, emotionale Blockaden aufzulösen und psychische Schranken zu überwinden, wobei der Therapeut es dem Patienten grundsätzlich freistellt, sich zu verändern und ungenutztes Potential anzuzapfen.

Aus dieser Sicht bedeutet *Angst* die Gegenwart eines Potentials zum Anderssein, zur Veränderung, ehe sie noch stattgefunden hat. Rollo May, ein bekannter amerikanischer existentieller Psychotherapeut, hat darauf hingewiesen[52], daß ein Patient, der in der Therapie mit der Frage nach der Erfüllung des eigenen Potentials konfrontiert wird, ein tiefes Angstgefühl entwickelt, und wenn er das Potential leugnet oder es nicht realisieren kann, wird dies zu einem Gefühl von ›philosophischer, ontologischer Schuld‹ führen. Dieses Schuldgefühl ist ganz anders als die psychoanalytische Schuld, die mit dem Brechen eines elterlichen Verbots zusammenhängt (das neurotische Schuldgefühl). Es ist eine natürliche Schuld, ein *Sich-selbst-etwas-schuldig-Sein*.

Während die in der Psychoanalyse entdeckte Schuld eine abstrakte ist, die aufgearbeitet und durch eine psychoanalytische Interpretation aufgelöst werden kann, wie sie im Beichtstuhl durch die Worte des Pfarrers getilgt wird, sind die Phänomenologen der Ansicht, daß die existentielle Schuld bis in den Wesenskern vordringt, weil sie uns mit all dem konfrontiert, was hätte sein können, aber nie gewesen ist.[53]

Ein anderer Aspekt dieser existentiellen Schuld ist eine Schuld anderen gegenüber, weil man sie nicht als gänzlich getrennte *Wesen-in-der-Welt* mit eigenen Rechten wahrnimmt. Das Gewahrsein dieser zwei Formen von Schuld oder Schuldigkeit, gepaart mit einer mehr spirituellen Schuld wegen des eigenen Getrenntseins von den kosmischen Kräften und einer Schuldigkeit dem Kosmos gegenüber für die eigene Existenz, dienen als dynamischer Katalysator im phänomenologischen therapeutischen Prozeß und konfrontieren uns mit unserer Fähigkeit zur Veränderung.

Während der phänomenologische Ansatz keine spezifischen Techniken anzubieten hat, liefert er Therapeuten aller Richtungen einen philosophischen Ansatz mit drei wesentlichen Methoden, um die gesamte innere Erfahrung des Patienten zu orten und dessen Zustand in seinem In-der-Welt-Sein zu rekonstruieren.

Die drei Hauptmethoden, die von den ersten phänomenologischen Therapeuten benutzt wurden, um das innere Universum des Patienten zu erkunden, sind in der Darstellung des phänomenologischen Psychiaters Henri Ellenberger die *beschreibende Phänomenologie,* die *genetisch-strukturelle Phänomenologie* und die *kategorische Analyse.*[54]

Bei der *beschreibenden Phänomenologie* konstruiert der Therapeut eine detaillierte Geschichte der Erfahrungen des Patienten aus dessen Sicht, wobei er danach trachtet, sich so sehr wie möglich in diese hineinzuversetzen. Carl Rogers bekannte ›Klientenzentrierte Psychologie‹, bei der der Therapeut als Spiegel dient, der die Prozesse des Patienten reflektiert, welcher zur Klärung zu ihm kommt, ist ein gutes Beispiel für den beschreibenden phänomenologischen Ansatz.

Mittels der *genetisch-strukturellen Methode* versucht der phänomenologische Therapeut die zugrundeliegenden ›genetischen‹ oder konstitutionellen Faktoren aufzudecken, die es, einmal begriffen, Patient und Therapeut ermöglichen, die ganze ›Gestalt‹ des gegenwärtigen Seinszustands des Patienten aufzudecken. Diese Methode postuliert eine fundamentale Einheit zwischen den verschiedenen Ereignissen im Leben eines Menschen und vergißt dabei nicht die Auswirkungen der zugrundeliegenden konstitutionellen Faktoren auf dieses gelebte Leben.

Die dritte Methode, die *kategorische Analyse,* nimmt sich einen Satz phänomenologischer Koordinaten vor – Raum, Zeit, Kausalität, Materialität – und analysiert, wie der Patient eine jede dieser Koordinaten erfährt. Dies wird unternommen, um die vom Patienten im Innern erfahrene Seinswelt zu rekonstruieren. Bei diesem Aspekt des phänomenologischen Ansatzes trachtet der Therapeut danach, die Art und Weise aufzudecken, wie der Patient seine oder ihre Temporalität, die Geschwindigkeit und Art seines Lebensflusses, seine Erfahrungen, den Fluß der *Zeit,* oben und unten, rechts und links wahrnimmt – wobei der Bezugspunkt für räumliches Bewußtsein der eigene Körper ist und die von den Erfahrungen der Sinne kreierten ›Räume‹ einschließt. Die Phänomenologie geht demnach von der Erfahrung von taktilem Raum, visuellem Raum, Hörraum, Geruchsraum u. ä. aus. Dabei eignet sich die Akupunkturtherapie besonders, um dem Patienten zu helfen, die Räume seines Körpers zu erfahren und sich zu vergegenwärtigen, wie Körperkräfte in verschiedenen Körperbereichen gefangen geraten.

Die nächste Stufe der kategorischen Analyse führt den Patienten zu einer Untersuchung seiner Kausalität, um zu sehen, ob er sein Leben lebt, als sei es von einem schicksalhaften Diktat bestimmt, dem Zufall zu verdanken oder das Resultat der Intentionalität des einzelnen, der vergangene Entscheidungen bejaht und fähig ist zu neuen Beschlüssen. Schließlich hilft der phänomenologische Ansatz einem Menschen, die eigentliche Materialität der Welt zu erfahren (ihre Flüssigkeit, ihre Weichheit, ihre Härte, ihre Hitze und ihre Kälte, ihr Licht und ihre Dunkelheit usw.) vor allem hinsichtlich der vier Naturelemente: Feuer, Erde, Wasser und Luft. Während die Phänomenologen einige faszinierende Beschreibungen der Erfahrung dieser vier Elemente im psychotherapeutischen Prozeß entwickelt haben, beinhaltet die in diesem Buch vorgestellte Tradition der Fünf Elemente der Akupunktur für den Patienten eine kontinuierliche, vielschichtige Untersuchung der inneren Erfahrung dieser materiellen Elemente und wie sie sein eigenes In-der-Welt-Sein beeinflussen.

Welche der drei Methoden auch gewählt wird, Ellenberger schließt: »Das Ziel der Untersuchung ist die *Rekonstruktion der inneren Erfahrungswelt des Patienten.* Jeder Mensch hat seine eigene Art, Zeitlichkeit, Raum, Ursache und Materialität zu erfahren, doch muß eine jede dieser Koordinaten in Beziehung zu den anderen und zu der ganzen ›Welt‹ verstanden werden.« [55]

Die Bedeutung des phänomenologischen Ansatzes in bezug auf von uns verfolgte psychosomatische Fragen ist, daß sie den Therapeuten zwingt, sich auf die Wirklichkeit zu konzentrieren, *wie sie vom Patienten erfahren und ausgedrückt* wird, in all ihren physischen, psychologischen und spirituellen Dimensionen. Sie ist besonders nützlich als philosophische Orientierungshilfe beim körper/geist-energetischen Ansatz, da sie den therapeutischen Prozeß in der gelebten Erfahrung des Patienten ansiedelt. Statt von einem vorgefaßten therapeutischen und interpretativen Raster, wie es bei der Psychoanalyse der Fall ist, geht die Analyse hier von tatsächlichen Erfahrungen aus. In diesem Sinn hilft sie, die Begegnung zwischen Arzt und Patient im Hier und Jetzt der Gegenwart des Patienten auszuleben und dessen innere Welt sowohl physisch als auch psychisch so genau wie möglich zu rekonstruieren, damit dieser Mensch sich seines Wachstums- und Veränderungspotentials bewußter werden kann.

Die Akupunktur-Energetik liefert die Grundlage für eine Untersuchung der Dynamik des Körperprozesses; die klassische Psychosomatik dient als Ausgangspunkt zur Untersuchung psychoenergetischen Funktionierens. Der phänomenologische Ansatz führt zu einer philosophischen Haltung in der therapeutischen Arbeit, die mit der Akpunkturtherapie und der Psychosomatik übereinstimmt und die somatischen und psychoenergetischen Formulierungen in den subjektiven Bereich des Patienten-in-seiner-Welt einbringt.

Die vorhergehende Zusammenfassung der klassischen Psychosomatik und phänomenologischen Psychologie will Körpertherapeuten, Akupunkteuren und Psychotherapeuten eine solide Basis zum Verständnis psychosomatischer Reaktionen liefern. Der zweite Teil dieses Buchs beginnt mit einer Skizze der Phänomenologie des energetischen Systems des Körper/Geists, die, ausgehend von der phänomenologischen Warte, eine kombinierte Sicht der psychosomatischen und akupunktur-energetischen Ansätze liefert.

Wir schließen dieses Kapitel mit einem kurzen Blick auf die moderne Psychosomatik, vor allem hinsichtlich ihrer Entwicklung in der *Streß*forschung.

Die Streß-Verbindung

Während die klassischen psychosomatischen und phänomenologischen Ansätze wertvolle Einsichten zur Interaktion von Körper/Geist gebracht haben, neigen, vor allem in den Vereinigten Staaten, neuere Verhaltensstudien dazu, weit weniger philosophisch als pragmatisch vorzugehen. Dieser behaviorististische Ansatz hat sich besonders beim Verständnis der ›Streß-Verbindung‹ verdient gemacht, die im heutigen Alltag als Hauptauslöser bei der Entstehung der verschiedensten körpergeistigen Dilemmas gilt.

Ein moderner behavioristischer Ansatz zur Psychosomatik ist aus der psychophysiologischen Untersuchung von Streß hervorgegangen. Die Forschungsresultate weisen zwar nicht die theoretische Dichte ihrer klassischen europäischen psychosomatischen und phänomenologischen Vorläufer auf, sind aber dennoch von großer therapeutischer Bedeutung. Wie dem auch sei, zum Heilen und um das Funktionieren des Körper/Geists in seiner ganzen Komplexität verstehen zu können, brauchen wir eine Mischung aus Philosophie und Wissenschaft, aus Poesie und Pragmatismus.

Kenneth Pelletier bietet ein durch Untersuchungen und Literatur belegtes Modell für psychosomatische Störungen an, das die Psychophysiologie und die Behandlung von Streßkrankheiten berücksichtigt. Für ihn sind wichtige Streßauslöser Umweltfaktoren wie Lärm und Luftverschmutzung, Überbevölkerung und belastende und wettbewerbsorientierte Berufe. Weitere wichtige Streßfaktoren sind finanzielle Probleme, Familienstreitigkeiten, der Tod eines geliebten Menschen oder Probleme mit Vorgesetzten oder Mitarbeitern und ähnliches mehr. Eine weniger offensichtliche Streßquelle ist die eigentliche Reaktion auf die Streßfaktoren, die zu dem führt, was Pelletier eine ›frei fließende Angst‹ nennt, und zu »unerklärlichen Abweichungen in Schlafens- und Essensmustern und Muskeltonus, zu Krämpfen und einer Vielzahl von anderen störenden Symptomen«.[56] Es sind diese Art Erkrankungen und Beschwerden, die Menschen dazu führen, einen Akpunkteur aufzusuchen.

Natürlich ist nicht jeder Streß schädlich. Jedes Ereignis – eine Hochzeit, eine geplante Schwangerschaft, ein beruflicher Aufstieg oder sogar ein Urlaub –, das uns dazu zwingt, uns anzupassen und uns zu verändern, bringt Streß mit sich, der zu Variationen der psychischen und körperlichen Anpassungsmuster führt. Kurzfristiger Streß oder einer, dessen Ursache leicht erkannt werden kann, tritt als eine Art Herausforderung an den Organismus auf, sich anzupassen und zu entwickeln. »Sind die Streßursachen jedoch vielfältig, unklar oder chronisch, findet jemand nicht so leicht zu einer normalen körperlichen Funktionsweise zurück.«[57] Das kann entweder zu einer gravierenden oder aber zu einer unaufhörlichen Streßreaktion führen, die schleichend am psychosomatischen Komplex zehrt.

Der psychologische Streß ist in unserer schnellebigen Kultur zu einer gefährlichen und wachsenden Ursache für psychische und physische Erkrankungen geworden. Die wichtigsten Leiden der modernen Gesellschaft, Erkrankungen von Herz und Herzgefäßen, Krebs, Arthritis und die Erkrankungen der Atemwege, sind zu einem Großteil wachsendem psychologischen Streß, ungesunder Ernährung und einer angegriffenen Umwelt zu verdanken. Wie Pelletier bemerkt, können fünfzig bis achtzig Prozent aller Erkrankungen auf psychosomatische oder streßbedingte Faktoren zurückgeführt werden. Häufige Leiden wie Bluthochdruck, Schilddrüsenüberfunktion, Migräne und Spannungs-Kopfschmerzen, Mühe beim Einschlafen, Alkoholismus und Drogensucht, Magengeschwüre, verschiedene Arten von Magen- und Darmentzündungen, Asthma, viele Arten von Hautentzündungen und Ausschlägen, Heuschnupfen, Arthritis, Kreislaufprobleme wie die Raynaudsche Krankheit, Amenorrhö und das prämenstruelle Syndrom, Störungen der Herzfunktionen wie Herzflattern und Tachykardie werden sogar von der herkömmlichen Medizin als psychosomatischen Ursprungs klassifiziert.[58]

Wenn dem tatsächlich so ist, müssen Psychiater und Psychologen den Nachdruck ihrer Kunst von der Behandlung von Krankheiten oder von pathologischen Zuständen auf die Reduktion von Streß und die Prävention von Krankheit durch wohldurchdachte Präventionsprogramme ersetzen. Das von Pelletier vorgeschlagene holistische Modell konzentriert sich auf den ganzen Menschen und versteht jede Erkrankung als das komplexe Zusammenspiel gesellschaftlicher, körperlicher und psychischer Faktoren, der individuellen Persönlichkeitszusammensetzung sowie der Fähigkeit des einzelnen, mit diesen Faktoren umzugehen.

Einsicht-orientierte Modelle können bei psychischen Streßerkrankungen recht hilfreich sein, doch wird die Einsicht in die Entwicklung einer psychosomatischen Erkrankung nicht notwendigerweise dazu beitragen, diese zu beheben. Zusätzlich zum Verständnis oder zum Bewußtsein der Streßursache, des mit dem Streß einhergehenden Verhaltensmusters und seiner Bedeutung für das Leben des einzelnen, muß dem psychosomatischen Patienten erklärt werden, »daß eine Verbindung [besteht] zwischen Verhalten, Haltungen und den automatischen neurophysiologischen Funktionen. Die Leute müssen die Verbindung verstehen und fühlen, ehe sie die besondere Fähigkeit lernen können, bei sich selbst Streß abzubauen«.[59]

Psychotherapeutische Ansätze sind reich an Einsicht und Bedeutung, doch schwach im spezifischen Verständnis der involvierten somatischen Funktionen und deshalb oft therapeutisch ineffektiv bei der Veränderung dysfunktioneller somatischer Muster. Das mag der Grund sein, warum es in der psychoanalytischen psychosomatischen Literatur nur einige wenige bemerkenswerte Fälle gibt, bei denen schwere psychosomatische Leiden wie eine hysterische Lähmung geheilt wurden, während gleichzeitig wenig über anhaltende Erfolge bei Beschwerden wie Migräne, Kolitis, Asthma, Herzklopfen und die alltäglichen psychosomatischen Leiden vieler Patienten bekannt ist. Ein Psychoanalytiker darf in aller Fairneß wählen, nicht auf die Erleichterung dieser somatischen Symptome einzugehen. Trotzdem: Wenn Migräne als das Resultat einer bestimmten Persönlichkeitszusammensetzung verstanden wird, die in dieser Weise auf Streß reagiert, können wir uns nicht nur damit zufriedengeben zu wissen, daß Kopfweh ein Symbol für unterdrückte Wut ist. Denn die Dysfunktion in den Gefäßen von Kopf und Nacken und die Verspannung der Muskulatur sind energieverschleißende Zustände, die sich mit der Zeit als recht schädlich erweisen können. Paradoxerweise stellen Therapeuten, die sich auf die tiefste und spirituellste Ebene des Wesens eines Menschen konzentrieren, schließlich nicht nur die weniger effektive Therapie zur Linderung spezifischer psychosomatischer Symptome und Beschwerden bereit, indem sie die somatische Dynamik ignorieren, sondern sie tragen vielleicht sogar zur Entwicklung von psychosomatischen Symptomen bei.

Bei einer langen Psychotherapie kommt es häufig vor, daß ein Patient Einsicht erlangt und sich innerlich besser fühlt, während er gleichzeitig vage Beschwerden oder andere störende Leiden psychosomatischer Natur entwickelt. Wir glauben, daß dem so ist, weil das Erlangen von Einsicht die somatisch-energetischen Systeme übergeht, welche abgetastet und örtlich behandelt werden müssen. Denn vernachlässigt man das somatische System, kann sich ein psychosomatisches Reaktionsmuster in einem dazu veranlagten oder ›aufgelegten‹ Organ fixieren und die Bühne für eine zukünftige körperliche Erkrankung bereiten. Wie wir von der Akupunktur wissen, führt die Intensivierung eines Energiestaus in einem somatischen Bereich zu einem Block im Flüssigkeits- und Energiehaushalt, was sich in solch ›stagnierenden‹ Zuständen wie Knoten, Zysten, Tumoren und dergleichen äußert. Das Ziel der Akupunktur-Energetik besteht darin, die Wege zu einem freiem Fluß dieser vitalen Elemente zu öffnen und dadurch angepaßtere individuelle Reaktionen zu ermöglichen.

Pelletier befürwortet die kombinierte Anwendung von *Einsicht,* um einem Menschen zu helfen, die Bedeutung seiner Symptome zu verstehen, und *Erziehung,* um diesem Menschen die Beziehung zwischen seiner Einstellung, seinem Verhalten und den Reaktionen der sympathischen und parasympathischen Nervensysteme aufzuzeigen. Damit eine Veränderung in Körperbild und Körperfunktion stattfinden kann, muß jemand die Verbindung zwischen all diesen Faktoren ›spüren‹. Unser ursprünglicher und primärer Modus, wie wir dies tun, ist im und durch den Körper. Die akupunktursomatisch-energetische Theorie und Therapie stellen ein ausgezeichnetes Gefährt zur Integration von Einsicht, Erziehung und einem körperlich empfundenen Gefühl von verbessertem Funktionieren für den Klienten bereit. Derselbe Ansatz ist von gewissen Psychotherapeuten mit einer Ausbildung in Körperarbeit, zum Beispiel nach Reich, verfolgt worden, doch fehlt es diesen Modellen an einer hinreichend ausführlichen somatisch-energetischen Theorie, um die Komplexität der meisten psychosomatischen Erkrankungen zu verstehen.

Verfechter des Biofeedbacks wie Pelletier betonen das Heilungspotential dieser Therapie, die den Menschen lehrt, dysfunktionelle Körper/Geist-Muster zu erkennen und zu steuern. Wie der folgende Fall zeigt, könnte man auch die Akupunkturtherapie als eine Form bioenergetischen Feedbacks verstehen.

Ein Mann mittleren Alters kam zu mir für eine Serie Behandlungen, weil er lernen wollte, wie die Akupunktur funktioniert, und wegen einer chronischen Unterkühlung, die ihn viel Energie kostete. Die erste Diagnose erbrachte eine primäre Schwäche in der energetischen Funktion Großes Yin (Lunge und Milz), vor allem in den Lungen. Im Brennpunkt der Behandlung stand die Stärkung der Lungenfunktion, und der Klient erfuhr zwei weitere prophylaktische Behandlungen seines Zustands im Herbst, um einer Verschlimmerung im Frühjahr vorzubeugen, die mehrere Jahre hintereinander aufgetreten war.

Als der Klient einige Monate später wiederkam, erwähnte er beiläufig, er realisiere, daß sein ›Motor nicht immer laufe‹. Er erklärte, daß dieser *Motor,* dessen er sich früher nicht bewußt gewesen war, eine Art Völlegefühl im Magen und das ständige Bedürfnis nach kleinen süßen Zwischenverpflegungen mit sich bringe. Auf die Bitte, zu zeigen, wo sich der Motor befinde, deutete er ohne zu zögern auf die obere linke Gegend über der Milz und der Bauchspeicheldrüse. Als ich ihm zeigte, daß mein erster Befund eine Schwäche des Großen Yin-Systems erbracht hatte und ihn darauf hinwies, daß der untere Zweig dieses Systems die milz-energetische Funktion ist, die mit der lungen-energetischen Funktion in Verbindung steht, auf die wir uns in der früheren Reihe von Behandlungen konzentriert hatten, war er sehr überrascht, da er von dieser Unausgewogenheit wußte, ein Bewußtsein, das direkt aus der Akupunkturbehandlung hervorzugehen schien. Dieses Mal konzentrierte sich die Behandlung auf die milz-energetische Schwäche, mit sekundärer Anregung der verwandten Lungenfunktion. Als der Klient im Frühjahr zur Nachbehandlung kam, berichtete er, daß der ›Motor‹ nicht mehr lief, er kein ständiges Bedürfnis nach Zwischenverpflegung mehr habe und über mehr Energie verfüge.

Diese Art von Erkennen, dieses körperlich empfundene Bewußtsein von energetischen und funktionellen Störungen, tritt beinahe als Nebenwirkung der Akupunktur auf. Es ist, als würde die Anregung eines Musters von Punkten durch die Akupunkturnadeln den Körper/Geist nicht nur dazu anregen, sich das dysfunktionelle Muster ins Gedächtnis zu rufen, sondern auch, sich zu erinnern, wie ein energetisches ›Umformen‹ des Musters stattfinden könnte, das ein normales Funktionieren im betroffenen Bereich gewährleistet. Das reicht oft, um viele funktionelle und psychosomatische Reaktionsmuster aufzulösen, doch in meiner Erfahrung kommt es zu besseren und bleibenderen Resultaten, wenn der Akupunkteur sein eigenes Bewußtsein des energetischen Reaktionsmusters des Klienten gezielt dazu einsetzt, um ihn über dieses Muster aufzuklären. Gelingt ihm dies, wird der Klient schnell beginnen, sich an Körpererfahrungen und psychische Symptome und Unausgewogenheiten zu erinnern, die Teil des gegenwärtigen Musters sind. Die Aufgabe des Therapeuten besteht in der Integration dieser Seinserinnerungen in den Genesungswillen.

Das Bewußtsein der körper/geistigen Dysfunktion, die durch die Akupunktur entsteht, liefert Hinweise zum Verständnis der ursächlichen psychischen und somatischen Reaktionsmuster und führt zur Erleichterung oder Auflösung von vielen psychosomatischen, funktionellen und streßbedingten Erkrankungen.

Auf einer fundamentalen Ebene kann jemand schon früh beginnen, seine psychosomatischen Reaktionsmuster zu erkennen und dadurch in der Lage sein, sie zu verändern. Indem er lernt, die psychosomatische Beschwerde als einen Mikrokosmos seiner individuellen Art zu sehen, sich in der Welt zu bewegen und zu reagieren, lernt er wichtige Lektionen über eigene Verhaltensweisen, und wie er sie verändern kann. In manchen Fällen wird diese Erkenntnis den Patienten dazu führen, sich einer längeren Therapie von Psyche oder Körper oder beidem zu unterziehen, die zu Transformationen auf einer tieferen Ebenen führt als die der ursprünglichen körper/geistigen Beschwerde. Es ist jedoch nicht ratsam, einem Patienten mit psychosomatischen oder funktionellen Beschwerden eine Langzeittherapie aufzudrängen, weil sie oft zu einer Abhängigkeit führt, die sich sowohl für ihn als auch für den Therapeuten als negativ erweist.

Die psychosomatische Beschwerde bietet dem körper/geist-energetischen Therapeuten einen ausgezeichneten Zugang zu einem Kernaspekt des Klienten in seiner Ganzheit an. Wird die vorliegende Beschwerde allerdings zugunsten dieser Gesamtansicht vernachlässigt, kann es geschehen, daß der Patient die Gelegenheit verpaßt, etwas Wichtiges über seine körper/geistigen Reaktionen zu lernen, ohne vom Therapeuten abhängig zu werden, denn die Therapie soll nicht zum eigentlichen Ziel werden. Auf dem komplexen Gebiet der Erhaltung von Gesundheit ist kein Platz für egoistische Therapeuten, die die exklusiven Vorteile ihres Ansatzes hochhalten; es besteht vielmehr ein Bedürfnis nach einer kreativen Zusammenarbeit von Therapeuten der verschiedensten Art, die so weit wie möglich von einem verantwortungsbewußten Klienten angeleitet werden.

Die Stressreaktion

Wie von Alexander aufgezeigt, bringt die Streßreaktion eine umfassende Anregung des sympathischen und parasympathischen Nervensystems mit sich, die den Menschen mit der Wahl konfrontiert, »zu kämpfen oder zu fliehen, ohne entkommen zu können«.[60] Die normale Reaktion des sympathischen Nervensystems auf Streß ist die Abfuhr von Blut von der Körperoberfläche (Hände, Füße, Haut) und vom Magen/Darm und unter dem Einfluß des parasympathischen Systems in Richtung des Oberkörpers und des Kopfs, was zu Symptomen führt wie feuchte Hände, kalte Füße, Verspannungen in Hals, Nacken und oberem Rücken, hochgezogene, verspannte Schultern, oberflächliche Atmung, beschleunigter Herzschlag und Puls, ein blockiertes, steifes oder gefühlloses Becken, verspannte Streck- und Beugemuskeln in den Beinen.[61]

Ein beinahe identisches Reaktionsmuster wird in einer akupunktur-energetischen Terminologie als blockierte Leberenergie mit zunehmendem Leber-Yang bezeichnet (entsprechend dem sympathischen Teil der physiologischen Funktion der Fünf Elemente), oft begleitet von einer unterfunktionierenden Yinwurzel und einem relativen Übermaß in der Yangwurzel der Nieren (den Nebennieren), was zu einem beschleunigten Metabolismus führt, ständig bereit für Kampf und Flucht. Begegnet der Organismus der Bedrohung erfolgreich und entflieht ihr, tritt eine parasympathische Entspannungsreaktion auf, begleitet von der Erweiterung der glatten Muskeln des Körpers. Während das sympathische Nervensystem zu einer allgemein anregenden Wirkung führt, reagiert das parasympathische primär auf den Magen/Darm und auf die Atmung. Wird »das parasympathische Nervensystem in Reaktion auf Streß aktiviert, arbeitet es eng mit dem endokrinen System zusammen« und regt somit die endokrinen Drüsen sowie das automatische Nervensystem an und beeinflußt die psychischen und somatischen Funktionen nachhaltig.[62]

Es überschreitet den Umfang dieses Buchs, die komplexe Rückkoppelungsschlaufe des endokrinen Systems zu untersuchen, doch es ist wichtig zu wissen, daß die sympathische Aktivierung auf das Hormonsystem reagiert und daß es als nachgewiesen gilt, daß der Mensch lernen kann, autonome Funktionen und somit auch seine Hormon-Ausschüttungen zu kontrollieren. Werden diese Funktionen reguliert, sind auch hormonale Störungen davon betroffen.[63]

Dr. Hans Selye, ein Endokrinologe aus Montreal, entwickelte 1956 ein Schlüsselkonzept der Streßforschung, das er das *Allgemeine Adaptationssyndrom* (A.A.S.) nannte.[64] Einfach gesagt, läuft die A.A.S.-Reaktion in drei Phasen ab: *Alarm, Widerstand* und *Erschöpfung*.

Während der *Alarmphase* wird die gesamte Streßreaktion des Körper/Geists abgerufen, begleitet von einer generalisierten Wirkung auf das psychologische und physiologische Funktionieren. Die adrenokortikale Ausschüttung schnellt hoch, erhöht den Blutdruck und bringt Symptome der Hyperaktivität des sympathischen Nervensystems mit sich. Wie Pelletier bemerkt, besteht eine der Hauptaufgaben des A.A.S. darin, »die Verantwortung für den Umgang mit einem Streßauslöser an das Organ und System zu delegieren, das am besten damit umgehen kann und die geeignetsten Abwehrkanäle mobilisiert.«[65] Es besteht eine Beziehung zwischen dieser Reaktion und den Abwehrkanälen der Akupunktur-Energetik, die uns viel zu lehren hat über die ›geeignetsten Abwehrkanäle‹ bei psychosomatischen Erkrankungen.

Die *Abwehrphase* führt zu einer verminderten adrenokortikalen Ausschüttung, da jeweils das organfunktionelle System eingreift, das sich am besten eignet, um mit Streß umzugehen. Die Abwehr gegen den spezifischen Stressor ist hier sehr ausgeprägt, doch wegen der schnellen Energiezufuhr zum Reaktionsbereich gehen andere Zonen leer aus.

Während der *Erschöpfungsphase* ermüdet das organfunktionelle System, oder es bricht zusammen. Die Ausschüttungen der Nebennieren nehmen wieder zu, da das erschöpfte Funktionssystem seine Aufgabe an das allgemeine System delegiert, das auf den Streß eingeht.

Dieser Prozeß führt nicht notwendigerweise zu einer psychosomatischen Störung, denn ein »solch künstlicher oder natürlicher Streßauslöser wie eine Blutentnahme, Elektro- und Chemoschocktherapie oder hohes Fieber können den Körper sogar aus einer ineffektiven Reaktion hinausreizen, eine Übertragung der Verantwortung für die Abwehr auf andere Gegenden verursachen und die Herstellung von frischen Zellen auslösen, um bei dieser Abwehr behilflich zu sein«.[66]

Akupunktur kann als ein solch ›künstlich hervorgerufener Streßauslöser‹ einer geringeren Art betrachtet werden, der auf Mini-Ebene zur Aktivierung des Allgemeinen Adaptationssyndroms führt und beinahe immer von einer tiefen Entspannungsreaktion gefolgt wird, während er das Hervorbringen von effektiveren psychosomatischen energetischen Reaktionen begünstigt, indem er bislang blockierte Energiebereiche und -pfade mobilisiert (die Organfunktionen und Meridiane).

Da längerer oder chronischer Streß zum Zusammenbruch eines Zielorgans oder -systems führen kann, was das mit sich bringt, was Selye ›Anpassungskrankheiten‹ nennt, ist es von äußerster Wichtigkeit, Klienten zu helfen, ihre eigenen Reaktionsmuster auf Streß zu erkennen und etwas dagegen zu unternehmen.

Die Akupunktur-Energetik liefert das fehlende Glied, um zu verstehen, warum und wie eine besondere Art von Störung einen Menschen auf eine bestimmte Art beeinträchtigt und gewisse Körperteile und organ-energetische Funktionen tangiert. Während westliche Verhaltenspsychologen erst anfangen, die verschiedenen Reaktionsmuster zu kategorisieren, die mit Streßsyndromen assoziiert werden, werden Akupunkturmuster seit zwei Jahrtausenden beobachtet und behandelt. Deshalb hat die Akupunktur sehr ausdrucksvolle Bilder oder Metaphern für Streßreaktionen anzubieten, die modernen Forschern und Klinikern bei der Entwicklung einer Therapie des Körper/Geists behilflich sein können, gerade weil sie nicht von ausführlichen Theorien ausgehen, anhand derer sich die Reaktionen des Patienten erklären lassen, sondern vom Patienten selbst und seinem Bewußtsein von diesen Unausgewogenheiten. Ein solcher Ansatz führt bald dazu, daß der Patient Verantwortung dafür übernimmt, etwas gegen diese Dysfunktionen zu unternehmen, anstatt sich für Abhilfe auf Experten zu verlassen.

Kapitelübersicht

Eine Rekapitulation der Körper/Geist-Energetik

Dieses Kapitel hat zum Ziel gehabt, den Leser mit den wichtigsten westlichen Versuchen zur Lösung des Körper/Geist-Dilemmas vertraut zu machen, von der klassischen Psychosomatik und der phänomenologischen Psychologie bis zur modernen Verhaltenspsychologie.

Wie in Kapitel 2 besprochen, gibt es zwei grundsätzliche Wege, um die Psyche in der Akupunktur-Energetik einer westlichen Anwendung zugänglich zu machen. Man kann, wie J. R. Worsley in England, die psychologischen und spirituellen Dimensionen erweitern, die in den alten taoistischen Lehren der Akupunktur und in der fernöstlichen Medizin enthalten sind, man kann auch ein westliches Verständnis der konstitutionellen und psychologischen Typen in die alten Akupunkturtexte einbringen, was Yves Requena unternommen hat. Schließlich kann die akupunktur-energetische Theorie und Therapie anderen Konzepten und Praktiken gegenübergestellt werden, die etwas über die psychologische Seite der physiologischen Reaktionsmuster des Körper/Geists aussagen. Das ist die Richtung, die meine Arbeit gegenwärtig nimmt.

Die Fragen, die moderne Denker seit Nietzsche und Freud sich hinsichtlich ihrer Annäherungen an die psychosomatische Frage stellen, sind von der konservativen Medizin oder Psychiatrie nicht aufgegriffen worden. Auch die Humanpsychologie und die Befürworter einer ganzheitlichen Alternativmedizin haben sie nicht mit derselben philosophischen Strenge untersucht wie die europäischen Psychosomatiker der Zwischenkriegsgeneration.

Demnach ist es für das neue Paradigma von Gesundheit und Prävention von äußerster Wichtigkeit, daß Ärzte und Therapeuten aller Richtungen sich mit der komplexen Beziehung von Psyche und Körperprozeß auseinandersetzen, um die Art und Weise radikal zu verändern, wie Menschen ihren Körper, sich selbst, ihre Krankheiten und ihre Gesundheit sehen. Eine wirkliche Revolution im Gesundheitsbereich kann nur dann stattfinden, wenn das Publikum in das Zentrum des Geschehens gestellt wird. In diesem Sinn müssen Therapeuten und Ärzte nicht nur willens sein, ihre Klienten zu belehren und zu behandeln, sondern auch von ihnen zu lernen.

Anhand des körper/geist-energetischen Modells haben wir einen Vergleich gezogen zwischen den Einsichten und Erkenntnissen der Akupunktur und der Psychosomatik, um zu einem phänomenologischen Modell der körper/geist-energetischen Arbeit zu gelangen, das beim Therapeuten und beim Klienten eine existentielle philosophische Untersuchung der Begriffe Gesundheit und Krankheit, Geist und Körper sowie der Beziehung Therapeut/Klient voraussetzt.

Die größte Schwäche westlicher psychologischer Versuche, das Körper/Geist-Dilemma zu verstehen und zu behandeln, ist, daß sie den Geist (Intellekt, Verstand) dem Körper vorziehen und mit ihren Klienten intensive Kopfarbeit und Bewußtseinserweiterung betreiben, ohne sich dabei auf entsprechende Weise mit dem Körper und seiner komplexen Dynamik zu befassen.

Ein vom klassischen psychosomatischen Modell inspirierter Psychotherapeut wird sich darauf konzentrieren, dem Klienten zu helfen, Einsicht in und Verständnis von der versteckten Bedeutung und Symbolik der körper/geistigen Dysfunktion zu erlangen. Während diese Arbeit sehr wichtig ist, werden die meisten psychosomatischen Komplexe nicht durch Verständnis allein gelöst, auch der dem psychischen Konflikt entsprechenden somatischen Veranlagung muß Aufmerksamkeit geschenkt werden.

Gleichermaßen kann ein phänomenologischer Psychologe einem Menschen helfen, das Wesen von körper/geistigen Unausgewogenheiten und Beschwerden in seinen eigenen Ausdrücken zu beschreiben, doch läßt nichts an diesem Modell darauf schließen, daß es mehr zu tun gäbe, als darüber zu reden. Die Notwendigkeit einer körper/geistigen Integration *im Körper* des Klienten wird kaum je angesprochen.

Schließlich haben Verhaltenstherapeuten, die sich auf die Streßreaktion konzentrieren, ihre Aufmerksamkeit zwar auf den Körper und auf die psychologischen Hintergründe von Körper/Geist-Beschwerden gerichtet, doch sind sie dabei in der anderen Richtung über das Ziel hinausgeschossen, weil sie das Bedürfnis nach einem Verständnis von der

Bedeutung von Krankheit und der Rolle der Psyche beinahe völlig ignoriert haben.

Im ersten Fall wird als einzige Heilsquelle die Erkenntnis bevorzugt, wohingegen im zweiten geglaubt wird, psychologische Veränderung reiche aus. Es wird weder von der einen noch von der anderen Seite ein gut proportionierter Versuch unternommen, eine Integration von Körper und Geist herbeizuführen. Deshalb beeinflußt das Dilemma von Körper und Geist der westlichen Zivilisation weiterhin die Art und Weise, wie wir unseren Körper und uns selbst betrachten und behandeln.

Es entstehen viele Vorteile aus der Einführung des östlichen Modells der Akupunktur-Energetik, da dieses nicht von einer Dualität von Körper und Geist ausgeht.

Die Akupunktur-Energetik liefert uns einen detaillierten geographischen Atlas der somatischen Energiebereiche, dank welchem die Beschwerden unserer Klienten lokalisiert werden können. Dabei zeigt es sich, daß Symptome und Krankheiten, die zuvor als viele verschiedene Leiden diagnostiziert wurden, eine primäre Einheit aufweisen und einer spezifischen energetischen Disharmonie angehören. Kombiniert mit einem körper/geist-integrativen Modell, nimmt die Akupunktur die Proportionen einer modernen Verhaltenstherapie an, die im Patienten ein tiefes Bewußtsein für das Körper/Geist-Dilemma und somatisch-energetische Dysfunktionsmuster wecken kann, noch ehe spezifische Beschwerden aufgetreten sind. Der Vorteil einer präventiven Therapie ist, daß sie es dem Patienten gleichzeitig erlaubt, mehr Verantwortung für seine oder ihre eigene Heilung zu übernehmen.

Die Bilder und Metaphern der Akupunktur-Energetik – Wasser, das Feuer nicht kontrollieren kann im Falle von Bluthochdruck und Schlaflosigkeit, aufsteigendes Leber-Feuer bei einer Schilddrüsenüberfunktion, das einem Defizit der Yin-Nierenwurzel zu verdanken ist, die auf die Milz übergreifende Leber bei einem Magengeschwür, eine Unterfunktion der Nieren und der lungen-energetischen Funktionen bei Asthma – erwecken im Patienten eigene Bilder der Unausgewogenheit von Körper und Geist. Bei kundiger Plazierung der Nadeln regt die Intervention auf dieser Ebene den Körper/Geist dazu an, sich auf einen besseren Funktionszustand einzupendeln, was zu einer energetischen Reorganisation (Repatterning) führt, die große Veränderung bewirken kann.

Energetische Veränderungen finden auf einer Ebene statt, die den somatischen oder psychischen Funktionen unterliegt, was den Weg für eine Integration des Körper/Geists öffnet.

Schließlich führt die Akupunktur die Frage der Energie wieder in die westliche Medizin und Psychologie ein, wo sie lange Zeit fehlte. Wegen seiner kombinierten Anwendung von westlicher psychosomatischer Symbolik und Einsicht und der Akupunktur-Energetik liefert das körper/geist-energetische Modell die Grundlage für meinen eigenen Weg als Akupunkteur, der von der westlichen Philosophie und Psychologie herkommt und zum Ziel hat, in den Menschen, mit denen ich arbeite, eine Integration von Körper und Geist zu bewirken.

In der zweiten Hälfte dieses Buchs werden wir die verschiedenen Systeme des Körper/Geists anhand des phänomenologischen, körper/geist-energetischen Modells erörtern, wobei wir mit der Körperoberfläche anfangen, der Haut, dann zu den verschiedenen organfunktionellen Haupteinheiten übergehen und mit dem Stützsystem des Muskelskeletts schließen. Ich hoffe, dieses erfahrungswissenschaftliche Modell der Funktionsweise des Körper/Geists hilft Studenten, Anwendern und Patienten der verschiedenen Medizin- und Therapieformen, ihre eigenen Bilder der Integration des Körper/Geists zu schaffen.

Im nächsten Kapitel werden wir zu Groddecks Begriff vom ›Genesungswillen‹ zurückkehren. Innerhalb des neuen Gesundheitsparadigmas muß jeder Ansatz zu Körper/Geist bei dessen erstaunlichen Fähigkeiten zur Selbstheilung beginnen. Das verlegt den Nachdruck der Macht im Heilverhältnis vom Arzt oder Therapeuten auf den Patienten, der sein eigener Arzt wird. Das körper/geist-energetische Modell versucht, den inneren Heiler wiederzubeleben, denn: »Wir sind Ärzte, fast schon ehe wir Lebewesen sind. Unsere Zellen wissen; sie stehen als magische Weise und Hebammen an unserer Wiege und tun aus der Materie heraus das Unmögliche.«[69]

ANMERKUNGEN

1 Franz Alexander: *Psychosomatische Medizin. Grundlagen und Anwendungsgebiete,* Berlin 1971, S. 32.

2 Für eine weitere Erörterung dieses Themas siehe Julian Kenyon: *Die Medizin des 21. Jahrhunderts. Ein Orientierungsbuch für die Medizin der Zukunft,* Regensburg 1990.

3 Capra: *Wendezeit,* S. 353.

4 Ebenda, S. 354.

5 Ebenda, S. 355.

6 Ebenda, S. 355.

7 Ebenda, S. 355.
8 Ebenda, S. 355.
9 Ebenda, S. 355–356.
10 Weil: *Was uns gesund macht,* S. 92.
11 Franz Alexander: *Psychosomatische Medizin,* S. 31.
12 Günter Ammon: *Psychoanalysis and Psychosomatics,* New York 1979.
13 Wie von Ammon auf S. 5 zitiert.
14 Ebenda, S. 15–16.
15 Ebenda, S. 18.
16 Ebenda, S. 19.
17 Ebenda, S. 20.
18 Siehe: Ammon, S. 261.
19 Wie von Ammon auf S. 27–28 zitiert.
20 Siehe: Ammon, S. 29–32.
21 Ebenda, S. 29.
22 Ebenda, 29–30.
23 Siehe: Ammon, Kapitel 2.
24 Ebenda, S. 35.
25 F. Alexander: *Psychosomatische Medizin,* S. 20–25.
26 Ebenda, S. 22–23.
27 Ebenda, S. 30.
28 Ebenda.
29 Ebenda.
30 Ebenda, S. 30–31.
31 Ebenda 36.
32 Ebenda.
33 Ebenda, S. 37.
34 Ebenda, S. 46.
35 Ebenda, S. 67.
36 Ebenda, wie von Ammon S. 56 zitiert.
37 Ebenda, S. 57.
38 Wie von Ammon auf S. 59 zitiert (unsere Hervorhebung).
39 Gilles Deleuze und Feliz Guattari: *Anti-Oedipus. Kapitalismus und Schizophrenie,* Frankfurt 1988, Kapitel 1 und 2.
40 *Psychoanalysis and Psychosomatics,* S. 62.
41 Ebenda, S. 63.
42 Ebenda, S. 70.
43 Ebenda, S. 72.
44 *Anti-Oedipus,* S. 14.
45 Ammon, S. 77.
46 Ebenda.
47 Ebenda, S. 81.
48 Ebenda, S. 82.
49 Es sprengt den Rahmen dieser kurzen Zusammenfassung, die oft subtilen Unterschiede zwischen der phänomenologischen Psychiatrie und der Daseinsanalyse zu untersuchen. Der Leser wird auf die einführenden Kapitel im Buch *Existence* von Rollo May, Ernst Angel und Henri Ellenberger (Hg.) verwiesen, New York 1958.
50 Ebenda, S. 32–33, wird eine Bemerkung Freuds zitiert, die er 1908 vor der Wiener Psychoanalytischen Gesellschaft machte, die sich an jenem Abend einer Diskussion von Nietzsches *Zur Genealogie der Moral* widmete.

51 Wie zitiert in *Existence,* S. 30.
52 Ebenda, S. 52.
53 Siehe G. Epstein: *Wachtraumtherapie. Der Traumprozeß als Imagination,* Stuttgart 1985, S. 64.
54 Siehe *Existence,* S. 97–117, zu Ellenbergers detaillierter Beschreibung dieser Methoden.
55 Ebenda, S. 116, unsere Hervorhebung.
56 Kenneth Pelletier: *Mind as Healer, Mind as Slayer,* New York, 1957, S. 3–4.
57 Ebenda, S. 5.
58 Ebenda, S. 7.
59 Ebenda, S. 18.
60 Ebenda, S. 45.
61 Ebenda, S. 55.
62 Ebenda.
63 Für eine eingehende Erörterung der Beziehung zwischen Streß und der Physiologie des endokrinen Systems, siehe Mary F. Asterita: *The Psychology of Stress,* New York 1985.
64 Hans Selye: *Streß beherrscht unser Leben,* München 1991.
65 Pelletier, S. 75.
66 Ebenda, S. 95–96.
67 Ebenda, S. 76.
68 Von einer ganz anderen Warte aus kommt Yasuo Yuasa zu einer ähnlichen Sicht der Meridianenergetik als ›tiefenpsychologischer Körper‹. *Siehe: The Body, Toward an Eastern Mind-Body Theory,* Albany, New York, 1985.
69 Richard Grossinger: *Wege des Heilens: Vom Schamanismus der Steinzeit zur heutigen alternativen Medizin,* München 1982, S. 60.

II

Die Phänomenologie des Körper/Geist-Komplexes

5.
Krankheit, Widerstand und der Wille zur Genesung

Es funktioniert überall, bald rastlos, dann wieder mit Unterbrechungen ...[1]
DELEUZE und GUATTARI

Körper/Geist-Energetik ist weder eine neue Therapieform noch eine neue therapeutische Theorie, sondern vielmehr ein Behandlungsmodell, das die integrierte Anwendung von Akupunktur-Energetik und psychosomatischen Prinzipien und Beobachtungen beinhaltet. Aus dieser Sicht ist der Körper/Geist ein offenes oder lebendiges System, das von der ständigen Interaktion mit der Außenwelt lebt. Diese Interaktion involviert die energetische Transformation von Materie, charakterisiert durch konstanten Fluß, Umverteilung, Zusammenbruch und Regeneration. Das Bemerkenswerte an einem lebendigen System ist seine Fähigkeit zur Selbsterneuerung und Heilung. In diesem Licht gesehen, wird ein Zusammenbruch am besten nicht als Krankheit oder Zerfall, sondern als Wandlung und Veränderung mit dem Potential zur Genesung verstanden. Dank seiner Fähigkeit, zu beschreiben, wie lebendige Systeme energetisch und nicht nur mechanistisch zusammenbrechen, fördert das körper/geist-energetische Modell die Entwicklung eines neuen Paradigmas der Gesundheitsprävention, das auf einer höheren menschlichen Ebene der Regenerations- und Reorganisationsfähigkeit basiert.[2]

Die moderne Entwicklung dieser energetischen Perspektive kann auf das von Nietzsche inspirierte Konzept des ›Es‹ zurückgeführt werden, das wir Georg Groddeck, einem hervorragenden psychosomatischen Arzt der Jahrhundertwende, verdanken. Seiner Meinung nach ist die Dualität von Körper und Geist eine sprachliche Falle, die uns davon abhält, diesen als Einheit zu sehen, angetrieben von einer Lebenskraft, die er das ›Es‹ nannte. Dieses Wort ist identisch mit dem Freudschen Begriff für das Unbewußte, auch wenn für Groddeck das Es etwas weitaus Umfassenderes ist: »Es und Unbewußtes sind ... zwei völlig verschiedene

Begriffe: das Unbewußte ist Teil der Psyche, die Psyche ist Teil des Es... Das Es ist der Mensch selbst in all seinen Lebensformen.«[3]

Wie der chinesische Begriff Qi, ist das Es die Kraft, die uns bewegt, innewohnt und antreibt. Während tatsächliche Spekulationen über das Es oder Qi zu nichts führen mögen, ist unsere Aufgabe in der Körper/Geist-Energetik identisch mit der Groddecks: zu verstehen, wie Es sich im Körper/Geist bewegt und die Bedeutung dieser Bewegung im besonderen Zusammenhang und gemäß der spezifischen Zusammensetzung seines Auftretens zu verstehen.

Ehe wir uns einer Betrachtung der verschiedenen Energiesysteme des Körper/Geists und der Art zuwenden, wie sie zusammenbrechen, ist ein Wort dazu angebracht, worauf das körper/geist-energetische Modell sich konzentriert.

Groddeck untersucht viele im Kontext seiner Arbeit relevante Fragen, die die Körpertherapie mit einer Analyse der psychischen Dynamik kombinieren.

Gesundheit und Widerstand

Groddeck war Arzt und Masseur und bezeichnete sich selbst nie als Psychoanalytiker, obwohl Freud ihn ausdrücklich dazu aufforderte. Obschon er nie analysiert worden war und die Psychoanalyse nie offiziell studiert hatte, betrachtete Freud ihn als Psychoanalytiker, denn: »Wer erkennt, daß Übertragung und Widerstand die Drehpunkte der Behandlung sind, der gehört nun einmal rettungslos zum wilden Heer.«[4]

Groddeck stimmt mit Freud überein, daß das Ziel der Therapie – und das ist besonders relevant für unseren Begriff der Körper/Geist-Energetik –, darin besteht, Widerstände aufzuspüren und aufzulösen. Dies beinhaltet das Wissen um die Bedeutung des Widerstands gegen die Genesung, die vielen Krankheiten anhaftet, und von denen der wichtigste der Wille ist, krank zu bleiben. In diesem Licht wird es die Aufgabe des Therapeuten sein, den Genesungswillen des Klienten zu unterstützen oder ihm von neuem beizubringen, wie es ist, sich wohl zu fühlen.

In einem persönlichen Gespräch beschrieb Dr. Lourdes Alvarez-Klein, eine Ärztin, Akupunkteurin und Homöopathin, die mich als erste auf das Werk Groddecks hinwies, die Arbeit der Unterstützung des Genesungswillens so: »Das Es scheint Bewußtsein durch Symptome auszudrücken, die es aus zwei Gründen gleichzeitig zu leugen, ignorieren, umgehen oder zu verstecken sucht: zum einen, weil sie schmerzen (leiden, sich nicht gut fühlen usw.), und dann, weil sie eine Bedrohung für die fixe Idee dessen darstellen, wer wir sind und uns mit der Leere konfrontieren, jemand anderer zu sein. Pittman McGhee (ein Jungianer) beschreibt dies als die Furcht zu sehen, was im Eimer aus dem Brunnen des Unbewußten hochkommt. Es ist die Angst vor der Auflösung, und es kann hilfreich sein, einen Menschen zu unterstützen bei der Erkenntnis, daß Desintegration schon immer und ständig stattfindet, da der Körper/Geist sich auf eine neue Zusammensetzung hinbewegt, und daß der Schmerz zunimmt, wenn wir versuchen, alten Mustern verhaftet zu bleiben, wenn Zeit und Ort andere von uns verlangen.«

Groddeck bestätigt: »In weitaus den meisten Fällen, meiner Erfahrung nach in mehr als drei Viertel unserer gesamten ärztlichen Tätigkeit, genügt die direkte Unterstützung des Genesungswillens vollkommen.«[5] Beim Auflösen von Widerständen muß der Therapeut bei den Symptomen und den gegenwärtigen Leidäußerungen des Patienten beginnen, denn der Versuch, die Ursache für die Krankheit zu verstehen, ist ebenso nutzlos, als würde man die Bedeutung der Lebenskraft (Es) ergründen wollen. Das bedeutet eine Arbeit mit den Mustern der körper-geistigen Disharmonie, wie sie sich phänomenologisch zeigen, bar jeder vorgefaßten Meinungen über ursächliche Faktoren. Das erklärt Groddecks Verwendung des Begriffes ›Es‹: »... weil es unmöglich ist, die menschlichen Denkgewohnheiten aus den eingefahrenen Gleisen herauszubringen, habe ich mir das Wort *›Es‹* zurechtgemacht: Das Unbestimmte gefiel mir daran – X wäre zu mathematisch gewesen, außerdem fordert X zu einer Lösung auf, und gerade mein Es soll ausdrücken, daß nur ein Narr sich damit befassen wird, es verstehen zu wollen. Da ist nichts zu verstehen.«[6]

Bei der Beobachtung des Patienten sucht der Körper/Geist-Therapeut nicht nur nach offenen Zeichen und Symptomen, sondern nach allem, »was das Es des Arztes mit dem Es des Patienten verbindet«[7], von der Form des Kinns bis zu den tiefsten Gefühlen, von der gegenwärtigen Situation bis in die ferne Vergangenheit. Dabei behandeln wir immer ein Bild, ein lebendiges Bild und nie eine Ursache.

Der traditionelle chinesische Arzt wird gelehrt, in einem Netz von Zeichen und Symptomen ›Muster der Disharmonie‹ zu sehen – Muster mit keiner alleinigen Ursache, sondern vielmehr einer Vielfalt von zusammenlaufenden Faktoren, die eine komplexe Reihe von energetischen Auswirkungen zeitigen. Beim körper/geist-energetischen Modell gehört die Beobachtung von psychischen Konfigurationen und dem dynamischen Wechselspiel von Psyche und Körperprozessen zum Standardrepertoire, was letztere weg von einem Nachdruck auf vorgefaßte Unausgewogenheitsmuster führt und die Notwendigkeit einer Integration von Körper und Geist hervorhebt.

Aus körper/geist-energetischer Sicht besteht die wichtigste Funktion des Therapeuten darin, dem Patienten zu helfen, den eigenen Genesungswillen sowohl auf der somatischen als auch auf der psychischen Ebene zu stärken. Das bedeutet außerdem, daß der Therapeut der Versuchung widersteht, sich oder seine Behandlung unentbehrlich werden zu lassen, damit keine Abhängigkeit entsteht, und seine Kunst und sein Wissen nicht dazu mißbraucht, seine Klienten mit Bezeichnungen zu beeindrucken, die ihren Wesens- oder Krankheitszustand beschreiben. Groddeck erinnert uns daran, daß es nicht möglich ist, genau zu wissen, was jemandem fehlt oder sogar, wer der Patient wirklich ist, »daß der Mensch, den du vor dir hast, eine willkürliche Schöpfung deines Mangels an Einsicht ist, daß er gewiß nicht so ist, wie du ihn zu sehen glaubst«.[9] Das Ziel unserer therapeutischen Arbeit ist nicht, das Unerfaßbare zu erfassen. Wir werden unsere Klienten nie ganz kennen, doch wir können mitfühlen und willens sein, unser Wissen und unsere Fähigkeiten dazu zu verwenden, um ihnen zu helfen, stärker zu werden und Verantwortung für ihre eigene Entwicklung zu übernehmen. Wir müssen uns der Tatsache bewußt sein, daß der Mensch, der zu uns kommt, kein isolierter Forschungsgegenstand ist, sondern ein Wesen, das nicht mehr im Einklang mit seiner Umwelt lebt. »Wenn du den Menschen isolierst, von ihm sagst, er ist nicht Tier und Blume, Stein und Holz, so bist du wie ein Mensch [Therapeut oder Arzt], der sein Leben lang nichts andres tat, als durch ein Mikroskop sehen: der ist in Gefahr, Himmel, Erde, Sterne wegzuleugnen, die er ja nicht durch das Mikroskop betrachten kann.«[10]

Es ist das Ziel des körper/geist-energetischen Modells, die Gesichtspunkte zu vermehren, mit denen wir den Menschen begegnen, die unsere Hilfe suchen, um unsere Sinne ihrem Wesen in seiner Ganzheit zu öffnen: »möglichst viele Breiten, Tiefen, Flachheiten und Engen seines Wesens, das, was allen Menschen gemeinsam ist, und das, was dem einzelnen allein eigentümlich zu sein scheint, welch letzteres den alternden Blick immer mehr zusammenschrumpft. Seine Gestalt und die Formen seiner Glieder und Teile innen und außen, seine Funktionen vom

Atmen, Schlafen, Bewegen, Verdauen, Herzschlagen an bis zum Sprechen, Denken, Empfinden.«[11]

Doch »jedes Krankheitssymptom, jede Erkrankung läßt sich... als Widerstandserscheinung betrachten... sie ist das Ziel der ärztlich behandelnden Analyse und nicht etwa, wie so viele annehmen, das Bewußtmachen des Verdrängten«.[12] Durch Übung kann man lernen, diese psychischen und emotionalen Fußangeln und verbalen Fallen aufzulösen, was das Ziel einer jeden körper/geist-energetischen Arbeit ist. Lernen, wie man Widerstände auflöst, hängt von der Persönlichkeit und den Neigungen des einzelnen Therapeuten ab und verlangt Selbstanalyse und Arbeit. Doch die Mühe lohnt sich, denn wenn es dem Therapeuten gelingt, den Genesungswillen des Patienten zu befreien, sei es durch eine Akupunkturbehandlung, um den energetischen Fluß in einer bestimmten Gegend des Körpers zu deblockieren, durch psychologisches Verständnis, das dem Patienten hilft, die Dynamik der Psyche besser zu verstehen oder durch andere physische oder geistige Mittel, wird »die Heilung ganz von alleine erfolgen«.[13]

In der nun folgenden Diskussion werden wir die wichtigsten funktionellen Systeme des Körper/Geists untersuchen, um Therapeuten von Psyche und Soma mit einer Phänomenologie des Körper/Geists zu versehen. Dabei werden wir vom Modell und der Sprache der Psychosomatik zu denen der Akupunktur-Energetik übergehen und mit einer körper/geist-energetischen Auswertung repräsentativer Erkrankungen schließen. Vom Standpunkt der Körper/Geist-Energetik ist die kombinierte Anwendung dieser beiden Modelle und Sprachen unvermeidlich, da es zum jetzigen Zeitpunkt noch sehr schwerfällt, die eigentliche Sprache des Körper/Geists in Worte zu fassen.

»Wie die Physiker [oder die neuen Ärzte] müssen vielleicht auch die Psychologen sich damit zufriedengeben, ein Netz miteinander verknüpfter Modelle vor sich zu haben und zur Beschreibung unterschiedlicher Aspekte und Ebenen der Wirklichkeit verschiedene Sprachen zu nutzen. So wie wir verschiedene Landkarten benutzen, wenn wir in verschiedenen Teilen der Welt reisen, müssen wir vielleicht auch unterschiedliche Begriffsmodelle für unsere Reisen jenseits von Raum und Zeit, durch die innere Welt der Psyche verwenden.«[14]

Gibt es einen besseren Ort, um mit unserer Untersuchung der ›inneren Welt der Psyche‹ anzufangen, als sich auf seine äußersten, oberflächlichsten Äußerungen zu konzentrieren, auf die Fläche des Körpers?

ANMERKUNGEN

1 Gilles Deleuze und Felix Guattari: *Anti-Oedipus. Kapitalismus und Schizophrenie,* Frankfurt 1988, S. 7.

2 Für eine gründliche Diskussion des systemischen Weltbilds, siehe Fritjof Capra: *Wendezeit,* Kapitel 9, »Das Systembild des Lebens«.

3 Georg Groddeck: *Krankheit und Psychosomatik. Schriften zur Psychosomatik,* Frankfurt 1990, S. 10.

4 Ebenda, S. 96.

5 Ebenda, S. 212.

6 Ebenda, S. 142.

7 Ebenda, S. 131.

8 Siehe Ted Kaptchuk: *Das große Buch der chinesischen Medizin,* München 1992, S. 285, für eine eingehende Erörterung dieser Muster.

9 *Krankheit und Psychosomatik,* S. 199.

10 Ebenda.

11 Ebenda, S. 200.

12 Ebenda, S. 164–165.

13 Ebenda.

14 *Wendezeit,* S. 415.

6.
Die Phänomenologie der Körperoberfläche

Ausschläge haben den Sinn, abzuschrecken und – anzulocken.[1]

GEORG GRODDECK

»Die Haut als Oberfläche des Körpers ist der somatische Ort des Exhibitionismus«, schreibt F. Alexander.[2] Hautreaktionen wie vor Verlegenheit rot und vor Angst bleich zu werden oder vor Aufregung zu erröten, verraten die psychosomatische Reaktivität des Körpers. Die häufigsten psychosomatischen Hauterkrankungen sind Neurodermitis, Ekzem, agioneurotisches Ödem, Ausschläge, Jucken, Schuppen und Flechten, wobei seltenere Beschwerden von Hautphobien und selbstverschuldeten Verletzungen bis zu Stigmata der Kreuzigung reichen können.

Wir im Westen assoziieren die Haut mit außen, Oberfläche, Berührung, rauh oder weich, Farbe, Ausschlägen, Akne, Pickel, Sommersprossen, Narben, Schminke, Falten, Trockenheit oder Fettigkeit, Blässe oder Röte. Gehen wir etwas weiter, kommen uns Assoziationen wie berühren und streicheln, kitzeln und schmerzen, jucken und kratzen. Vielleicht denken wir sogar an die Haut der Mutter und die Brust-Mund-Verbindung. Und doch ist sie viel mehr als das. Die Haut, die Körperoberfläche, ist, wie Flanders Dunbar bemerkt, »ein Austauschmittel bei der Kommunikation zwischen der Innen- und der Außenwelt... die Grenze des Körpers in Beziehung zur Umwelt.«[3] Die Haut ist ein Behältnis, eine Hülle, die den Körper/Geist bindet, das Gewebe der Materie, das uns zusammenhält. Ein gutes Beispiel dafür ist das Kind, das glaubt, daß sein Wesen entkäme, würde sein Bauchnabel platzen.

Während unser inneres Wesen, unser Geist oder unsere Seele in der äußeren Hautschicht enthalten ist und von ihr geschützt wird, ist unser äußeres Wesen oder Ego, wie Freud in *Das Ich und das Es* darlegt, in erster Linie ein Körper-Ich oder die Projektion eines Bildes auf die Körperoberfläche. Die komplexe Beziehung zwischen der Haut des

Kindes und der Haut der Mutter und die dynamische Entfaltung des kindlichen Gefühls, was innen und was außen ist, spricht von einer Erfahrung von Trennung und Einheit, die den Kern des Körper/Geist-Prozesses ausmacht. Mit der Durchtrennung der Nabelschnur wird das Fleisch des Kindes auf immer von dem der Mutter getrennt. Es ist kein Wunder, daß der Traum der perfekten Vereinigung durchwoben ist von der Fantasie von seligem Selbstverlust in den Armen einer/s Geliebten, wo die Grenzen sich verwischen und das eigene Selbst sich in einem anderen verliert. Hier verwischen sich Unterschiede zwischen Selbst und Anderem, Leben und Tod, zwischen der Begrenzung und dem Grenzenlosen. Paradox wie es scheinen mag, ein Schlüsselaspekt unseres Lebens findet sich also nicht in einem tiefen Versteck des Körpers, sondern vielmehr auf der Oberfläche, wo das gesellschaftliche ›Ich‹ übernimmt und Zusammenhang gewinnt.

Projektionen der Oberfläche

Das anfängliche Auftauchen des Egos oder sozialen Selbst als Körper-Ego oder Körperbild, das auf die Fläche des Körpers projiziert wird, ist ein bahnbrechendes, von Freud in *Das Ich und das Es* entwickeltes Konzept.[4] In diesem wichtigen Werk postuliert er die Beziehung zwischen dem Unbewußten, dem Vorbewußten und dem Bewußten. Freuds mechanistisches Konzept der Psyche und der Geistesenergie ist allerdings zahmer als Groddecks Begriff des Es, was es ihm erlaubt, innerhalb der Schranken der ›Wissenschaft‹ zu existieren. Während Groddeck postuliert, daß das gesellschaftliche Ich (das Ego) von unbekannten und größtenteils unbeeinflußbaren Kräften (dem Es) beseelt und angetrieben wurde, war für Freud das Es der Aspekt von Verstand oder Geist, der nur so tut, als sei er nicht bewußt.[5] Demnach kann das wilde Es von einem wachsamen Ego gezähmt werden, obwohl es weniger Kraft als das Es hat und in Wirklichkeit Kraft von diesem beziehen muß, die es dann dazu einsetzt, um das Es zu beherrschen.[6]

Das Ich lernt somit, den Willen des Es in Handlung umzusetzen, wobei es sich Willen und Handlung zu eigen macht. Das Ich ist »der durch den direkten Einfluß der Außenwelt veränderte Teil des Es«[7], der von seiner Kommunikation mit der Außenwelt Gebrauch macht, um die Kräfte des Es zu beherrschen und dessen Wünsche auf gesellschaftlich akzeptable Art zu befriedigen (Realitätsprinzip). Das Es hingegen, das sich um die Regeln der äußeren Wirklichkeit nicht schert, strebt nur danach, seine eigenen Wünsche zu befriedigen (Lustprinzip). Die Bedeutung des Körpers und besonders seiner Oberfläche ist grundlegend für ein Verständnis der Beziehung zwischen Ich und Es, denn der Körper kann nicht nur das Entstehen äußerer, sondern auch innerer Wahrnehmungen veranlassen. Der Körper als Oberfläche wird »wie jedes andere Objekt gesehen, er gibt aber beim Betasten zweierlei Empfindungen, von denen die eine der einer inneren Wahrnehmung gleichkommen kann«.[8] In der Psychologie wurde zur Zeit Freuds die Bedeutung des Körpers als bevorzugtes Objekt der direkten Wahrnehmung zum Teil durch das lokalisierte Leiden in schmerzhafter Krankheit erklärt, wobei die Wahrnehmung von Organschmerzen zur Kenntnis des Körpers beitrug.[9] Somit geht die ursprüngliche Entwicklung eines Selbstgefühls auf die Erfahrung des Körpers im Säuglingsalter zurück, angefangen bei der wahrgenommenen Fläche, die sozusagen in einem Meer von anderen Objekten fließt – Mutters Gesicht, Vaters Schnauzbart, der auf die Wand gemalte Vogel, die eigene Hand, die Mutterbrust, die eigenen Füße. Auf der undifferenzierten Fläche des Säuglingskörpers flackern Gegenstände auf, doch gelingt es ihnen nicht immer, sich festzusetzen, denn die Oberfläche wird von den Kräften des Es regiert. »Das Ich ist vor allem ein körperliches, es ist nicht nur ein Oberflächenwesen, sondern selbst die Projektion einer Oberfläche.«[10]

Die von Freud auf diese Art definierte Körperfläche ergibt eine korrekte Beschreibung des normalen, wohlerzogenen Egos. Wie er so brillant in seiner Analyse und Behandlung der Neurose nachweist, ist diese Oberfläche eine Fläche, auf die rege Darstellungen aller Art projiziert werden. Angesichts verzerrter Körperbilder oder Körpersymptome versucht der Psychoanalytiker dem Patienten zu helfen, zu einer Interpretation dieser Körperzeichen zu gelangen. Die Bewußtmachung der Bedeutung von Körperzeichen und Symptomen ist wesentlich für die psychoanalytische Behandlung psychosomatischer Erkrankungen. Wie Freud sie beschreibt, ist die Fläche, wo das soziale Selbst (das Ego) seine Bedeutung findet, eine relativ ruhige, die nur gelegentlich von der Kraft des Es durchbrochen wird und einen Ausschlag am Ellbogen, ein Lidwinkelzucken oder, im schwersten Fall, vielleicht sogar die Zeichen der Kreuzigung hervorruft. Nicht wie Groddeck und Nietzsche vor ihm, die die Kräfte des Es als Mächte sahen, die den Körper und das Ego bewohnen und antreiben, schloß Freud auf ein ruhigeres Ego, das auf seiner eigenen Oberfläche die Kräfte des Es lediglich darstellt. Dieses Verständnis der Oberfläche gilt vielleicht für die Neurose, nicht aber für die Psychose. Bei der Schizophrenie, zum Beispiel, ist das Es ständig am Werk und gibt seine Kraft zu spüren. Es gibt nichts Ruhiges an Groddecks Oberfläche, wo ein schmerzendes Knie, das rot und entzündet ist, nicht nur einen Konflikt *darstellt,* den es zu interpretieren gilt, sondern auch eine Körpererfahrung ist, die *gespürt* und durchlebt werden will. Die Oberfläche des Psychotischen, wo Armeen und Blitze und wilde Tiere lauern, ist nicht eine bloße *Spiegelung von Bildern* und Darstellungen, sondern, auf einer dynamischeren Ebene, auch *ein Kraftfeld* und Spiel von Energien. Weil sie vom schizophrenen Prozeß ausgehen (und nicht vom hospitalisierten Schizophrenen), gelangen Gilles Deleuze und Felix Guattari zu einem ähnlichen Begriff von Kräften und Flüssen im Körper/Geist wie Groddeck. Sie schlagen vor, daß es im neurotischen und gar im durchschnittlichen Menschen ein oberflächliches Ringen mit Strömen von Wünschen, Leidenschaften, Zorn und Angst gibt, und daß diese Ströme produktiv sind.[11] Freuds Körperverständnis ist mehr von einem mechanistischen, biochemischen Modell beeinflußt als von einem energetischen. Deshalb ist sein Körper auf bedeutungsvolle Art organisiert, und jeder Teil weist eine bestimmte Funktion und einen Aussagewert auf. Betrachten wir den Körper jedoch als Kraftfeld, gibt es keine Trennung von Körper/Geist, genauso wie keine Trennung zwischen Mensch und Natur besteht, so daß alle Kräfte der Natur und des Kosmos uns durchdringen und bewegen, wie in Groddecks Sicht, wo der Körper ein Spiegel der ihm innewohnenden und ihn antreibenden Kräfte ist. In diesem Modell wird die Körperfläche nicht als Abbild des mütterlichen Körpers gesehen, sondern als ein produktives Feld, wo Ereignisse als Konstellation in Serien arrangierter Elemente auftreten. Angesichts solcher Vorkommnisse ist die Frage nicht nur, oder nicht einmal, was dieser besondere Körper-als-Ereignis *bedeutet,* sondern was er *macht* – welche *Auswirkungen* er hat, wie er sich *verhält, bewegt* und *arbeitet.* Diese Sicht des Körpers beschreibt dessen Fläche als angrenzend an die Gesamtheit von Gesellschaft und Umwelt. Eine solche erfahrungswissenschaftliche Sicht der Fläche als Kraftfeld befreit uns vom mechanistischen Modell, das Freud behinderte. »Das Umherschweifen des Schizophrenen gibt ein besseres Vorbild ab als der auf der Couch hingestreckte Neurotiker. Ein wenig frische Luft, Bezug zur Außenwelt.«[12]

Wie wir in Kapitel 4 kurz gesehen haben, schlagen Deleuze und Guattari statt einem Ansatz, bei dem Oberfläche (Ego) im Gegensatz zum Innen (Es) steht, ein Modell des Körpers als Kraftfeld vor, auf dessen Fläche die beiden Kräfte von Anziehung und Abstoßung einwirken. Anziehungskräfte haben zum Ziel, Objekte in den Körperbereich zu ziehen und in die körpereigenen Prozesse der Organisation und Transformation zu integrieren (Wunschproduktion). Abwehrkräfte sind hingegen solche, die der Organisation widerstehen und Gegenstände von der Fläche abstoßen (Anti-Produktion oder der ›organlose Körper‹): »Er ist gewiß nicht Zeuge eines ursprünglichen Nichts, noch weniger Überbleibsel einer verlorengegangenen Totalität. Vor allem ist er keine Projektion; hat weder mit dem eigenen Körper noch mit dem Körperbild etwas zu tun. *Es ist dies der bilderlose Körper.*«[13] Diese Körpererfahrung ohne Bild, die Freuds Begriff vom ›Körperbild‹ diametral entgegenläuft, ist nichts anderes als die Erfahrung des Körpers als Kraftfeld, als freier Fluß von aktiven und reaktiven Kräften, von Fluktuationen und Transformationen, wobei die Entropie Teil des Prozesses ist. Dieses Bild vom Körper/Geist und von psychischen Kräften deckt sich mit dem bereits erörterten neuen Paradigma. Bei unseren Bemühungen, die Zusammenbrüche des Körper/Geists zu verstehen, sei es als Therapeuten, die hauptsächlich durch den Körper oder als solche, die mit der Psyche arbeiten, können wir uns nicht allein damit zufriedengeben, den Körper zu restruktuieren oder das Verständnis unserer Klienten von ihren psychischen Konflikten zu reorganisieren. Es geht nicht nur darum, ihnen zu helfen, ausgewogener zu werden und einen integrierteren Körper/Geist zu entwickeln, sondern wir müssen ihnen ebenfalls helfen, das Wesen ihrer Desorganisation, ihrer Unausgewogenheit, ihres organlosen Körpers zu verstehen.

Freuds Körperoberfläche wird auf angemessene Weise beruhigt, denn er wird von den Mächten des Verstandes beherrscht. Weil er von einer Dualität des Körper/Geists ausgeht, nimmt Freud an, die Aufgabe des Psychoanalytikers bestehe darin, den Körper (Es) durch eine Anstrengung des Verstandes (Ego) zu beherrschen, durch die intellektuelle Arbeit der Interpretation und das Verständnis der Bedeutung der Bilder und Projektionen des Es auf die Körperfläche. Das energetische Oberflächenmodell (Groddeck, Deleuze, Guattari) ist turbulenter und beschreibt einen Körper, der gezwungen ist, sich dem Druck der Gesellschaft und der Umwelt anzupassen – um oberflächlich gebunden zu sein an soziale und familiäre Regeln, Tabus und Verbote und ständig auf Umwelteinflüsse und äußere Streßfaktoren zu reagieren. Es genügt nicht, die Bedeutung von Körpersymptomen und Widerständen zu verstehen, wir müssen ebenfalls daran arbeiten, unseren Klienten zu helfen zu erfahren, was diese Widerstände bewirken, wie sie funktionieren und welchem Zweck sie in der Ökonomie der energetischen Produktion des Körper/Geists dienen. Wilhelm Reich war sich dessen bewußt, als er sich der Analyse der ›Charakterpanzer‹ zuwandte, wie er sie nannte. Er erkannte, daß eine psychologische Interpretation nicht ausreichte, und daß man, um die Fläche des Körpers (von psychosomatischen Erkrankungen) befreien zu können, diesen Körper auch berühren können mußte, damit der Körper/Geist sich seiner eigenen Gegenwart bewußt werden kann und um seine Blockierungen aufzuzeigen wie auch, um den Willen wachzurufen, diese Blockierungen zu durchbrechen und zur Befreiung zu gelangen.

Das Ziel des körper/geist-energetischen Modells ist, sich nicht nur auf die psychischen Widerstände zu konzentrieren, sondern auch auf oberflächliche Körperwiderstände, im Wissen, daß beide immer simultan auftreten.

Körpermarkierungen

Die klassische psychosomatische Literatur über die Haut betont, daß Kratzen ein feindseliger Trieb ist, der aus Schuldgefühlen von seinem ursprünglichen Ziel abgelenkt und gegen das Selbst gerichtet wird. Alexander zitiert den Fall einer Frau mit schweren Ausbrüchen von Neurodermitis, auf den ich am Schluß dieses Kapitels bei einem meiner eigenen Fälle zurückkommen werde. Die Verletzungen traten im Gesicht und an den oberen und unteren Gliedern auf und waren ekzematös mit getrennt auftretenden, roten, rauhen, juckenden Stellen. Die Frau kratzte sich vor allem im Schlaf sehr heftig, bis die Läsionen wässerten und bluteten und sie ganz entstellt war. Dieser Zustand war während ihres gesamten Lebens immer wieder aufgetreten. Sie hatte schon in der ersten Woche nach ihrer Geburt ein Ekzem entwickelt. Ihre Mutter war während der Schwangerschaft verstört gewesen, weil ihr Sohn an einem Unfall gestorben war und ihr Mann daraufhin die Scheidung eingereicht hatte. Die Patientin war schüchtern, kam in der Schule nicht gut mit und hatte das Gefühl, anders als andere Kinder zu sein, weil sie keinen Vater hatte. Auf dem College blühte sie gesellschaftlich auf, schreibt Alexander, und ging enge Beziehungen zu Männern ein. Diese wurden immer beim Ausbruch eines heftigen Anfalls ihrer Hautkrankheit abgebrochen. Nach kurzer Analyse begriff die Frau, daß die Ausbrüche mit Schuldgefühlen und Depressionen zusammenhingen, die auftraten, sobald sie erfuhr, daß die Männer, zu denen sie sexuelle Beziehungen unterhielt, keine Heiratsabsichten hatten. Alexander bemerkt, daß sie in diesen Männern nach einem Vaterersatz suchte, orales Verlangen und den »Wunsch nach heimeligem, allgemeinen musculokutanem ›Anschmiegen‹« hatte.[14] Angesichts der Frustration dieser Wünsche reagierte sie unweigerlich mit Schuld und Feindseligkeit und meinte: »Alle Männer sind Schweine!« Diese Schuld wandte sich gegen sie selbst und führte zu einer Projektion der ursprünglichen Auswirkungen auf die Hautoberfläche. Je größer die Feindseligkeit, desto heftiger kratzte sie sich, was oft bis zur ausgesprochenen Entstellung führte und einen Teufelskreis von Schuld, Demütigung und Abweisung auslöste. Weil sie sich in solchen Augenblicken ungeliebt und nicht liebenswert fühlte, versuchte sie, sich ihrer Mutter anzuschließen (orales Verlangen nach Liebes-Nahrung). Weil das nicht gelang, versank sie in Depression und wurde aggressiv, womit sie den Abbruch von engen Beziehungen zu weiblichen und männlichen Freunden herbeirief (da sie ja nicht liebenswert war), ihre Gefühle und Wünsche unterdrückte und schließlich eine Heilung ihrer Haut stattfand. Nach dreijähriger Analyse, schließt Alexander, hatte sie ihr psychosomatisches Reaktionsmuster unter Kontrolle. Sie heiratete, und ihre Haut blieb heil. Er betont, unter diesen Bedingungen sei eine somatische Behandlung oft wesentlich, besonders in der Nacht, wenn das Jucken am ausgeprägtesten sei. Er meint damit das Auftragen einer Salbe oder das Einnehmen von Medikamenten, doch ein geübter Einsatz der Akupunktur, der den Energiekreislauf in den Meridianzonen auslotet, hätte vielleicht zu einer schnelleren Besserung der Krankheit geführt, wie auch zu einem klareren Verständnis des involvierten Reaktionsmusters. Eine Intervention auf der Ebene der Psyche allein genügt nicht, besonders angesichts hartnäckiger Leiden wie bei diesem Ekzemfall. Der Einsatz von unterdrückenden Medikamenten drängt die Beschwerde von der Oberfläche weg, begünstigt sie künstlich und verzögert die wirkliche Auflösung von genau den Konflikten, die ihren Weg an die Oberfläche gefunden hatten. In Situationen wie diesen erweisen sich physisch-energetische Therapien als sehr hilfreich. Die kombinierte Anwendung von Psychotherapie und einer Energietherapie, die sich an den physischen Körper wendet, hat zum Ziel, die Oberfläche des Körper/Geists besser mitfließen zu lassen.

Vor über fünfzig Jahren beklagte Flanders Dunbar, eine Pionierin der Psychosomatik, die Unfähigkeit oder die Weigerung der Dermatologen ihrer Zeit, den psychologischen Aspekt von Hauterkrankungen anzuerkennen, obwohl es eine umfassende Literatur zur Psychogenese bestimmter Hautleiden gab. Ein kurzer Blick auf die heutige Literatur zeigt, daß das Bewußtsein um die psychogene Natur von Hautleiden aus den gängigen Medizinlehrbüchern beinahe gänzlich verschwunden ist, als wäre die Haut nicht mehr als eine makellos zu haltende Oberfläche.

In *Emotions and Bodily Changes* beschreibt Dunbar die Phänomenologie der Haut als »Mittel der Interkommunikation zwischen der Innen- und Außenwelt« [15]. Die Haut wird als empfindlich auf Kälte, Hitze, Schmerz, sexuelle Lust und Brennen, als häßlich oder schön, gerötet oder bleich, aber auch, wesentlicher, »als die Grenze des Körpers in bezug auf die Umwelt« [16] erfahren. Parfümhersteller und Kosmetikerinnen wissen das. Die Haut mit Narben, Tätowierungen, Gerüchen oder Geschmeide zu schmücken, ist ein universaler Brauch und ein Mittel, um jemanden mit seinem Kreis, seiner Umwelt und seiner ›Zeit‹ zu verbinden.

Anthropologische Studien naiver Kulturen sind voller Beschreibungen von rituellen Ausschneidungen oder Ritzungen der Haut, die bedeuten, daß der Jugendliche in seinen kulturellen Platz im Leben eingewiesen wird. Es handelt sich dabei ausschließlich um Kulturen mit einer mündlichen Überlieferung, doch wie Deleuze und Guattari nachweisen, ist dem nicht etwa so, weil es sich dabei um Illiteraten handelt. Denn während es ihnen an einer Schriftsprache auf Tafeln oder Papier mangeln mag, haben sie ein graphisches System entwickelt: »... ein Tanz auf dem Boden, ein Zeichen auf dem Körper, eine Zeichnung an der Wand bilden ein graphisches System, einen Geo-graphismus, eine Geo-graphie.« [17] Dieses graphische System setzt den Menschen, der sich dem Ritual unterzieht, unmittelbar in Beziehung zu seiner Umwelt und zu seinem Stamm und schneidet ihm die Strukturen der Verwandtschaft ins Fleisch: »Der den Schmerzritualen Ausgesetzte spricht nicht, aber er erhält das Wort. Er agiert nicht, leidet unter der graphischen Handlung, erhält den Stempel des Zeichens. Und was ist sein Schmerz anderes als Freude für das ihn betrachtende Auge, das kollektive oder göttliche Auge, das, von keinem Rachegedanken beseelt, nur imstande ist, den subtilen Bezug zwischen den in den Körper geritzten Zeichen und der von einem Gesicht sich lösenden Stimme herzustellen – zwischen der Kennzeichnung und der Maske.«[18]

Wir Modernen fühlen uns zweifelsohne weit entfernt von diesem ›Theater der Grausamkeit‹. Verhalten wir uns aber wirklich so anders bei der Beschneidung unserer Jungen, wenn wir die Nägel unserer Mädchen anmalen und ihre Ohren durchstechen oder unsere eigenen Körper mit schicken Kleidern und üppigem Make-up bedecken? Auch wir tragen die Maske unseres sozialen Selbst. Unsere Oberflächenerscheinung vermischt sich auf komplexe Weise mit unserem Sinn von Identität und Zugehörigkeit zu einer besonderen Zeit, Klasse, politischen und gesellschaftlichen Bewegung oder ethnischem Stil. Erst wenn Symptome die vorsichtig aufrechterhaltene Oberfläche/Maske zeichnen, beginnen wir vielleicht das Wirken primitiver Mächte und das Bestehen von primären Konflikten zu vermuten, die dabei sind, aus unseren Poren zu bersten. Das Wesen dieser Kräfte, die Bedeutung dieser Zeichen, müssen von unseren Klienten in ihren eigenen Begriffen verstanden werden.

Schutz gegen äußere Eindringlinge

Ein völlig anderes Gefühl dafür, wie die Oberfläche des Körpers in seiner Umwelt agiert und reagiert, gewinnen wir, betrachten wir Hauterkrankungen von einem akupunktur-energetischen Standpunkt aus.

Innerhalb dieses Bezugsrahmens gilt die Haut als äußere Festungsmauer, die die wichtigen inneren Organfunktionen gegen die äußeren Invasionen der Elemente schützt: gegen Kälte, Wind, Regen, Feuchtigkeit, Trockenheit, die glühend heiße Sonne. Wie wir im zweiten Kapitel bei der Erörterung der Meridianenergetik gesehen haben, treffen sich hier innen und außen, da der äußere Meridian mit einem entsprechenden inneren Zweig verbunden ist, der das ihm angehörige Organ durchquert und dessen Funktionen und Handlungen anregt.

Anwender der Akupunkturtherapie assoziieren die Haut mit dem Sitz des Kreislaufs der Abwehrkraft (Wei Qi), die in Verbindung mit den Lungen das Öffnen und Schließen der Poren kontrolliert und die Körpertemperatur durch Abgabe von Hitze und Abwehr von Kälte regelt. Sie ist der Spiegel des inneren energetischen Geschehens, Sitz von Farben und Gerüchen, die bei der Akupunkturdiagnose als Richtlinien dienen, und des äußersten Meridiansystems, dem des Muskelskeletts, in dem die meisten Schmerzsyndrome auftreten; Zone zur Abtastung und Behandlung innerer energetischer Dysfunktionen; die Gegend, die vom

Meridiansystem Großes Yang von Dünndarm und Blase regiert wird und die mehr Oberflächenterritorium bedeckt als irgendein anderes System; der tiefere Aspekt der Haut, der in der chinesischen Medizin ›Form‹ oder ›Fleisch‹ genannt wird und unter die Herrschaft des Meridiansystems Großes Yin von Milz und Lungen fällt. Kurz gesagt, ist die Haut der Bereich, wo innere Abwehrkraft aktiv fließt, eine Gegend von intensiver Abwehr und energetischem Konflikt, die Bühne, auf der die gesamte Akupunkturtherapie spielt. Es ist daher nicht erstaunlich, daß die Akupunktur großen Nachdruck auf die Haut und die Oberfläche des Körpers legt, denn auf der Haut sind die Meridianenergien sichtbar und spürbar, haben verschiedene Beschaffenheiten, heiße oder kalte Zonen, strafferes oder lockereres Fleisch und Muskeln, verstopfte oder schwache Regionen und empfindliche Akupunkturpunkte – alles aufschlußreiche Daten beim Planen der akupunktur-diagnostischen Untersuchung und Behandlung.

Eines der auffallendsten Dinge am Akupunktur-Modell der Haut und ihrer Erkrankungen ist die Bedeutung des genauen Erkrankungsorts als Indikator für spezifische befallene Systeme. Im *Großen Buch der chinesischen Medizin* erzählt Ted Kaptchuk eine Begebenheit, die sich zur Zeit seiner frühen Studien in Maccau in einer Vorlesung über chinesische Dermatologie ereignete. Der Professor erörterte gerade die Gürtelrose, eine schmerzhafte Hauterkrankung mit Gefäßeruptionen am Oberkörper und im Gesicht. Kaptchuk: »Dr. Yu begann zu beschreiben, daß der Ausschlag im Gesicht auf einen anderen Krankheitsprozeß hinweist als Ausschlag am Körper. Ich hob meine Hand und fragte ungläubig, wie zwei identische Ausschläge (identisch vom westlichen Standpunkt und deshalb meinem eigenen) einfach aufgrund ihrer Lokalisierung verschiedene Krankheitsprozesse bedeuten konnten. Mein Lehrer, ob meiner Verwirrung amüsiert, lächelte und erklärte, daß ein Ausschlag im Gesicht mit einem am Rumpf nicht gleichgesetzt werden kann, weil seine Beziehung zum ganzen Körper eine andere ist.«[19] Mit anderen Worten, tritt eine Hauterkrankung im Gesicht auf, beinhaltet sie notwendigerweise Dysfunktionen in den Meridianen, die durch diese Gegend fließen, genau wie eine Hauterkrankung, deren Symptome auf dem Rücken auftreten, eine energetische Störung der Meridiane bedeutet, die den gesamten Rücken und an der Rückseite der Beine entlang verlaufen, oder wie ein Ausschlag entlang der Innenseiten der Beine eine Störung der drei Yin-Meridiane der unteren Glieder indiziert, die diese Zonen energetisieren.

Das erste energetische System, das uns in der Akupunktur hinsichtlich der Hautfunktion auffällt, ist das Metallsystem (Lunge/Dickdarm). Die Lungen haben die energetische Funktion, die Poren zu öffnen und zu schließen und Abwehrenergie auf der Oberfläche zu zirkulieren; die Funktionen des Dickdarms kontrollieren die Ausscheidung, die, wenn blockiert, oft zu einer Manifestation durch die Poren führt. In Wirklichkeit ist die Hautenergetik weitaus komplizierter und beinhaltet mehrere Ebenen der Interaktion, von der oberflächlichen Zirkulation von Abwehrkraft in den äußeren Meridianen des Muskelskeletts bis zur Zirkulation von nährender Energie und Blut in Venen und Arterien.

Die Abwehrkraft (Wei Qi) ist sehr wichtig für das Verständnis der Energetik der Haut, denn sie wird von der Lungenfunktion vom Nieren-Yang und der Leber regiert und steht in engem Zusammenhang zum sympathischen Nervensystem und äußeren ›Kampf- oder Fluchtmechanismen‹. Die Rolle des Bluts (Xue) in der Hautenergetik ist auch von primärer Bedeutung und schließt die Funktionen dreier Systeme ein: dem Herz (das ›Meer des Bluts‹), der Leber, die Blut speichert, und der Milz, die die Blutzufuhr regelt und es in den Gefäßen festhält. Hier gewinnt die Rolle von Großes Yin (Lungen- und Milzfunktion) an Bedeutung, da es der Bereich ist, der sich nach außen hin öffnet, zur Haut wegen der lungen-energetischen Funktionen und zum Fleisch und den verbindenden Geweben wegen der milz-energetischen. Großes Yin ist beeinflußt vom ständigen Kampf und vom unablässigen Zusammenspiel innerer und äußerer Faktoren und Kräfte. Während die angreifenden pathogenen Faktoren (Wind, Kälte, Feuchtigkeit usw.) versuchen, die Abwehrenergie zu umgehen, um ins Blut zu gelangen, probiert das Blut, sich mit Hilfe dieser abwehrenden, schützenden Kraft von eindringenden pathogenen Agenten zu befreien, wobei der Erfolg von der Kraft des Großen Yin-Systems abhängt.[20]

Eine oberflächliche Störung wird sich auf der Ebene der äußeren Kapillargefäße bemerkbar machen, begleitet von akuten oder intensiven (Yang) Zeichen, die von kurzer Dauer und reversibel sind und meistens die Holz-Systeme (Gallenblase oder Leber) beeinträchtigen. Diese Holz-Hauterkrankungen weisen ein sympathisches Reaktionsmuster auf, wie Gürtelrose, Pruritus oder akute Ausbrüche von Kontaktekzem. Eine innere Störung des Hautsystems befällt einen Menschen, der empfänglich ist für parasympathische Reaktionsmuster, und wird sich auf ganz andere Art und Weise äußern, begleitet von Anzeichen einer ernsthaften Störung von Blutkreislauf und Abwehrkraft. Diese Art Erkrankung ist ihrem Wesen nach yin, tritt schleichend auf, ist chronisch und schwierig zu behandlen. Sie tritt am häufigsten in den Systemen Großes Yin (Lungen und Milz) und Sonnenlicht-Yang auf und ruft Hautleiden wie konstitutionelles Ekzem, Schuppenflechten und Kollagenstörungen hervor.

Eine Übersicht über die Hauterkrankungen des sympathischen Typs (Holz, Leber und Gallenblase) wie die von Requena zeigt, daß diese eine plötzliche Empfindlichkeit wie eine Gürtelrose, kontaktdermatische Leiden und Ödeme beinhalten, die mit einer Leberunterfunktion bei der Blutbildung und mit den Einflüssen von Wind und Hitze zusammenhängen. Wie wir bereits gesehen haben, bezieht sich der Wind auf wandernde oder überraschende Symptome, deshalb wird das Auftreten dieser Zustände plötzlich erfolgen. Das Blut ist erhitzt (daher das Auftreten von trockener Kopfhaut und Schuppen), die Behandlung konzentriert sich auf dessen Kühlung und auf die Beruhigung des Leber-Winds und des Geistes, damit das Jucken aufhört.

Chronische Hauterkrankungen treten in Menschen mit energetischen Dysfunktionen von Erde (Milz und Magen) und Metall (Lunge und Dickdarm) auf, das heißt, in den Systemen Sonnenlicht-Yang und Großes Yin. Ist eine Hauterkrankung mit den Funktionen des Dickdarms verwandt, begleitet sie eine dunkle, gräuliche und vorzeitig alternde Haut. Die hartnäckigsten und schwierigsten Hautleiden werden in der chinesischen Medizin den Dysfunktionen des Systems von Lunge und Milz zugeschrieben (Großes Yin).

Eine Beziehung zwischen den akupunktur-energetischen und den psychosexuellen Phasen Freuds könnte folgendermaßen aussehen: Die Erde bezieht sich auf die Oralphase (Funktionen von Magen und Bauchspeicheldrüse), Metall auf die Analphase (Dickdarm- und Lungenfunktionen). Demnach werden Mängel der Erde Fragen rund um das Geben und Empfangen von Liebe und Nahrung betreffen, das heißt, den Konflikt von Abhängigkeit und Eigenständigkeit. Metalleiden betreffen Fragen der Trennung und Individuation. Die erste Trennung, das Verlassen des Mutterleibs (Yin-Sphäre) bei der Geburt, führt zu nahrungsbedingten Spannungen, die zweite, die mit der Entwöhnung und dem Erlernen selbstkontrollierter Muskelbewegungen wie Greifen und Halten zusammenhängt – und vor allem mit der Beherrschung der Schließmuskeln –, tritt in der Sphäre der Metallfunktion auf (Dickdarm/Lunge). In der energetischen Fünf-Phasen-Theorie steht sie in Verbindung mit Trauer und Weinen. Das ›Schrei-Baby‹, das in den ersten zwei Lebensjahren Hautausschläge und Darmprobleme entwickelt, ist ein bekanntes Beispiel für eine Störung im Erde-Metall-System, die dementsprechend behandelt werden muß.

Die Haut hängt von den Funktionen des Großen Yin (Lunge/Milzfunktionen) ab, die dazu dienen, innere Konflikte nach außen zu tragen.[21] Im Gegensatz zu den akuten Holzerkrankungen sind die von Großes Yin chronisch und betreffen tiefere Aspekte der Haut. Es sind solch häufige Probleme wie Akne, chronisches Ekzem, Flechten, diabetische Hauterkrankungen und Kollagenstörungen. In den chinesischen Klassikern steht, daß die lungen-energetischen Funktionen die Haut nähren. Gemäß der Fünf-Phasen-Theorie verletzen Leiden und Trauer die lungen-energetische Funktion und damit indirekt auch die Haut. Hautprobleme, die mit Trennung und Trauer zusammenhängen, besonders über den Verlust eines geliebten Menschen, sind von dieser Art. Diese Zustände sind oft von Asthma begleitet, was auf die energetische Verbindung Lungen/Dickdarm deutet. Während diese Verbindung keine westliche physiologische Erklärung findet, wird in der psychologischen Literatur über psychosomatische Hautleiden und Erkrankungen der Atemwege häufig darauf hingewiesen. Die chinesischen medizinischen Klassiker sagen ebenfalls aus, daß die Haut ätzende Gerüche und Hitze ›fürchtet‹, weil gemäß der Fünf-Phasen-Energetik Feuer Metall verletzt und Hitze der Lunge und der Haut schaden kann. Psychosomatische Hauterkrankungen bei jemandem mit einer Veranlagung zur Metall-Unterfunktion können als Resultat einer Vielfalt von Faktoren auftreten, wie Trauer, Trockenheit oder Hitze, der Unfähigkeit, körperlich oder emotional auszuscheiden, und zuviel scharfem Essen. Schließlich verlangen Hauterkrankungen, die eine große Fläche des Körpers und vor allem Rücken und Stirn bedecken, eine Behandlung des Großen Yang-Systems (Blase und Dünndarm), das diese Bereiche regiert.

Es ist nicht die Absicht dieses Buchs, eine detaillierte Diskussion akupunktur-energetischer Hautpathologien und Behandlungsweisen zu unternehmen [22], deshalb möchten wir lediglich betonen, daß die Akupunkturtherapie sich bei einer Besprechung der Energetik der Haut nicht nur auf die Art der Beschwerde konzentriert (trocken, feucht, heiß oder kalt), sondern auch auf ihre Lage entlang spezifischer, unterschiedlicher Meridianpfade und ihrer Funktionssysteme. Jedes Funktionssystem bringt gemäß den Fünf Phasen eine ganze Serie von Entsprechungen ins Spiel, die auch Aussagen über emotionales Verhalten und

Umweltfaktoren machen. Demnach zielt die Behandlung von Hauterkrankungen in der Akupunkturtherapie nicht nur darauf ab, Störungen wie Jucken, Trockenheit oder Schmerz zu beseitigen, sondern auch kern-energetische Unausgewogenheiten auszuloten. Diese Einstellung erlaubt es dem einzelnen häufig, größere Einsicht in die tiefere Bedeutung dessen zu erlangen, was nur eine oberflächliche Erkrankung zu sein scheint. Gleichzeitig wird eine Beschreibung der genauen energetischen Disharmonie, begleitet von einem Abtasten der betroffenen energetischen Zonen, klären helfen, warum und wie diese Erkrankung bestimmte Bereiche und Funktionen des Körper/Geists beeinträchtigt und andere nicht. Das führt zu einem körperlich empfundenen Gefühl des gestörten Bereichs, gepaart mit dem Potential für eine Rückkehr zur Harmonie.

Erfährt ein Mensch zum Beispiel, daß sein chronisches Hautleiden den Dickdarmmeridian beeinträchtigt und die energetische Funktion des Dickdarms darin besteht, körperlich und geistig auszuscheiden, und daß die Metallphase sehr von Trauer beeinflußt wird, hat er vielleicht ein aussagekräftiges Bild oder eine Metapher gefunden, um die Verbindung zwischen dem Tod seines Vaters, der starb, als er ein Kind war, und der psychosomatischen Äußerung dieses Verlusts und seiner Trauer in den nässenden wunden Stellen seines Körper/Geists zu sehen. Die Stärke der akupunktur-energetischen Erklärung liegt darin, daß sie genau feststellen kann, welches psychosomatisch-energetische System betroffen ist, und eine individuelle Behandlung auf physischer und psychologischer Ebene erlaubt. In Verbindung mit einer angemessenen psychologischen Therapie oder Beratung ist das akupunktur-energetische Modell oft von signifikantem Wert bei vielen Formen von funktionellen und psychosomatischen Hauterkrankungen.

Die Phänomenologie des Ekzems

Es scheint angebracht, unsere Besprechung der Phänomenologie der Hautenergetik mit einem kurzen Blick auf den Fall abzuschließen, der mich zuerst in meinem Versuch bestätigte, den körper/geist-energetischen Ansatz zu entwickeln.[23]

Eine Frau in ihren Zwanzigern kam in meine Praxis zur Behandlung dessen, was als chronisches Ekzem diagnostiziert worden war. Ursprünglich waren nur ihre Hände befallen gewesen, doch in den zwei Monaten unmittelbar vor ihrer ersten Akupunkturbehandlung hatte sich der Ausschlag über ihre ganzen Arme, ihren Nacken, ihre Brust und ihre Wangen ausgebreitet und zeigte auch schon Anfänge entlang den äußeren Teilen ihrer Beine. Die Klientin beschwerte sich ebenfalls über abwechselnde Anfälle von Durchfall und Verstopfung, ein Klicken in den Ohren und gelegentliches Herzklopfen. Sie war diplomierte Sozialarbeiterin, hatte sich einer Psychotherapie unterzogen und mit bescheidenem Erfolg homöopathische und Vitaminkuren angewendet, um ihre Hauterkrankung zu behandeln. Beim Aufnahmegespräch vertrat sie die Meinung, daß ihre Symptome auf Essensallergien zurückzuführen seien und keinen emotionalen Bezug hätten.

Die Akupunktur-Auswertung erbrachte primäre Mängel in den Wasser- und Feuersystemen (Nieren/Blase und Herz/Dünndarm) sowie eine sekundäre Hyperaktivität in den Erd- und Metallphasen (Magen und Dickdarm, vor allem die Sonnenlicht-Yang-Funktionen).

Die erste Behandlung der zugrundeliegenden Wasser/Feuer-Disharmonie brachte nur wenig Besserung; die Patientin erschien leicht entmutigt zur zweiten Konsultation. Bei dieser Sitzung wurde die Aufmerksamkeit auf die hyperaktiven Magen-Dickdarm-Funktionen gerichtet, was zu einer auffallenden Besserung der Haut führte, die fünf Tage anhielt. Anfang der dritten Sitzung sah ich mich veranlaßt, auf die energetische und psychologische Funktion des Dünndarm-Beamten einzugehen, die, somatisch gesehen, darin besteht, »Reines von Unreinem zu trennen«, und auf der psychologischen Ebene mit der Trennung von Wesentlichem und Unwesentlichem zusammenhängt, wie auch mit der energetischen Funktion des Dickdarms, der Ausscheidung, die mit der Fähigkeit zu tun hat, emotionale Erfahrungen angemessen festzuhalten und loszulassen.

Es wird Akupunkteure interessieren, daß ihr Leiden auf eine Vielfalt von Faktoren hinweist, bis hin zu einer ererbten oder konstitutionellen Schwäche der Wasser-Phase (Nieren-Blase), die zur Überaktivitiät in der Feuer-Phase (Herz-Dünndarm) führte, begleitet von Herzklopfen, nervösem Lachen, schnellem Sprechen wie auch von Problemen mit der Ausscheidung durch Anus und Haut. Ein Bild der energetischen Dynamik dieser Klientin entstand: Wassermangel, der zu überaktivem Feuer führt (wegen der Unfähigkeit des Wassers, das Feuer entlang dem Kontrollzyklus der Fünf Phasen richtig zu beherrschen), was eine Verletzung von Metall durch das überaktive Feuer bewirkte (Feuer zerstört Metall entlang dem Zerstörungszyklus). Die wichtigsten Störungen betrafen die Yang-Funktionen von Dünndarm (Feuer) und Dickdarm (Metall), die die Anfälle von Durchfall und Verstopfung erklärten.

Nachdem ich der Klientin die Körper/Geist-Energetik dargelegt hatte, wurde sie angewiesen, über diese körper/geist-energetischen Muster nachzudenken, während die Nadeln wirkten.

Als sie am Ende dieser dritten Sitzung entfernt wurden, äußerte sie die Erkenntnis, daß die Nahrungsmittel, auf die sie ›allergisch‹ reagiert hatte, genau die waren, die sie beim ›Abendmahl‹ mit ihrem Geliebten gegessen hatte, ehe er ihre Verbindung abrupt auflöste. Sie gab zu, in Reaktion auf diesen Anlaß wenig Gefühl gezeigt zu haben, und schloß, daß der Ausschlag vielleicht ihre Art sei, sich an ihn zu klammern. Damit würdigte sie endlich die psychische Komponente ihres Zustands. Bevor sie die Praxis verließ, bat ich sie, in Alexanders *Psychosomatische Medizin* den Fall jener Frau nachzulesen, die an einem ähnlichen Ekzem litt (auf Seite 194 f. ausführlich beschrieben), um zu sehen, ob ihr dies etwas bringen würde. Als sie Alexanders Fallbeispiel gelesen hatte, bemerkte sie nur, viele Dinge seien ihr nun klarer.

Nach sechs weiteren Behandlungen war sie grundsätzlich symptomfrei und genügend beeindruckt von dieser Erfahrung, um zu erwägen, ob sie bei ihrer zukünftigen Karriere als Psychotherapeutin nicht auch Überweisungen an Akupunkteure vornehmen wolle, damit nicht nur der Geist, sondern auch der Körper behandelt werden könnte.

Ihre Begeisterung über eine kombinierte Anwendung von Psychotherapie und Akupunktur führte mich dazu, lange über die Mängel des Akupunkturmodells bei der Behandlung der psychischen Komponente der Beschwerden meiner Patienten nachzudenken, und ich begann, extensiv in der psychologischen Literatur zu lesen, die mich als Diplomand derart fasziniert hatte.

Beim Lesen entdeckte ich Parallelen zwischen dem psychosomatischen Ansatz und den Betrachtungen energetischen Dysfunktionierens der Akupunktur und begann die Bilder der Psychosomatik als erzieherisches Werkzeug in meine Arbeit einzubeziehen. Diese Bilder, verbunden mit einer detaillierten Diskussion der akupunktur-energetischen Muster des Falls, waren mächtige Auslöser, die den Kontext meiner Arbeit mit meinen Klienten zu dem erweiterten, was ich heute einen körper/geist-integrativen Ansatz nenne. Meine Patienten fragten mich, was sie mit diesen Bildern anfangen sollten, was mich dazu veranlaßte, mich in anderen entsprechenden Körper/Geist-Methoden auszubilden

(Ericksonsche Hypnotherapie, Reframing, Neurolinguistisches Programmieren, Visualisieren), was wiederum zu einer kombinierten Anwendung dieser Methoden führte – immer im Bestreben, die durch die Akupunkturtherapie herbeigeführte körperlich empfundene Wahrnehmung des Patienten von seinen Problemen zu verstärken.

Oft können die Mängel der Psychotherapie als therapeutische Methode bei der Behandlung von psychosomatischen Erkrankungen durch die Einbeziehung der akupunktur-energetischen Perspektive behoben werden, da sie Probleme aus somatisch- und psycho-energetischer Sicht angeht.

Denn wie jeder Psychotherapeut weiß, der ernsthaft versucht, somatische Probleme zu behandeln, lösen sich diese selten nur durch Verständnis allein auf. Solch funktionelle Erkrankungen des Körper/Geists verlangen oft direkte Aufmerksamkeit, nicht nur auf der tiefenpsychologischen Ebene, sondern auch an der Oberfläche, wo die komplizierte Dynamik der Psyche sichtbar wird an den dramatischen Zeichen, die sie hervorbringt.

ANMERKUNGEN

1 *Krankheit und Psychosomatik,* S. 138.
2 Franz Alexander: *Psychosomatische Medizin. Grundlagen und Anwendungsgebiete,* Berlin 1985, S. 124.
3 Flanders Dunbar: *Emotions and Bodily Change,* New York 1935, S. 373.
4 Sigmund Freud: *Das Ich und das Es. Metapsychologische Schriften,* Frankfurt 1992, S. 41–48.
5 Ebenda, S. 42.
6 Ebenda, S. 41.
7 Ebenda, S. 264.
8 Ebenda, S. 265 -266.
9 Ebenda, S. 266.
10 Ebenda.
11 Gilles Deleuze und Felix Guattari: *Anti-Oedipus,* S. 7–15.
12 Ebenda, S. 7.
13 Ebenda, S. 14. (unsere Hervorhebung).
14 *Psychosomatische Medizin,* S. 127.
15 Flanders Dunbar: *Emotions and Bodily Changes,* New York 1935, S. 372.
16 Ebenda, S. 373.
17 *Anti-Oedipus,* S. 241 (unsere Hervorhebung).
18 Ebenda, S. 243.
19 *Das große Buch der chinesischen Medizin,* S. 8.
20 Siehe Requena: *Terrains et pathologie,* S. 369–372 für eine detaillierte Erörterung dieser Erkrankungen und ihrer Behandlung.
21 *Terrains et pathologie,* Band II, S. 369.
22 Für eine detaillierte Besprechung der Pathologie in der chinesischen Medizin, siehe

Kaptchuk: *Das große Buch der chinesischen Medizin,* S. 302–332; für eine umfassende Diskussion der akupunktur-energetischen Behandlung spezifischer Erkrankungen Requena: *Terrains et pathologie,* Band I und II; für eine Erörterung des Behandlungsplans in der Akupunktur siehe Mark Seem: *Acupuncture Energetics,* New York 1987.

23 In leicht veränderter Form anläßlich eines Workshops an der Jahreskonferenz 1984 der Traditional Acupuncture Foundation vorgestellt und auf Band veröffentlicht als »Acupuncture, Psychosomatics and the Psychoenergetics of the Skin« von Mark Seem, Ph. D. Dipl. Ac. (NCCA).

7.
Die Phänomenologie des oberen Bereichs: Atmung und Kreislauf

Als Gott den Menschen schuf
Hauchte er in seine Nasenlöcher den
Atem des Lebens ein, und der Mensch wurde
Zu einer lebendigen Seele.[1]

G. R. HEYER

In den folgenden Kapiteln werden wir das akupunktur-energetische Modell des inneren organfunktionellen Systems der drei Teile betrachten, die als die ›drei Wärmebereiche‹ oder ›Dreifacher Wärmer‹ bekannt sind.

In akupunktur-energetischen Ausdrücken ist der Obere Wärmer ein ›Sumpf‹, der die organ-energetischen Funktionen von Lungen und Herz nährt. Der ›Sumpf‹ bezieht sich auf das Kondenswasser der Lunge, das vom Herzkreislauf durch den Körper zirkuliert wird.[2] Grundlegend für diesen Prozeß ist der Yang(= wärmende)-Aspekt der Nierenfunktion. Die Niere ist das ›Kind‹ der Lunge; Nieren-Yang läßt Körpersäfte ›verdampfen‹ und erlaubt diesen Flüssigkeiten, sich aufwärts durch den Körper zu bewegen. Aus abendländischer Sicht besteht die Funktion des Oberen Bereichs darin, Luft aufzunehmen und das Blut mit Sauerstoff zu versehen, um den Umlauf von nährenden Säften durch den Körper zu gewährleisten. Wird der Obere Bereich richtig genährt, ist ein Mensch zu großer emotionaler Wärme und Ausgeglichenheit fähig. Bei einer Erkrankung tritt das Perikard ins Spiel, auch ›Herzensmeister‹ genannt, und bemüht sich, Streß vom Herzorgan abzuwenden. Das führt zu einer Panikreaktion, bei welcher die Brustmuskulatur sich verspannt und einfriert und so den freien Blutzufluß zum Kopf behindert. Diese Muskelverspannung ist wie ein Panzer, den der Herzensmeister vor das Herz plaziert, was zu vielen anorganischen Herzsymptomen führt. Eine komprimierte Brust wird auch die Lunge daran hindern, optimal zu funktionieren, was zu einem Zustand führt, den man Metall-(Lungen)-überkontrollierendes Feuer (Herz und Herzkreislauf) nennt.

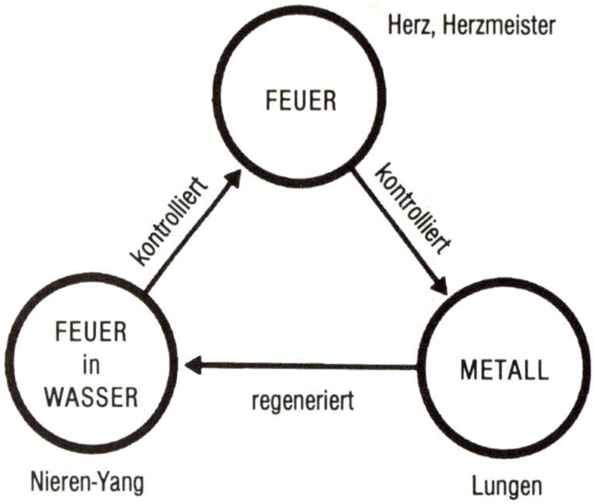

Zusammenfassend besteht der Obere Bereich aus den Energien von Wasser, Feuer und Metall, die eine einzige funktionelle Einheit bilden.

Die anderen beiden Bereiche, die wir in den Kapiteln 8 und 9 untersuchen werden, sind der mittlere, der die energetischen Funktionssysteme von Magen, Milz und Leber enthält, sowie der untere, mit den ausscheidenden und reproduktiven energetischen Funktionen von Nieren und Blase.

Der Hauch des Lebens und die lungen-energetische Funktion

Gemäß der klassischen Psychosomatik wird die Atemfunktion oft von emotionalen Faktoren beeinflußt. Unter Streß atmet ein Mensch unregelmäßig und oberflächlich, was die Sauerstoffzufuhr im Lungenblut reduziert. Dies führt wiederum zu Beklommenheit in der Brust und zu einer allgemeinen Schwäche.[3] Psychosomatische Texte aus den Dreißigern verweisen auf die Bedeutung der Zwerchfelltätigkeit und bezeichnen Erkrankungen dieser Funktion gar als ›Zwerchfellneurosen‹.[4]

Der Atem ist das erste, was den Säugling mit der Außenwelt verbindet. Der plötzliche Druck, der bei der Geburt auf Lungen und Zwerchfell lastet (Umweltstreß) führt sie dazu zu reagieren, indem sie ›gute‹ Luft einatmen und ›schlechte‹ ausstoßen. Dieser ursprüngliche Druck auf den Organismus seitens der Außenwelt bleibt ein Prototyp der Panikreaktion auf lebensbedrohende Situationen, bei welchen einem buchstäblich die Luft ausgehen kann.

Wenn wir von Organfunktionen sprechen, befassen wir uns selten mit getrennten Funktionen, sondern vielmehr mit all deren Auswirkungen in der Interaktion mit verwandten Funktionen. In ihrer Beschreibung der Wechselbeziehungen der Atemfunktion zeichnet Flanders Dunbar, Pionierin der psychoanalytischen Psychosomatik, ein Bild, das dem des akupunktur-energetischen Modells auffallend ähnlich ist und in welchem die Energetik des Körper/Geists als *Felder wechselwirkender Ereignisse* gesehen wird. Wie sie zur Atemfunktion bemerkt, »sind es nicht nur die Lungen, die sich bewegen, sondern Mund und Nase, Rückgrat und Schultergürtel, die Brustmuskeln und das Zwerchfell. Alle diese Teile nehmen teil und werden ihrerseits entwicklungsmäßig von der Atmung beeinflußt. Sogar beim Bauch, seiner Decke und seinem Inhalt kommt es zu einer Interaktion mit dem Atemapparat. Was wir die Auswirkung des Individuellen, Psychischen und Somatischen nennen, steht in engster Beziehung zur Atemfunktion.«[5] Es ist interessant, die Beziehung zwischen dieser Beschreibung und dem akupunktur-energetischen Pfad der Lungen zu beobachten, der seinen Anfang im Sonnengeflecht nimmt, den Dickdarm durchquert und dann durch Zwerchfell und Brust zum Schultergürtel und den Arm hinunter verläuft.

Die enge Beziehung zwischen Herz- und Atemtätigkeit ist von Paul Astruck beobachtet worden, ein Psychosomatiker, dem auffiel, daß beide Funktionen »unter Hypnose durch verbale Suggestion beeinflußt werden können. Unter einem solchen Einfluß unterscheiden sich die Aktivitäten des Zwerchfells von denen im Wachzustand«.[6] Auch das steht in engem Zusammenhang mit dem akupunktur-energetischen Ansatz, laut welchem Luft, der Lebenshauch (Qi), den Körper vom Kosmos her betritt und ihm durch die Bewegung des Blutes (dank den Funktionen des oberen energetischen Bereichs) Leben spendet.

Im Westen wird die Lungenfunktion im allgemeinen mit atmen und schnaufen, den Atem anhalten oder verlieren, atemberaubend, atemlos, dem Brustkorb, Schleim, Allergien, Nase und Nasenlöchern, Hals und Brust, Beklommenheit in der Brust und Durchhaltevermögen assoziiert. Gehen wir etwas weiter, werden wir zu Assoziationen gelangen wie: der erste Atemzug, etwas Pures und Gutes aufnehmen und etwas Schlechtes und Schädliches ausstoßen, Trennung vom Mutterleib, die Beziehung zwischen dem Innen und dem Außen, Empfangen und Ausstoßen usw.

Laut Alexander besteht der Kern der psychosomatischen Konstellation von Menschen, die an Atemproblemen leiden, »in einem um eine exzessive, nicht gelöste Mutterbindung kreisenden Konflikt«.[7] Diese Abhängigkeit von der Mutter oder einer Ersatzperson, zeigt Alexander, steht in starkem Gegensatz zu dem Konflikt einer Person, die an gastritischer Neurose leidet; letztere hat stärker mit dem oralen Bedürfnis, gefüttert und geliebt zu werden, zu tun; es ist eher »der Wunsch, beschützt und umfangen zu werden von der Mutter oder der mütterlichen Idee«.[8]

Gerard, ein Kollege Alexanders, bemerkt, daß Angst, Wut und furchtvolle Zweifel die Gefühle sind, die die Atemfunktionen am häufigsten beeinträchtigen.[9]

Die von der Akupunktur-Energetik zwischen Atemleiden und Angst vorausgesetzte Wechselwirkung (wobei Angst der Wasserphase oder Nierenfunktion entspricht) wird von Alexander bestätigt, dem bei Menschen, die an Atemerkrankungen litten, die häufigen Träume mit ›Wassersymbolik‹ auffielen. Wie wir sehen werden, sind in der fernöstlichen Medizin die häufigsten Atemleiden verwandt mit den energetischen Funktionen der Leber (Wut, assoziiert mit der Leber/Holzphase, verletzt die Lunge/Metallphase und läuft dem normalen Kontrollzyklus entgegen), der Nieren (Angst, assoziiert mit der Niere/Wasserphase, leert seine ›Mutter‹, die Lungen/Metallphase, entgegen dem normalen Entstehungszyklus) und der Milz (Kummer und Sorgen, assoziiert mit der Milz/Erdphase, die ihr Kind, die Lunge/Metallphase, nicht durch ihre transportierenden und transformierenden Funktionen befeuchtet und nicht nährt; Milz- und Lungenfunktionen bilden gemeinsam die Einheit Großes Yin).

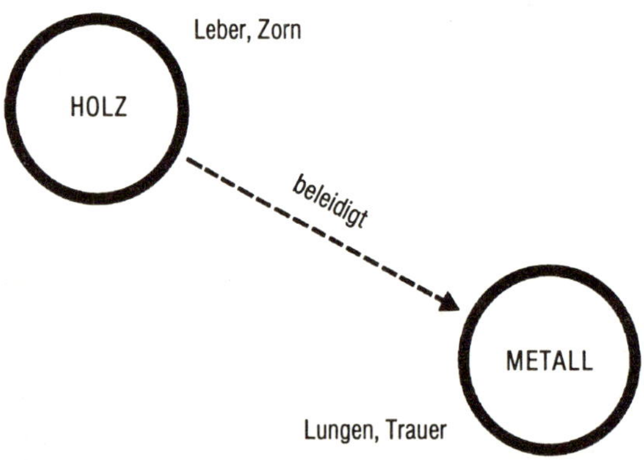

Demnach werden die von Gerard und Alexander bei der Entstehung von Atemleiden beobachteten Gefühls-Faktoren durch die Befunde der Akupunktur-Energetik bestätigt.

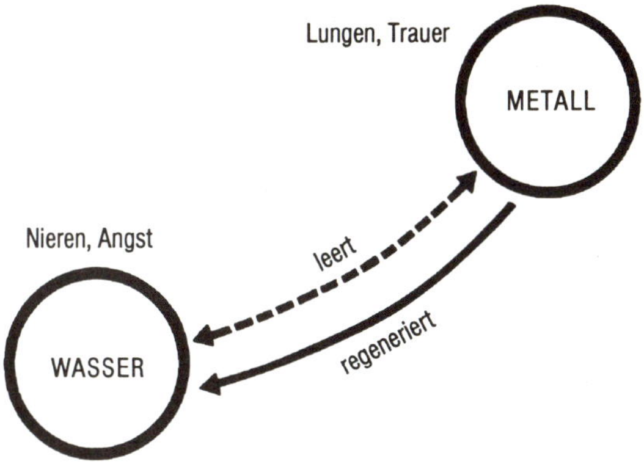

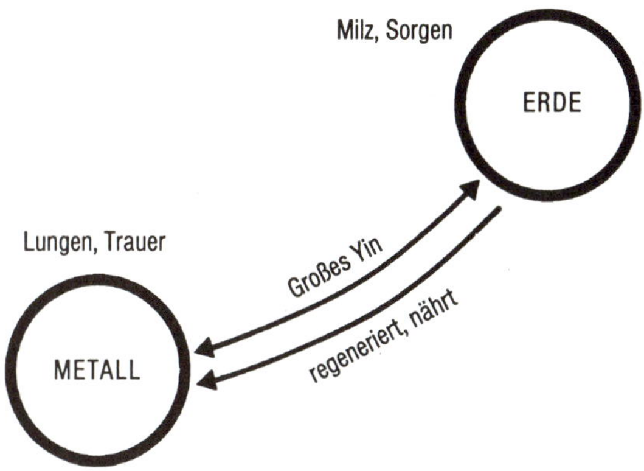

Wie von verschiedenen Autoren aufgezeigt, hängt die Konstellation von Abhängigkeit/Unabhängigkeit bei Atembeschwerden mit dem Wunsch nach »Schutz seitens einer Person, von der der Patient abhängig war und deren Verlust er fürchtet« zusammen, mit der Angst vor dem Verlust der Mutterliebe »als Resultat von Unentschlossenheit und Zwiespalt wegen des Konflikts, sich an sie zu klammern und der Versuchung, sich von ihr zu lösen« oder mit »dem Verdrängen oder Unterdrücken von Weinen aus Angst oder Wut«.[10] Die Entstehung von Körperbeschwerden in Verbindung mit psychischen Konflikten wie diesem ist seit Jahrtausenden von orientalischen Ärzten beobachtet und von den klassischen Psychosomatikern bestätigt worden, deren Untersuchungen der Beziehung von Psyche und Soma sich durch einen ausgeprägten Detailsinn und die Betonung einer funktionellen Dynamik auszeichnen.

Es gibt eine beachtliche Literatur zur Beziehung von Beichte und Asthma, in der die Beichte mit der ausatmenden Tätigkeit des Sprechens in Verbindung gebracht wird; überraschenderweise wird auch ein Bezug zur Verstopfung hergestellt (die Unfähigkeit, die Verbindung zur Aufnahmefähigkeit herzustellen).[11] Klassische psychosomatische Diskussionen von Verstopfung (die Unfähigkeit, loszulassen) und Atemleiden wie Asthma (in einer Aufnahmeunfähigkeit gipfelnde Verlustangst) erklären die gemeinsame *Psychodynamik* von Darm- und Atemfunktionen. Der akupunktur-energetische Ansatz bietet als Erklärung für die involvierte *somatische Energetik* den internen Zusammenhang der Lungen- und Dickdarmfunktionen als Paar der metallfunktionellen Phase an. Dem klassischen psychosomatischen Ansatz fehlt es an Wirksamkeit, weil er die mit den psychosomatischen Konstellationen verbundene somatische Dynamik nicht erklären kann. Dieser Umstand ist einer Bevorzugung der psychischen Seite des Menschen zu verdanken, wobei Dunbar die einzige unter ihren Kollegen war, die sich auch für eine somatische Intervention stark machte. Wie wir aufzeigen werden, stellt das körper/geist-energetische Modell, das immer auf Psyche und Soma eingeht, bei der Behandlung vieler psychosomatischer und funktioneller Beschwerden eine angemessenere Therapie dar als der klassische psychosomatische Ansatz.

Wie bereits erwähnt, setzt die Lunge den einzelnen in Bezug zur Außenwelt. Groddeck bemerkt, daß viele Menschen am Morgen erst einmal husten, um etwaige schlechte Auswirkungen der Nacht abzuwehren: »Sie beseitigen damit die Traumeindrücke und blasen die daran anknüpfenden Angstphantasien und Verlegenheiten des kommenden Tages fort.«[12] Dieses Bild hat sich als effektiv erwiesen bei Visualisierungstechniken, bei denen der Patient sich vorstellt, dunkle, schlechte Luft aus seinem Körper auszustoßen, um sie durch reines, helles Licht zu ersetzen, was den Körper von Schleim befreit und die normale Atemfunktion wiederherstellt.[13]

Beichte und Asthma

Wir wir gesehen haben, besteht der zentrale Konflikte für Asthmatiker in einem ungelösten Mutterkonflikt. Während die Versuche, das Persönlichkeitsprofil eines Asthmatikers zu definieren, sich als fruchtlos erwiesen haben, bemerkt Alexander, daß »die verdrängte abhängige Mutterbindung jedoch ein konstanter Zug ist, gegen den sich die verschiedenen Typen von charakterlichen Abwehren entwickeln können«.[14]

Die klassische psychosomatische Literatur behauptet, alles, was eine Bedrohung für die Trennung von der schützenden Mutter oder ihrem Ersatz darstellt, reiche aus, um einen Anfall auszulösen. Sexuelle Versuchung, Heirat und spannungsgeladene Situationen, die den Wunsch hervorrufen, sich zurückzuziehen oder davonzulaufen, sind ausreichende psychische Faktoren für das Auftreten von Asthmaanfällen.

Alexander leugnet die Rolle der Allergie nicht und verweist auf Untersuchungen, die die Wahrscheinlichkeit aufzeigen, daß in vielen Asthmatikern psychische Konflikte und Allergene koexistieren, und daß eine Desensibilisierung von einem der beiden Auslöser ausreichen kann, um den Anfall zu beenden. Andere häufige Faktoren bei der Entstehung von Asthma drehen sich um einen Zwiespalt von Aufnehmen und Loslassen, wie er bei einer ambivalenten Mutter, einer Mischung aus Verführung und Ablehnung oder einer verfrühten auferzwungenen Unabhängigkeit auftritt.[15]

Wie Alexander bemerkt, hilft die Beichte oft, einen Asthamanfall aufzulösen, da »sprechen (beichten) ein artikulierter Einsatz der Atemhandlung ist, durch die der Erwachsene dasselbe Resultat erzielt wie ein weinendes Kind. Er gewinnt die Liebe jener Person zurück, von der er abhängig ist.«[16]

Die Akupunktur-Energetik des Atems

Wie wir in Kapitel 2 gesehen haben, besteht die energetische Funktion der Lungen darin, den Lebenshauch (Qi) durch die Aufnahme von Luft durch den Körper zu leiten, ihn einsinken zu lassen und dadurch die richtige Blutzufuhr im Herz einzuleiten. Die Lungenfunktion ist ebenfalls damit beschäftigt, Wasser in Richtung der Nieren zu bewegen, um es im Körper kreisen zu lassen, vor allem durch die Poren der Haut. Die

Lungenfunktion herrscht über das Öffnen und Schließen der Poren, das Körperhaar, die Schweißabsonderung und den Fluß der Abwehrenergie, der äußere pathogene Faktoren in Schach hält. In einem tieferen Sinn ist es die Fähigkeit, sich der Außenwelt emotional zu öffnen und zu wissen, wann sich zu verschließen und zurückzuziehen nötig ist. Die Lungenfunktion regiert ebenfalls über den Hals, die Stimmbänder und die Macht der Stimme.

Energetisch paart sich die Lungenfunktion mit der anderen Funktion der Metallphase, der Dickdarmfunktion, die an der Außenseite der Arme entlang zu Nacken und Nase und durch die Sinuspassage und die Lungen das Zwerchfell hinunter und in den Dünndarm fließt. Das erklärt die häufige Verbindung zwischen den funktionellen Erkrankungen von Atem und Darm, wie bei Asthma und Verstopfung. Bei der Akupunkturbehandlung eines Menschen, der an Asthma, Stirnhöhlenkatarrh und Verstopfung leidet, kann eine Besserung des Stuhlvorgangs oder des Katarrhs auftreten, ehe das Asthma sich zu bessern beginnt. Der Patient kann sich auch der dynamischen Beziehung zwischen seinem Wunsch nach Abhängigkeit und seinem ebenso starken Verlangen nach Unabhängigkeit bewußt werden. Die körper/geist-integrative Akupunktur wird immer die gesamte Konstellation behandeln, von der Asthma nur ein Teil ist, statt sich symptomatisch auf das Asthma allein zu konzentrieren.

Der Akupunkteur wird die Lungenfunktion auch mit dem Beherrschen von Energie (Qi), dem Blutkreislauf, der Abwehr äußerer Angriffe, Nase und Hals, Stimme und Sprachgewalt, der Haut, der Fähigkeit zur gefühlsmäßigen Aufnahme und Absonderung, Trauer und dem Leben selbst in Verbindung bringen.

Behinderungen der Lunge

Zusätzlich zu Hauterkrankungen wie Ekzemen, die wir im 6. Kapitel behandelt haben, gibt es eine Vielfalt von energetischen Störungen, die die Metallphase (Lunge-Dickdarm) angreifen können: Atemleiden wie Rhinitis, Pharyngitis, Laryngitis, Bronchitis, Asthma und Tuberkulose, die auf Störungen der meridian-energetischen Funktion der Lungen und in der Energie des Oberen Wärmers zurückzuführen sind, der von den Lungen regiert wird. Diese Erkrankungen sind einem Defizit an schützender Energie zu verdanken, vor allem in Herbst und Winter, wenn Kälte diese Funktionen durchdringt und verletzt. Sinusitis und Otitis können ebenfalls aufgrund der verwandten energetischen Funktionen des Dickdarms auftreten, dessen Pfad Ohren und Hals durchquert. Darmerkrankungen umfassen hauptsächlich linksseitige Kolitis [17], mit Mangelarten von Diarrhöe und Konstipation oder Hitze in den Därmen. Endokrine Erkrankungen umfassen zum Beispiel eine Überfunktion der Schilddrüse, was auf ein Defizit an Sonnenlicht-Yang (Dickdarm- und Magenfunktionen) zurückgeführt wird, gepaart mit einer Schwäche der umwandelnden Yang-Funktion der Milz und der wärmenden Yang-Funktion der Nieren, die dem Körper das lebenswichtige Feuer nicht zuführen kann, was einen herabgesetzten Metabolismus nachzieht. Weil der Milzmeridian die Beckengegend durchquert, können Beckenkrankheiten sowie umfassende Beschwerden auftreten wie eine zu schwache oder fehlende Monatsblutung (Amenorrhö), die auf Energiemangel und Blutarmut nach einem Verlust (Trauer wird dem Metall und den Lungen zugeordnet) oder bei großen Sorgen (Erde/Milz) zurückgeht.

Atemerkrankungen können jedoch auch aufgrund energetischer Unausgewogenheiten anderer Elementalphasen vorkommen, vor allem durch die von Holz (Leber) und Wasser (Nieren).

Die häufigsten Erkankungen der Holzphase sind allergisches Asthma und Heuschnupfen (beide werden durch Frühlingspollen schlimmer), die so plötzlich auftreten können wie die Windschübe, die für die Holzphase typisch sind. Die häufigsten Atemleiden der Wasserphase sind hartnäckige Entzündungen wie Stirnhöhlenvereiterung oder akute oder chronische Fälle von Staphylokokken in den Lungen, die auf eine Unterfunktion von Nieren-Yang zurückzuführen sind, welche die Aktivität der Nebennieren, die Streßreaktion sowie schützende und immunologisierende Kräfte betrifft; Nierenasthma, das mit einer Begebenheit assoziiert wird, die große Angst oder Furcht hervorrief, oder einer Behinderung im Hals, oft in Zusammenhang mit einer ertrinkensnahen Erfahrung (Wasserangst). In Fällen wie diesen konzentriert sich die körper/geist-integrative Akupunkturbehandlung nicht nur auf die Verbesserung der Funktionen des Oberen Wärmers im allgemeinen und insbesondere auf die Lunge, sondern auch auf die verwandten Holz- und Wasserphasen, die für Atemprobleme typisch sind.

Nehmen wir das Beispiel eines Asthmatikers, der unter Schlaflosigkeit leidet und einen Kloß im Hals hat, weil er in der Kindheit beinahe ertrunken wäre, und der seither Todesangst vor Wasser hat. Bei ihm zielt die Akupunkturbehandlung darauf ab, die Angst durch eine Stärkung der Nierenfunktion (Angst und Wasser) abzubauen. Punkte im Kreuz und in der Lungengegend (auf der zweiten Linie des Blasenmeridians, der durch diesen Bereich fließt), von denen man weiß, daß sie einen psychischen Block der Nierenfunktion aufheben, werden behandelt, wie auch die Öffnungpunkte von Lenkergefäß und Yin-Absatzgefäß, die die Beziehung zwischen Metall (Lunge 7) und Wasser (Niere 6) regeln. Man kann Punkte entlang des Nierenkanals auf der Brust wählen (Nieren 22–27), die bei Gefühlsstörungen der Lungen oder Brust stimuliert werden, die vor allem auf eine Nierentätigkeit zurückzuführen sind, wie auch Lenkergefäß Nr. 22 im Hals, um die Halsgegend zu öffnen. Meiner Erfahrung nach bringt eine solche Behandlung den emotionalen Problemkreis, beinahe ertrunken zu sein, schnell ins Bewußtsein (manchmal ist es auch die bei der Geburt um den Hals gewickelte Nabelschnur), was eine Auflösung der Kerngefühle und eine somatische Deblockierung erlaubt.

Genau wie Trauer und Depression in der Fünf-Phasen-Energetik dem organ-energetischen Funktionieren der Lunge abträglich sein und zu Hauterkrankungen führen können, wie wir im letzten Kapitel gesehen haben, haben wir beobachtet, daß Menschen, die an metallischen Atemleiden erkranken, oft anfällig sind für düstere, umnachtete Zustände. Solche Menschen leiden an Bronchitis oder Asthma wie auch an Darmbeschwerden, die oft durch den Verlust eines geliebten Menschen ausgelöst werden, wobei die Trennung mit einer unausgelebten Trauer einherging. In solchen Fällen konzentriert sich die Akupunkturbehandlung auf die gesamte Metallphase.

Die Therapie von Erkrankungen der Atemwege und schwacher Brust konzentriert sich auf den Energieaufbau im oberen Bereich, der den freien Fluß von Abwehrenergie begünstigt und die energetischen Funktionen von Lunge, Nieren oder Leber anregt, um eine gesunde Atemtätigkeit zu bewirken, das Zwerchfell zu befreien und die Brust zu öffnen, was zu einem Gefühl von Erleichterung und nicht nur zu gesteigerter (körperlicher und geistiger) Aufnahmefähigkeit führt, sondern auch zum Loslassen, das oft von einem Weinkrampf begleitet ist. In diesem Sinn sind es die gefangenen Tränen, die Blockierungen verursachten und die Brust beengten.

Brustweh: Herz, Kreislauf und Angst

In *Herz und Angst* entwickelt Ludwig Braun, ein Spezialist auf dem Gebiet der Psychosomatik, den Begriff einer von Angst regierten ›Herzpsyche‹, wobei er schließt, daß das Herz »ein besonderes Gefühlsorgan der Angst ist«.[18] Braun war der Meinung, Angst sei »ein inneres Abtasten, verbunden mit einem auf ein bestimmtes Ziel gerichteten Apparat, der im Herzgewebe angesiedelt ist«.[19] In der Akupunktur-Energetik betrifft dies nicht so sehr die Herzfunktion als vielmehr den Schutzpanzer des Perikards (Herzensmeister oder Herzbeschützer) und seine Arbeit der Schaffung einer Muskelabwehr rund um das Herz, die es gegen emotionale Traumata schützt.

Andererseits glaubte W. H. von Wyss, ein Zeitgenosse Brauns, das Herz sei »das Organ des Ausdrucks, nicht nur von Angst, sondern von allen Affekten«.[20] Grundsätzlich war er der Meinung, daß psychische Prozesse ihren Niederschlag im Körper finden. Mit anderen Worten: »ein Affekt enthält nicht nur seine psychische Erfahrung, sondern auch seinen motorischen Ausdruck in der Außenwelt, sein Echo in den Geweben, wobei letzteres eine Art Sprache des einzelnen mit sich selbst darstellt«[21] und eines der wichtigsten Organe inneren Ausdrucks ist. Demnach steht das Herz in enger Verbindung mit dem inneren Wesen eines Menschen und versinnbildlicht, wie bei den Chinesen, den menschlichen Geist.

Daran kann man sehen, daß die Atem- und Herzfunktionen des oberen Bereichs gemeinsam die Hauptstütze des Lebens darstellen, wobei das Aussetzen von einem dieser beiden zum Tode führt. Das entspricht dem akupunktur-energetischen Modell, das die Lungen für die Energiezufuhr verantwortlich macht, welche ihrerseits das Blut reinigt und mit Sauerstoff versorgt. Während die akupunktur-energetische Physiologie jede organ-energetische Funktion als Ansammlung von einem Aspekt der Psyche (Shen) sieht, ist das Herz darüber hinaus als ›Oberster Leiter‹ bekannt, der das Funktionieren des Körper/Geists überwacht.[22]

Wir werden uns jetzt dem Herz von drei verschiedenen psychologischen Ansätzen her nähern: dem klassischen psychosomatischen Begriff der Herzneurose, dem modernen der Migräne als komplexe Kreislauferkrankung und körper/geistige Störung und der behavioristisch-psychologischen Typ-A-Persönlichkeit.

Ein nervöses Herz

Dunbar, die aus psychoanalytisch-psychosomatischer Sicht schreibt, erwähnt die paradoxe Entdeckung, daß viele Patienten, die an einer ausgesprochen organischen Herzerkrankung leiden, sich ihrer Krankheit, wenn überhaupt, kaum bewußt sind und demnach keine Einsicht in ihre Bedeutung haben. Dementsprechend suchen sie ihre Beschwerden zu verharmlosen, zum Beispiel ihre Atemlosigkeit bei Anstrengungen. ›Herzneurotiker‹ hingegen scheinen ihre Herz- oder Kreislaufprobleme intensiv und subjektiv zu erfahren.[23] Es kann sehr gut sein, daß jemand, dem körperliche Schwäche oder Streßpunkte in der Herzgegend auffallen, ein körperliches Bewußtsein für die kleinsten Abweichungen entwickelt und dadurch Streß besser von seinem Herz fernhalten kann als der ausgesprochene Herzpatient, dessen Unwissenheit hinsichtlich seiner Körperfunktion das Herz ungeschützt läßt und es dadurch einer kontinuierlichen Absorption von Streß aussetzt, ohne dafür einen Ausgleich zu schaffen. Akupunktur-energetisch betrachtet, verhält sich der Herzbeschützer (Herzensmeister) im ›Herzneurotiker‹ aktiv, während der Herzpatient, dem es an dieser Funktion mangelt, leidet, weil er sein Herz nicht gegen Streß zu schützen weiß.

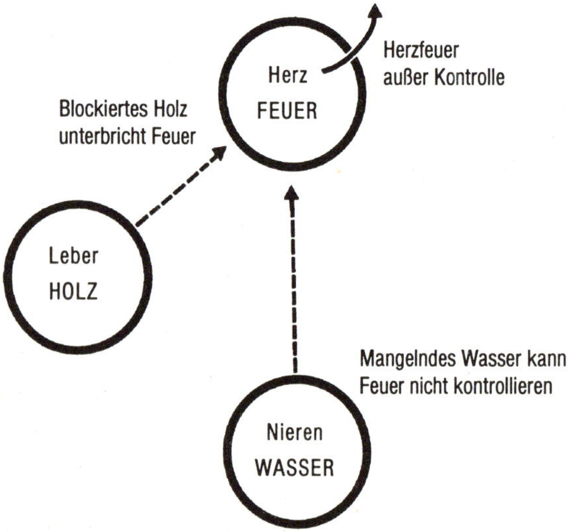

Die psychogenen Faktoren, welche laut Alexander klar mit dem Herzen zusammenhängen, sind freifließende Angst und unterdrückte Wut. Das bestätigt die akupunktur-energetische Perspektive, wonach die häufigsten Herzerkrankungen dort aufzutreten pflegen, wo eine Störung der Wasser- (Nieren), Holz- (Leber) und Feuer-(Herz)Phasen vorliegt. Zum Beispiel wird die Furcht oder Angst, die mit einer Schwäche der Wasserphase in Verbindung gebracht wird, in deren Unfähigkeit resultieren, das Feuer (Herz) zu kontrollieren, genauso wie unterdrückte Wut zu einer Behinderung der Leberfunktion (Feuer) führen wird, da Holz die Mutter des Feuers ist.

Da die unterdrückte Feindseligkeit, die mit der Wut assoziiert wird, die Angst verstärkt, sind diese beiden Faktoren kritisch bei der Entwicklung einer Herzneurose. Sowohl Alexander als auch Dunbar schließen, daß das Herz einzig und allein auf der Basis psychischer Faktoren und Begebenheiten ernste und gar tödliche Zustände entwickeln kann. Sie empfehlen den Einsatz der Psychotherapie bei diesen Patienten, um sie zu einem größeren Bewußtsein ihrer körper-geistigen Unausgewogenheit zu bringen, und betonen dabei, daß es am besten sei, dem Patienten nicht zu erlauben, sich über die psychischen oder körperlichen Komponenten seines Zustands auszulassen, während der Therapeut sich beider bewußt sein muß.

Die am häufigsten aus psychosomatischer Sicht untersuchten Herz- und Kreislauferkrankungen sind essentieller Bluthochdruck und Migräne.

Alexander zeigt auf, daß im Fall von essentieller Hypertonie ein dynamisches Muster besteht, welches mit Angst und Wut beginnt. Wie wir in Kapitel 4 gesehen haben, ist dies eine der Arten, wie sich der Körper mittels einer erhöhten arteriellen Spannung im sympathischen Nervensystem auf Flucht oder Kampf vorbereitet, die darauf zurückzuführen ist, daß der freie Ausdruck von feindseligen Trieben größtenteils unterdrückt wird. Bei einem Menschen, der auf Situationen ständig mit einer extremen Unterdrückung von feindseligen Trieben reagiert, kann es zu chronischem Bluthochdruck kommen, weil kein Ventil für seine Wut zur Verfügung steht.[24] In diesem Fall ist der Körper/Geist in einem ständigen Zustand der Bereitschaft für Kampf oder Flucht. Es ist festgestellt worden, daß der Hypertoniker ein Patient ist, der in jungen Jahren aggressiv war, später aber eher schüchtern wurde. Wie bei den anderen organ-funktionellen Systemen, die wir erörtert haben, genügen psychosomatische Faktoren allein nicht, um diese Dysfunktion zu erklären, die in Kombination mit Umweltfaktoren und »einem typischen Familienhintergrund als Charakteristikum« auftreten.[25]

Laut Alexander wird Migräne häufig mit unterdrückter Wut in Verbindung gebracht, die sich manchmal gegen intellektuell brillante Menschen richtet, gepaart mit einer rachsüchtigen Haltung wegen der Unfähigkeit, perfektionistischen Neigungen gerecht zu werden. Es gibt Fälle, in denen gängige Migränesymptome (die Periodizität der Anfälle, Parästhesie, Sprachschwierigkeiten, einseitiger Schmerz, Abneigung gegen Licht, Brechen und Übelkeit, wie auch das ›ausgesprochen gute Gefühl‹ nach dem Anfall) innerhalb von Minuten verschwinden, wird die sie begleitende Wut in derben Worten ausgedrückt.[26]

Die Migräne-Reaktion

Der namhafte Neurologe Dr. Oliver Sacks gibt in seinem ausgezeichneten Werk zum Thema Migräne zu bedenken, daß die Migräne auch ohne Kopfschmerzen auftreten kann und dann von einer ›Migräne-Aura‹ begleitet wird, einer Art halluzinatorischer Störung des Sichtfeldes. Was die Ursachenforschung anbelangt, kritisiert Sacks das genetische Migränemodell und schlägt als wahrscheinlichere Einflüsse das Familienumfeld und dessen innere Reaktionsmuster vor.[27] Er widerspricht auch jedem Versuch, von einem konstitutionellen Migränetyp oder einer ›Diathese‹ zu sprechen, es sei denn, dieses konstitutionelle Konzept berücksichtigte die vielen möglichen involvierten Faktoren und Persönlichkeitsprofile. Interessanterweise bemerkt er, daß Migräne und Allergieanfälle biologisch gesehen analoge Anpassungsschwierigkeiten darstellen.[28] Tatsächlich implizieren Sacks Erfahrungen mit über eintausend Migräne-Patienten, »daß die individuellen Symptome einer Migräne sich gegenseitig oder auch einen ganzen Anfall provozieren *und unterhalten können*«.[29] Während andere Krankheiten wie zum Beispiel ein Magengeschwür einem ersichtlichen emotionalen Bedürfnis dienen, können »Migränen herbeigerufen werden, um einer unendlichen Vielfalt von emotionalen Bedürfnissen zu dienen«. Daher sind die Theorien, die die Patienten selbst über deren Ursachen haben, so verschieden wie ihre Bedürfnisse, wobei sie ihre Anfälle je nachdem mit Verdauungsproblemen, der Menstruation, Allergien, Genen, ihrem Magen, Not oder etwas in Verbindung bringen, das sie gegessen haben.[30] Deshalb stößt sich Sacks an der ›Schublade einer zwanghaften Migräne-Persönlichkeit‹ oder dem Bestehen von ›unterdrückter Aggression‹ in allen Migräne-Patienten. Weiter weist er die Idee zurück, alle Migräne-Patienten seien neurotisch (es sei denn, die Neurose sei eine universelle Eigenschaft), »denn häufig ersetzt die Migräne neurotische Verhaltensweisen und bietet so eine Alternative zu einer neurotischen Verzweiflung und Beruhigung«.[31] Sacks bezieht sich auf den Ansatz von A. Luria, einem russischen Verhaltensforscher, der die Psyche als »›*ein Funktionssystem*‹ sieht, das auf die Ausführung einer bestimmten biologischen Aufgabe ausgerichtet ist... und auf einer ›dynamischen Konstellation‹ von Verbindungen basiert, die auf verschiedenen Ebenen des Nervensystems ablaufen... [die] beliebig ersetzt oder ausgetauscht werden können, wobei die Aufgabe aber die gleiche bleibt.«[32]

Das würde erklären, warum der Anpassungsprozeß sehr unterschiedliche und wechselhafte Mechanismen aufweist. Aus therapeutischer Sicht ist es ein weitreichender Schluß, *»daß Migränen ›herbeigerufen‹ werden, um einer unendlichen Vielfalt von emotionalen Bedürfnissen zu dienen.«*[33] Wie wir bereits im vierten Kapitel gesehen haben, sind psychosomatische Komplexe weiterführende Lebensprozesse, und, wie gesagt, kann es sich sehr wohl als gesund erweisen, ein somatisches Sicherheitsventil wie eine Migräne zu haben, um wichtigere energetische und physiologische Funktionen zu schützen.

Sacks schließt, daß der Versuch, Anfälle mit Ergotamin und ähnlichen Medikamenten zu vertreiben, sehr unklug ist. »Man muß *mit* seiner Biologie arbeiten und nicht gegen sie, oder sie wird sich rächen.«[34] Das beste Behandlungsmodell für Migräne ist die Selbsthilfe, bei welcher der Patient vom Arzt nicht behandelt, sondern von ihm oder einem Therapeuten einer größeren Selbstkenntnis zugeführt wird, unterstützt von sanften Therapien, die für diesen Patienten wirksam sind. Denn: »Ein Arzt wird für seinen Patienten mit allem, was er sagt, und mit allem, was er tut, zum Therapeuten.«[35] Analog zu unserem körper/geist-energetischen Modell bemerkt Sacks: »Er kann den Patienten beraten, unterstützen oder analysieren; zu welchen Maßnahmen auch immer er sich entschließt, von ausschlaggebender Bedeutung ist seine Beziehung zum Patienten. Seine Autorität, seine Sympathie und die zahllosen, nicht faßbaren und größtenteils unbewußten Aspekte, die in eine erfolgreiche Arzt-Patienten-Beziehung miteinfließen, sind daher ebenso wichtig wie das, was er sagt oder tut.«[36] Das erinnert an Groddecks Vorstellung, daß es »das Schicksal des Arztes ist, zu dienen und zu behandeln«.[37] Denn: »Der Arzt hat als Instrument seiner psychotherapeutischen Tätigkeit eine mehr oder weniger gut eingearbeitete Psyche. Er setzt dieses Instrument an der Psyche des Kranken an. Sobald das geschehen ist, verliert er die Führung. Der Arzt wird dann zum Instrument des Kranken.«[38]

Es ist schade, daß Sacks, der seit über fünfzehn Jahren Patienten behandelt und einen eindeutig erfahrungswissenschaftlichen Ansatz praktiziert, der sich mit dem Augenblick der wirklichen Not des Patienten auseinandersetzt, seinen eigenen Berichten nach selbst keine alternativen Heilmethoden wie Akupunktur, Biofeedback und andere Formen von Streßabbau studiert hat, vor allem, da er den Wert dieser vielversprechenden Therapien grundsätzlich anerkennt. Einer breiten, auf Einsicht basierenden phänomenologischen Einstellung anzugehören, ohne nach effektiven und sicheren Behandlungsweisen zu suchen, läßt den Patienten zu kurz kommen, was Kritiker der Psychoanalyse schon lange sagen. Auch ein kritisches, von Einsicht getragenes psychologisches Verständnis muß mit wirkungsvollen somatischen Behandlungsweisen kombiniert werden und ist in Fällen wie den von Sacks behandelten durchaus angebracht. Was an Sacks Arbeit besticht, ist der beschreibende phänomenologische Modus, der den Patienten selbst zu Wort kommen läßt, damit er selbst handeln und seine eigene Heilung einleiten kann.

Bernie Siegel, ein Arzt mit großer Erfahrung bei der Behandlung von Krebspatienten, verwendet eine neue Kombination von Beratung, Kunsttherapie, Visualisierung und Chirurgie und betont dabei die Notwendigkeit, den Genesungswillen solch schwerkranker Menschen einzuschätzen, wobei er sowohl somatisch als auch psychotherapeutisch vorgeht. Von einer lebensbejahenden Einstellung ausgehend, bittet Siegel Patienten, sich an wichtige Ereignisse zu erinnern, die ein oder zwei Jahre vor ihrer Krankheit auftraten, was ihnen oft hilft, die psychische Komponente ihrer somatischen Beschwerden genau zu definieren. Dann bittet er sie, über die Bedeutung ihrer Krankheit sowie über das Bedürfnis nachzudenken, das es erfüllt. Das Resultat dieses Ansatzes ist, daß der Patient, wie bei Sacks, dazu geführt wird, Verantwortung für seine Krankheit zu übernehmen, was den ersten Schritt darstellt, um in der Lage zu sein, die nötigen Veränderungen herbeizuführen, die die Heilung einleiten. Zu erkennen, daß jede Krankheit Körper und Geist betrifft, bedeutet auch zu realisieren, daß jede erfolgreiche Behandlung beide Seiten des Patienten einbeziehen muß, um seinen eigenen Genesungswillen anzuregen.[39]

In diesem Zusammenhang ist es oft von primärer Wichtigkeit, den Patienten zu veranlassen, einen Bezug zu seinem Körper herzustellen, denn: »Viele Patienten haben den Kontakt zu ihrem Körper verloren, genauso wie man sich an das Ticken einer Uhr gewöhnt und es am Ende gar nicht mehr hört.«[40]

Zeitdruck und Arterienverengung

Friedman und Rosenman, die Verhaltenswissenschaftler, die (1974) das Konzept von Typ-A- und Typ-B-Verhalten entwickelten, erwähnen einen übermäßigen Konkurrenztrieb und ein chronisches Gefühl von Zeitdruck als die zwei entscheidenden Merkmale der Typ-A-Persönlichkeit. Auch wenn er sich meistens unter Kontrolle hat, kann sich dieser Typ Mensch scheinbar unangebrachten Ausbrüchen von Wut und Feindseligkeit hingeben. Er ist sehr ungeduldig, immer in Eile und muß immer etwas tun und ausführen, was er für produktiv hält, damit keine Zeit verlorengeht.[41] Da dieser Mensch sich Ziele setzt, die er nicht erreichen kann, wird die Zeit zum Feind. Er beurteilt die Dinge quantitativ nach dem damit verbundenen Geld und Erfolg und hat keine Zeit für wirkliche Entspannung; typischerweise ist er aggressiv und nach außen gerichtet, hält sich an die Gegenwart und an seine Leistungen. Dabei ist er nicht in der Lage vorauszuplanen und nimmt sich kaum Zeit, um sich zu fragen, was das alles zu bedeuten hat. Dieser Mensch möchte vor allen Dingen von seinen Vorgesetzten respektiert werden und wird jedes Opfer bringen, um deren Anerkennung zu erhalten. Demnach wird er seine Aggressivität nicht an seinem Chef ausleben, sondern an Untergebenen, seinen Bekannten und seiner Familie. Während diese Art Verhalten mit Erkrankungen des Herzkranzes in Verbindung gebracht wird, haben Friedman und Rosenman das Profil der ›koronaren Persönlichkeit‹ revidiert. Es unterscheidet sich stark von dem soeben beschriebenen und zeigt auf, daß phlegmatisches, nicht konkurrenzorientiertes Verhalten und ein niedriges Selbstwertgefühl wichtige Komponenten bei Herzkrankheiten sind und diese Art Persönlichkeit ihre Minderwertigkeitsgefühle mit selbstzerstörerischem Typ-A-Verhalten überkompensiert. »Dieser Antrieb schafft in einem Menschen, der nicht dazu neigt, einen tiefen Streß und eine Gespaltenheit in der psychischen Ausrichtung.«[42] Um eine Persönlichkeit des A-Typs atypisches Verhalten zu lehren, schlagen Friedman und Rosenman verhaltensverändernde Techniken vor wie Entspannungsübungen und Meditation und ein Überdenken der eigenen Lebenshaltung. Während diese Untersuchungen zu einem besseren Verständnis mancher Verhaltensursachen von Herzkrankheit geführt haben, bleibt die Tatsache bestehen, daß eine derart vereinfachende Charakterisierung dazu führt, daß mit der Krankheit sehr furchtsam umgegangen wird, was negativen Streß mit sich bringt. Die Medien verbreiteten bereitwillig Informationen zur Typ-A-Persönlichkeit, was zu einem merklichen Zuwachs an Fitneß-Programmen für Manager geführt hat. Plötzlich war jeder sicher, ein A-Typ zu sein. Die Leute stürzten sich auf scheinbar gesunde Herzfitneß-Aktivitäten mit demselben gestreßten Übereifer, der diesen Persönlichkeitstyp überhaupt erst ausmacht. Viele sind sogar jogging- oder aerobicsüchtig und büßen ihre gute Laune ein, wenn diese Tätigkeiten eingeschränkt werden müssen. Mit anderen Worten ist es möglich, daß das übereinfache A-Profil von vielen Menschen angenommen wird, die gar nicht diesem Persönlichkeitstyp angehören.

Das phänomenologische körper/geistige Modell geht nicht davon aus, daß der Typ eines Menschen unweigerlich zu einer spezifischen Krankheit führt, sondern arbeitet mit diesem Menschen daran, sein inneres Bewußtsein sowie seine Einstellung zu Zeit, Geschwindigkeit und Lebensdauer zu erweitern, damit er sich seiner Beziehung zum inneren und äußeren Raum gewahr werden kann. Bei einer solchen Untersuchung mit und für den Patienten wird dieser die Beschränkungen des Körper/Geists in individuellen Ausdrücken entdecken, wobei der Therapeut als Wegbegleiter und Lehrer hilft, tiefere Einsicht in diese Beschränkungen zu erlangen und zu ergründen, wo sie hergekommen sind und wie sie zur Ökonomie des Lebens des Patienten passen. Therapien für Körper und Geist werden hinzugezogen, um ihm zu helfen, blockierte Bereiche zu befreien. Dabei kann die Akupunktur-Energetik eine wichtige Rolle spielen, da das Muster, das von der Plazierung der Nadeln beschrieben wird, das einst funktionelle körper/geistige Muster anklingen läßt und den Körper/Geist dazu anhält, sich an einen früheren Seinszustand zu erinnern. In diesem Licht gesehen, ist die Akupunkturbehandlung eine körper/geist-integrative Verhaltenstherapie, die von einer Kombination mit anderen Verhaltenstherapien wie Meditation, Atem- und Entspannungtechniken, Autosuggestion und Visualisieren profitiert.

Die Akupunktur-Energetik des Herzens

Wie wir gesehen haben, kennzeichnet das energetische Funktionieren von Herz und Herzbeschützer die folgenden Entsprechungen: Herz- und Kreislauffunktionen im allgemeinen, Blutfluß und -zufuhr, die Blutgefäße, die Abstimmung von Herzschlag und Puls, Lagerhaus des Geistes (*Shen*), rationales Verhalten und eine ruhige Persönlichkeit, Zunge und Sprache (und demnach Sprachstörungen oder schnelles Sprechen), eine rötliche oder aber blasse Gesichtsfarbe (die mit der Leberphase assoziierte mangelnde Röte); Schlafstörungen, Ruhelosigkeit, emotionale Wärme usw.

Es gibt viele feuer-energetische Muster (Herz und Perikard oder Herzbeschützer), doch hier sind die häufigsten:

- Gefäßkrämpfe und Bluthochdruck, oft in Verbindung mit einer leber-energetischen Überfunktion, in welcher das ›aufsteigende Leber-Feuer‹ sich gegen sein Kind, das Herz, wendet, was zu ›aufwärts loderndem Herz-Feuer‹ führt, begleitet von einer gestörten Herzfunktion, einem roten Gesicht, Aufregung, schnellem oder undeutlichem Sprechen, der für den A-Typ charakteristischen Zeitnot und von Druck auf der Brust;
- kribbelnde ›Ameisen‹ oder Schmerzen entlang den Herzpfaden und den Meridianen des Perikards, an den Handflächen und Innenarmen, unter den Achseln und in der Brust;
- durch Blutgerinnsel verursachte Erkrankungen von Arterien und Venen, die auf ein Defizit an Blut oder Energie in diesen energetischen Funktionen zurückzuführen sind;
- geschwollene Fußknöchel (rund um den Bereich des Nierenmeridians, da Nieren-Wasser der untere Zweig von Kleines Yin ist, von dem der Herz-Feuer-Meridian wiederum der obere Zweig ist);
- Dünndarmleiden (da das aufgeregte Herz versuchen wird, überschüssige Hitze in seinen Yang-gepaarten Darm abfließen zu lassen, den Dünndarmmeridian);
- weil das Herz den Körper/Geist regiert, beeinträchtigen emotionale Störungen die Kraft der Persönlichkeit ganz allgemein, was sich in einer generellen Schwäche und in einer Lethargie ausdrückt, die mit Depression, Gedächtnisverlust (da das geschwächte Herz sein Kind, die Milz, nicht mehr spürt, wobei letztere sein Erinnerungs-

vermögen und seine Konzentrationsfähigkeit stärkt), Hysterie, extremen Gefühlszuständen, allgemeiner Aufregung und Nervosität, Angst, Fehlen von Lachen in der Stimme und einem Mangel an Feuer in Gesichtsfarbe und Persönlichkeit oder ›falschem‹ Lachen einhergeht.

Muster und Störungen von Herz und Kreislauf können auch von primären Erkrankungen in den anderen elementalen Funktionen herrühren. Wenn Holz (Leber) überwiegt, wird das Herz unruhig, was zu Migräne, roten, irritierten Augen, Herzklopfen und Schmerzen führt. Das bringt den Pfad des Perikardmeridians (Absolutes Hand-Yin) ins Spiel, gepaart mit dem der Leber (Absolutes Fuß-Yin), der oft mit Herzneurosen und Panikzuständen assoziiert wird. Bei Defizit ist Wasser (Nieren) nicht in der Lage, Feuer (Herz und Perikard) entlang dem regulären Kontrollzyklus der Fünf Elemente richtig zu kontrollieren, was zu einem Verlust an Harmonie zwischen Wasser und Feuer führt, begleitet von Kreuzschmerzen, dem Fehlen von sexuellem Feuer, Schmerzen in den Knien, möglicher Hörschwäche, Schwindel, Gefühlsausbrüchen, Schlaflosigkeit und allgegenwärtiger Angst.

Die Behandlung der energetischen Funktion von Herz oder Herzschützer konzentriert sich entweder auf die Beruhigung des Herz-Feuers im Falle einer Hyperaktivität, mit Punkten wie das Tor des Geistes, Herz 7, und den hinteren Punkten, die mit den funktionellen und psychologischen Aspekten (nämlich den Punkten auf dem Blasenmeridian über der Gegend von Herz und Perikard und Punkten entlang der Mittellinie an der Vorderseite, die als Alarmpunkte für die beiden Funktionen gelten) assoziiert werden, oder auf eine Stärkung der Herzenergie, durch Anregung der ›Mutter‹, der Leber, und von Herz und Perikard direkt.

Bei Störungen der Herzfunktion, die auf andere Energiephasen zurückzuführen sind, wie Wasser oder Holz in den obigen Beispielen, liegt der primäre Nachdruck auf der Behandlung von Wasser (Nieren) oder Holz (Leber) und ein weiterer auf den Funktionen von Herz und Perikard.

Die Therapie zielt ebenfalls darauf ab, die normalen energetischen Kontroll- und Entstehungszyklen der Wasser-, Holz- und Feuerfunktionen wiederherzustellen. Meiner Erfahrung nach sind die Bilder von Wasser (Feuchtigkeit und Flüssigkeit) und Feuer (Trockenheit und

Hitze) besonders nützlich beim Versuch, eine Erinnerung in Patienten wachzurufen, die an Erkrankungen leiden, die die Psyche oder den Geist betreffen.

Bei seinem Versuch, die (Jungsche) analytische Psychologie aus dem rein psychischen Bereich hinauszubewegen und der Wirklichkeit von körperlicher Krankheit und Zerfall gerecht zu werden, entwickelte der Schweizer Jungianer und auf Psychosomatik spezialisierte Arzt Dr. Alfred Ziegler einen Ansatz zum körper/geist-energetischen Modell, den er ›archetypische Medizin‹ nannte.

Diese Methode konzentriert sich auf die subjektive Wirklichkeit der Aussage des Patienten und zielt darauf ab, besonders dort eine phänomenologische Erweiterung zur ›symbolischen Wesenserfassung‹ von Urbildern zu erreichen, die im therapeutischen Prozeß auftauchen, wo diese Bilder »dieses Wesen angreifen und eine im Körper wahrnehmbare Resonanz mitbringen«.[43] Diese Art Medizin setzt »weniger eine Begabung zur sinnenhaften Wahrnehmung voraus, zur extravertierten Empfindung, als vielmehr eine subjektivistisch tätige, introvertierte Intuition und Symbolerfassung«.[44]

Wie die behavioristische Akupunktur und das körper/geist-energetische Modell konzentriert sich die archetypische Medizin nicht auf Krankheitszustände per se, sondern vielmehr auf Muster: »Die Krankheiten, um die es hier geht, sind eigentlich Syndrome, Krankheitsbilder.«[45] Diese Muster treten oft als dynamisches Zusammenspiel von entgegengesetzten Kräften auf und erreichen gelegentlich eine besondere Übereinstimmung, wobei sie zu anderen Zeiten so sehr verzerrt sind, daß eine Spaltung von Körper/Geist eintritt, die schließlich zu einer Somatisierung führt.

Der erwähnte Gegensatz tritt häufig bei Wasser und Feuer auf: zwischen einem Extrem an Flüssigkeit, das in Verwirrung oder einem Ertrinken im Meer der Formlosigkeit endet und nur durch Feuer und Trockenheit aufgehoben werden kann oder durch Heraufbeschwören von Bildern der Reinheit, »durch die alles aus dem Fluß des Ununterscheidbaren aufsteigt«[46], und einem Extrem an Trockenheit, das alles zu Staub und Asche werden läßt, und durch Feuchtigkeit, Flüssigkeit und die wellenartigen Kräfte des Wassers auf seinem Weg durch den Körper/Geist aufgehoben werden kann.

Trockene, brennende, verzehrende Feuerzustände sind einem Defizit der Wasserwurzel des Lebens zu verdanken (zu wenig Yin, vor allem in den Nieren), wo der Flüssigkeitsmangel zu einem beschleunigten Metabolismus führt, begleitet von einer Tendenz zu Schilddrüsenüberfunktion oder Bluthochdruck, Trockenheit, Erregungszuständen und einem unruhigen Geist. Bilder von Wasser, Feuchtigkeit und den Kräften des Monds, die vor allem nachts auftauchen, um den Körper/Geist zu laben und die Herrschaft des Flüssigkeitshaushalts über den Organismus wiederherzustellen, sind besonders geeignet für Patienten, die unter solchen ›Erhitzungs‹-Mustern wie Bluthochdruck, Schlaflosigkeit, Nervosität leiden, aufgeregt sprechen und ganz allgemein unsicher sind. Die körper/geist-energetische Behandlung dieser Menschen konzentriert sich darauf, Körperflüssigkeiten und den Fluß der Psyche in Bewegung zu halten und zu unterstützen, um so dem ›falschen Feuer‹ zu begegnen, das sie letzten Endes verzehren würde.

Bei Menschen, die an einem Defizit der Feuer-Wurzel (vor allem Nieren-Feuer oder -Yang) leiden, werden hingegen Muster von unkontrollierten Flüssigkeitsansammlungen überwiegen, wie zum Beispiel bei einem kongestiven Herzleiden, bei dem das Herz von Wasser umgeben ist, oder von Ödemen aller Art. Solchen Menschen mangelt es an Herzlichkeit und an Körperwärme. Sie fühlen sich auch entsprechend kühl und klamm an. Ihre Muster deuten auf eine Tendenz zu Erkältung und Verwässerung, begleitet von einer Neigung zu Hypothyroidismus und niedrigem Blutdruck und einem Anstauen von Kälte und Feuchtigkeit (Schleim und Ödeme) im Körper, was von einer allgemeinen Trägheit und Langsamkeit in ihrem Verhalten und Auftreten begleitet ist. Bilder von Feuer, von einem Ansteigen von Hitze im Körper oder von der Tätigkeit der Sonne, die den Organismus wärmt, helfen diesen Menschen sehr, wobei die körper/geist-energetische Behandlung sich in diesem Fall darauf konzentrieren wird, eine unkontrollierte Ansammlung von Flüssigkeit, Feuchtigkeit und Kälte durch Stärkung der Feuer-Wurzel zu vermeiden, den Körper zu wärmen und in der Psyche emotionale Wärme und die Fähigkeit zur Freude (von der Fünf-Elementen-Theorie mit dem Feuerelement und dem Herz in Verbindung gebracht) hervorzurufen, um das Wasser daran zu hindern, sie zu überfluten und zu ertränken.

Wir helfen Patienten, in einen Dialog einzutreten mit Bildern von ihrem inneren Geschehen, von Wasser und Feuer, »wobei sich uns ein philosophischer Standpunkt aufdrängt, der von Arzt und Patient die Betrachtung des Archetypischen an Flüssigkeiten und trockenen Dingen verlangt, ... als würden wir, trotz aller Therapie, sonst nicht wissen, woran wir sind«.[47] Das führt Arzt und Patient gemeinsam einer *virtuellen*

Mitte entgegen, die für jeden Menschen anders und im Kern seiner Gegenwart enthalten ist. Auf dieser Basis kann der phänomenologische Arzt oder Therapeut in eine wirkliche therapeutische Begegnung eintreten.

Ein Fall von Panik im oberen Bereich

Aus körper/geist-energetischer Sicht umfaßt ein Verständnis der Erkrankungen des oberen Bereichs (energetische Funktionen von Herz und Lunge) sowohl die detaillierte Auseinandersetzung mit den involvierten emotionalen, psychologischen und spirituellen Fragen, als auch die gründliche Untersuchung der betroffenen somatisch-energetischen Bereiche und Reaktionsmuster. Am nun folgenden Fallbeispiel werden wir aufzeigen, wie die Akupunktur-Energetik und der körper/geist-integrative Einsatz von Visualisierungstechniken einander ergänzen können.

Ich habe in jüngster Zeit mit einer Arbeitsweise begonnen, aus der sich eine visuelle Akupunktur entwickeln könnte. Dabei kombiniere ich die Akupunkturbehandlung mit Visualisierungstechniken, indem ich mich der Bilder und Metaphern der Akupunktur-Energetik bediene. Ich begann dieses Projekt zunächst unter der Anleitung des New Yorker Psychiaters Dr. Gerald Epstein, der sich auf eine körper/geist-integrative Behandlungsweise spezialisiert hat, die er ›Wachtraumtherapie‹ [48] nennt. Die Akupunkturbehandlung, die Patienten zu einem körperlich empfundenen Gefühl verbesserten Funktionierens verhelfen kann, wird von ergänzenden Visualisierungstechniken unterstützt, die es ihnen ermöglichen, die Bilder der Akupunktur zur Förderung des eigenen Heilungsprozesses einzusetzen. Dieses Vorgehen reduziert die Anzahl Behandlungen und läßt den Patienten die Akupunktur nur dann in Anspruch nehmen, wenn es wirklich nötig ist.

Der folgende Fall ist ein Beispiel für diesen Ansatz. Der Patient war ein Student in den letzten Semestern, der an einer angesehenen Universität seine Diplomarbeit in Volkswirtschaft schrieb. Als hervorragender Student erwartete er, nach seiner Promotion einen Job nach seiner Wahl in einem wettbewerbsorientierten und lukrativen Wirtschaftszweig zu finden.

Der junge Mann litt an einer Reihe von vagen, doch äußerst unangenehmen Beschwerden, die sich rund um das gruppierten, was von einem Psychologen als Paniksyndrom diagnostiziert worden war. Er war nicht daran interessiert, die Medikamente einzunehmen, die ihm im allgemeinen für diese Symptome verschrieben wurden, und auch eine intensive Therapie hatte nur wenig dazu beigetragen, seine Körpersymptome zu lindern. Dazu gehörten ein unruhiger Schlaf, Reizbarkeit, ständige Angst, Muskelverspannungen am ganzen Körper und Müdigkeit.

Äußerlich scheinbar ruhig, kriegte es der Patient sichtlich mit der Angst zu tun, sobald ich begann, seinen Puls zu fühlen, und eine Bemerkung über den hohen Grad an Verspannung machte, den ich in seinem Körper feststellte (angezeigt von einem drahtigen, dünnen, engen Puls). Da begannen seine Beine, unkontrolliert zu schütteln. Ich erwähnte, daß bei jemandem mit so viel innerer Spannung, wie ich sie bei ihm sah, solche Schüttelanfälle praktisch unvermeidbar seien und ein Ventil für die Verspannung schufen. Er begann, über seine bevorstehende Karriere in der hektischen Welt der Börse zu sprechen, und bemerkte, er glaube nicht, daß eine solch aufreibende Arbeit etwas für ihn sei, auch wenn er sie aufgrund seiner Leistungen jederzeit haben könnte.

Ich erklärte ihm die Streßreaktion in behavioristischen und akupunktur-energetischen Ausdrücken, um ihn mit Metaphern zu versehen, von denen ich hoffte, daß sie Bilder von seiner Störung und seinem Problem aufsteigen lassen würden. Wir sprachen davon, wie die Nebennieren (Nieren-Feuer), die Muskulatur (unter der Kontrolle der Leber und vor unterdrückter Wut gereizt), die Blutgefäße und sogar die Herzpumpe einen höheren Gang einlegen, wenn eine Bedrohung wahrgenommen wird, was den Körper auf Kampf oder Flucht vorbereitet. Er bemerkte, daß diese Beschreibung sich richtig anhöre und alle seine Sorgen und Beschwerden zu einem einzigen Bild zusammenfüge.

Ich erklärte ihm, daß unter normalen Bedingungen ein vegetativer Rückzug zu den parasympathischen Funktionen von Ruhe und Verdauung stattfindet, wenn der Kampf stattgefunden oder der Organismus sich vor der das sympathische Nervensystem mobilisierenden Gefahr zurückgezogen hat, damit der Körper/Geist sich erholen kann. Im aufreibenden Umfeld der Stadt, und besonders in der Welt, in die er eintreten wollte, nehmen Kampf und Flucht nie ein Ende und führen zu chronischem Streß, weil die parasympathische Erholungsphase nicht stattfinden kann.

Akupunktur-energetisch gesehen, veranlaßt das die Leber (Holz), die voller unterdrückter Wut ist, weil sie sich in der Außenwelt nicht frei schöpferisch betätigen und ausdrücken kann, dazu, die Milz (Erde) zu überfluten, was gastrische Symptome und Verengungen der Magengrube im vorgeschwürlichen Stadium sowie das Verlangen nach mütterlicher Zuwendung und Nahrung mit sich bringt.

Da kamen dem Patienten die Tränen, und er ›gab zu‹, wie er sagte, daß er seit langem die Hoffnung aufgegeben habe, je eine Mutter oder einen Vater zu haben, da seine eigenen Eltern nie verstanden hätten, wer er wirklich sei. Die Erwartungen seiner Familie, die ihn finanziell erfolgreich und unabhängig sehen wollten, hatten ihn dazu gezwungen, eine hochdotierte Laufbahn einzuschlagen und seinen Wettbewerbssinn einzusetzen, was seiner sensiblen und intellektuellen Wesensart sehr abträglich war, die ihn in Richtung Philosophie und Literatur drängte.

Er beschrieb seine Mutter als emotional und flatterhaft, immer auf ihre eigenen Bedürfnisse konzentriert und überhaupt nicht liebe- oder hingabevoll. Sein Vater war abwesend und distanziert, eine unbekannte Größe in seinem Leben.

An diesem Punkt bemerkte er, daß seine Beziehungen zu Frauen ihn immer unter Druck gesetzt hätten und kaum je mehr als ein paar Monate dauerten, auch wenn Frauen sich von ihm leicht angezogen fühlten und er sich »nie anstrengen mußte, um eine Freundin zu finden«.

Ich sprach mit ihm über die Wasserphase (Nieren), die in seinem Fall durch Angst und Furcht eingefroren war, was von einem langsamen, beinahe abwesenden dritten Puls bezeugt wurde – der Position, die mit dem Nierenfeuer (*und* dem Herzbeschützer) assoziiert wird, die sich unter normalen Umständen in harmonischem, kontrollierendem Verhältnis zur Feuerphase (Herz und Perikard) befinden müßte und das Holz (Leber) nähren würde. Ich bat ihn, sich auf den Behandlungstisch zu legen, damit ich seinen Körper abtasten könne, um empfindliche oder verspannte Stellen aufzuspüren. Sorgfältig begann ich, die betroffenen Bereiche abzutasten: Magengrube, Zwerchfell und Brust entlang bis zum Hals. Es war eine Verspannung im Pfad der Leber festzustellen, da das fehlende Wasser sein Kind, das Holz, nicht nährte, was wiederum zu einer Unfähigkeit des Holzes führte, dessen Kind, das Herz, zu nähren, das unkontrolliert blieb und den Herzbeschützer dazu zwang, bis zur Erschöpfung zu arbeiten, um es gegen äußere Streßfaktoren zu schützen. Die Visite erbrachte den verspanntesten Körper, den ich in zehn Jahren Akupunktur untersucht hatte. Beim leichtesten Druck auf irgendeinen Punkt entlang der betroffenen Zone schüttelte sich der Körper des Patienten unkontrollierbar, wobei dieser manchmal lachte oder fast weinte, mich jedoch inständig bat, nicht aufzuhören. Er war beeindruckt, wie einfach die Akupunktur-Untersuchung zu den präzisen Verspannungsbereichen geführt hatte. Ich nahm diese Gelegenheit wahr, um ihm zu erklären, daß die Enge in der Gegend etwa zehn Zentimeter über seinem Nabel in Abwesenheit von einem Geschwür, von Aneurysma oder Darmobstruktion, von einem Internisten sicherlich als etwas abgetan worden wäre, weswegen er sich nicht sorgen solle. Aus meinem eigenen Verständnis des körper/geistigen Dilemmas des Patienten heraus erklärte ich ihm, daß das, was als Paniksyndrom diagnostiziert worden war, wegen einer Schwäche und Kälte in seiner Beckengegend (dem Bereich der Nieren-Energie) in seiner Magengrube begann. Ich ließ ihn die Kälte unterhalb seines Bauchnabels und den harten Stab spüren, der von etwa zehn Zentimetern oberhalb seines Bauchnabels ganz bis zu seinem Brustbein zu spüren war, wie auch den Kloß in seinem Hals. Dieses Aufspüren der betroffenen energetischen Zonen war mir in meiner Art, körper/geist-integrative Akupunktur zu praktizieren, sehr wichtig geworden, da sie den Körper auf eine Erinnerung von vergessenen energetischen Pfaden vorbereitet, die ich in der Akupunkturbehandlung zu stimulieren versuche. Der Patient spekulierte, daß sein Herz-Feuer wegen seines eingefrorenen Nieren-Feuers so gering sei, und fügte hinzu, daß er in seinen Beziehungen zu Frauen diese Kälte in seinem Sexzentrum und als fehlende Herzenswärme empfinde. Ich fragte ihn, ob er meinte, dies sei vielleicht dem überaktiven Herzbeschützer zu verdanken, der eine Mauer um seine Brust errichtete, um jedes intensive Gefühl davon abzuhalten, hinein- oder hinauszugelangen? Er sagte, das sei genau das, was in seinem Leben passiere.

Er gab zu bedenken, daß er sich etwas vor dem Einstich der Nadeln fürchte, da er das Gefühl habe, daß der Auswertungssprozeß der Akupunktur selbst so viel aufgedeckt hätte, daß er Angst hatte, die Nadelbehandlung würde ihn völlig verletzlich machen. Ich versicherte ihm, daß die Nadeln ihn viel mehr stabilisieren würden als mein holpriger Erklärungsversuch, da Worte immer voller Fehler und Ungenauigkeiten seien, die zur Verwirrung führten, während die Akupunktur-Therapie, wenn vorsichtig angewandt, ein rein phänomenologischer, dem gegenwärtigen Seinszustand des Patienten angepaßter Prozeß sei. Ich erklärte, daß ich beabsichtigte, eine Reihe von Punkten zu stechen, die seinem Körper/Geist helfen würden, sich daran zu erinnern, wie er im Nierenbereich zu funktionieren habe, und dadurch die Leber zu befeuchten, was der Muskulatur erlaube, sich zu entspannen und die in seinem Zwerchfell gefangene Energie (für die klassischen Psychosomatiker eine Zwerchfellneurose) zu befreien, damit sie regelmäßig durch seine Brust fließen und den Herzbeschützer, Geist und Verstand beruhigen könne. Das sagte ich ihm, während ich ihn bat, sich beim Atmen zu entspannen und sich darauf zu konzentrieren, die Luft in das Zentrum seines Zwerchfellknotens zurückfließen zu lassen, wobei ich die Geschwindigkeit meiner Kommentare seiner Atmung anpaßte und dann langsamer wurde (womit ich die einfachen Techniken von Spiegelung und Führung der Ericksonschen Hypnotherapie anwandte), um ihm zu helfen, sich zu beruhigen. Dann stach ich die Punkte, von denen ich annahm, daß sie mit seinem gegenwärtigen Zustand übereinstimmten: Leber 5 und Herzkreislauf 5, um das zugrundeliegende somatisch-energetische Verspannungsmuster von Absolutes Yin zu durchbrechen und den Zwerchfellbereich zu befreien; Herzkreislauf 1 auf den beiden Seiten der Brust; Leber 14 unter den Brustwarzen, Nieren 23 auf der Brust und Lenkergefäß 17 in der Brustmitte. Diese waren bei der Untersuchung alle äußerst empfindlich gewesen. Zuerst drückte ich fest auf die Körperstelle, um ihn auf die gewünschte Nadelreaktion vorzubereiten. Dann stach ich Lenkergefäß 10, etwa zehn Zentimeter über dem Nabel auf der Mittellinie, wobei ich dem Patienten erklärte, daß sein Atem in diesem Bereich nun frei fließen, die Verspannung auflösen und Zwerchfell und Brust öffnen würde. Ich schloß mit Nieren 2 und 3, den Feuer- und Ursprungspunkten des Nierenmeridians, um die Feuer-Nierenwurzel aufzubauen und seinen Körper/Geist von ›zittriger‹ Angst zu befreien. Dann wies ich ihn an, mit dem Atmen weiterzumachen und, während er seine Augen geschlossen hielt, dem Gefühl, Material, Klang, der Farbe, dem Geruch oder dem Bild dessen nachzuspüren, was in seinem Zwerchfell festsaß. Wenn er einen Knoten sah, sollte er diesen aufknüpfen; einen harten Ball sollte er zu Wachs werden und schmelzen lassen usw. Dann ließ ich ihn etwa zehn Minuten allein.

Als ich zurückkehrte, sagte er, er habe geweint, doch jetzt fühle er sich sehr friedlich und schlafe beinahe, und es käme ihm so vor, als würde er über dem Tisch schweben. Ich stellte fest, daß sein Puls nicht länger drahtig und eng war, und bemerkte, daß er sich jetzt anfühlte, als würde ein freier Wasserfluß durch seinen Körper strömen. Er erwiderte, das sei genau das, was er sich vorgestellt hätte, als er dagelegen sei. Ich tastete seinen Magen ab, wo der Knoten merklich kleiner war. Ich ließ ihn das verifizieren und erklärte ihm, daß er jedesmal, wenn er spürte, wie in seinem Körper der Druck zunahm, sich für ein paar Minuten irgendwo zurückziehen solle, um seine Finger auf diesen Punkt zu legen und seine Augen zu schließen und sich daran zu erinnern, wie er gerade jetzt den freien Fluß in seinem Körper wiederhergestellt hatte. Ich ließ ihn ebenfalls seine Beckengegend abtasten, die merklich wärmer geworden war.

Bei der zweiten Sitzung berichtete der Patient, er sei in der vergangenen Woche weitaus weniger verspannt gewesen und daß er mit den einfachen Übungen und Bildern und dem Massieren seines verspannten Magens den Druck auflösen konnte, wenn er zunahm. Er fühlte sich, als würde sein »Herzbeschützer etwas zurückstecken, was es echten Gefühlen von Liebe und Wärme ermöglichte, seinen Körper zu durchfluten«. Er hatte Energie und war dennoch ruhig, ein Zustand, den er zuvor für unmöglich gehalten hatte.

Diese Art der Akupunkturbehandlung, gepaart mit behavioristischer und pychosomatischer Einsicht und ebensolchen Techniken, hat mich dazu geführt, die Anzahl der Sitzungen, die von Patienten benötigt werden, um die Hälfte zu reduzieren, und ich lasse jetzt nach den ersten paar Behandlungen zwischen den Sitzungen mehr Zeit verstreichen. Ich habe festgestellt, daß körper/geist-energetische Praktiken wie die Akupunktur süchtig machen können, und bemühe mich sehr, daß Patienten nicht von mir oder der Behandlung abhängig werden, indem ich sie in den Mittelpunkt ihres eigenen Genesungsprozesses stelle, versehen mit neuen autotherapeutischen Fähigkeiten.

Es ist mir bewußt, daß manche Anwender oder Kritiker körper/geistiger Methoden die angeführten Fälle als Beweis dafür nehmen werden, daß die Akupunktur durch Suggestion oder Placebo-Effekt wirkt. Es ist auch möglich, daß Anhänger des modernen chinesischen Akupunktur-Ansatzes einer rein physischen Behandlung der westlichen Anwendung von Entspannung, Suggestion, Spiegelung und Führung während der Beratungs- und Untersuchungsphase kritisch gegenüberstehen und Visualisierungstechniken als der wahren chinesischen Medizin fremd empfinden. Puristen – meines Erachtens in der irrigen Annahme, die klinische Praxis müsse von der wissenschaftlichen Methode ausgehen – werden die Kombination von Therapien kritisieren und behaupten, daß sie die Behandlung verfälscht und es unmöglich macht zu wissen, ob die Akupunktur Erfolg hatte (und wenn ja, welche Behandlungspunkte).

Als Kliniker nehme ich an, daß der Erfolg einer jeden Therapie das

Resultat der kombinierten Anwendung der eigentlichen therapeutischen Techniken und des Gebrauchs ist, den der Therapeut von seiner eigenen Person macht, um im Patienten eine Resonanz wachzurufen, die in diesem eine bedeutungsvolle Transformation einleitet.

In seinen Schriften über die Physik im Alltagsleben betont K. C. Cole die Tatsache, daß wir, wenn wir davon sprechen, die gleiche Wellenlänge wie jemand zu haben, genau so wissenschaftlich reden wie ein theoretischer Physiker, wenn er von der Resonanz im Universum spricht. *Resonanz,* das Ziel der körper/geist-energetischen Arbeit, bedeutet ›mitschwingen‹ oder ›widerhallen‹ wie in einer *sympathischen Schwingung* mit einem anderen Menschen oder mit dem Kosmos. Cole definiert die Kraft der Resonanz so: »Die Macht der Resonanz äußert sich buchstäblich darin, zur richtigen Zeit am richtigen Ort zu sein. Damit sie funktioniert, muß eine Harmonie bestehen zwischen dem, was Sie tun und wie etwas (oder jemand) sich entwickeln will ... Mit anderen Worten erlaubt die Resonanz es einer großen Anzahl kleiner Schübe am richtigen Ort, zu großen Wirkungen zu führen.«[49] Ich stelle mir die Plazierung von Akupunkturnadeln in einer besonderen Anordnung oder Konfiguration gerne wie einen ›gut bemessenen Tritt in den Hintern‹[50] vor. Die Plazierung der Nadeln, die Verwendung von Bildern und vor allem die Anregung der eigenen Bilderfahrung des Patienten sind solche kleinen Schübe, die von einer klaren therapeutischen Absicht seitens des Anwenders des körper/geist-energetischen Modells ausgehen und als Katalysatoren der Veränderung dienen, indem sie den Körper/Geist dahingehend stimulieren, sich auf seine eigene Art und Weise zu heilen.

ANMERKUNGEN

1 G. R. Heyer nachempfunden, in: Flanders Dunbar, *Emotions and Bodily Changes,* S. 237.
2 Siehe T. Kaptchuk: *Das große Buch der chinesischen Medizin,* S. 82.
3 Siehe Pelletier: *Mind as a Healer, Mind as a Slayer,* S. 23.
4 Dunbar: *Emotions and Bodily Changes,* S. 242.
5 Ebenda, S. 238.
6 Ebenda, S. 240.
7 Alexander: *Psychosomatische Medizin,* S. 97.
8 Ebenda.
9 Siehe Margaret W. Gerard: *»Bronchial Asthma in Children«* in: Franz Alexander und Morton French, *Studies in Psychosomatic Medicine,* New York 1943, S. 243.
10 Ebenda, S. 245.
11 Ebenda, S. 245; 259–262.

12 Groddeck: *Krankheit und Psychosomatik,* S. 83.
13 Für ähnliche Erfahrungen bei der Behandlung von Atemleiden, siehe Gerald Epstein: *Wachtraumtherapie,* Stuttgart 1985.
14 Alexander, *Psychosomatische Medizin,* S. 97.
15 Ebenda, S. 98.
16 Ebenda.
17 Siehe Yves Requena: *Terrains and Pathology in Acupuncture,* Brookline, Massachussetts 1986, zum Yang-Ming-(Sonnenlicht-Yang-)Temperament und Kiko Matsumoto zu Leberdefizit/Dickdarmübermaß, in einer unveröffentlichten Studie, New England School of Acupuncture, 1985–86.
18 Wie von Dunbar zitiert in: *Emotions and Bodily Change,* S. 206.
19 Ebenda, S. 207.
20 Dito.
21 Dito.
22 Dianne Connelly: *Traditionelle Akupunktur. Das Gesetz der Fünf Elemente,* Heidelberg 1989, S. 46.
23 Dunbar: *Emotions and Bodily Changes,* S. 208.
24 Alexander: *Psychosomatische Medizin,* S. 109.
25 Ebenda.
26 Ebenda, S. 117–123.
27 Oliver Sacks: *Migräne,* Berlin 1989, S. 171.
28 Ebenda, S. 175.
29 Ebenda, S. 175.
30 Ebenda, S. 184.
31 Ebenda.
32 Siehe die ungekürzte, englische Ausgabe, *Migraine: Understanding a Common Disease,* Berkeley 1985, S. 195–196.
33 *Migräne,* S. 177.
34 Engl. Ausgabe, S. 223–234.
35 *Migräne,* S. 189.
36 Ebenda.
37 Groddeck: *Krankheit und Psychosomatik,* S. 206.
38 Ebenda, 211.
39 Siegel: *Liebe, Medizin und Wunder,* Düsseldorf 1991, S. 140–145.
40 Ebenda, S. 191.
41 Siehe Pelletier: *Mind as Healer, Mind as Slayer,* S. 125–126.
42 Ebenda, S. 159.
43 Alfred J. Ziegler: *Krankheits-Bilder. Elemente einer archetypischen Medizin,* Frankfurt 1989, S. 11.
44 Ebenda, S. 12.
45 Ebenda, S. 30.
46 Ebenda, S. 122.
47 Siehe die ungekürzte englische Fassung, S. 167 (*Love, Medicine and Miracles,* New York 1986).
48 Siehe Gerald Epstein: *Wachtraumtherapie.* Diese Arbeit wird zusammen mit meiner Kollegin, der Akupunkteurin und Kunsttherapeutin Fay Jean Knell durchgeführt, in Zusammenhang mit unserem gemeinsamen Projekt eines meridian-energetischen Malbuchs.
49 K. C. Cole: *Sympathetic Vibrations,* New York 1985, S. 265–266.
50 Ebenda, S. 266.

8.

Die Phänomenologie des mittleren Bereichs: Geben und Empfangen in Verbindung mit Magen-Darm-Beschwerden

Eine emotionale Störung, die den Nahrungstrakt beeinträchtigt, kann einen Teufelskreis einleiten ... Und genauso wie Gefühle von Geborgenheit und Zufriedenheit grundlegend sind für eine gesunde Verdauung, dürften Probleme und geistige Unausgewogenheit grundlegend für eine gestörte Verdauung sein.[1]

W. B. Cannon

Es bestehen auffallende Parallelen zwischen der klassischen Psychosomatik und den akupunktur-energetischen Begriffen der Organfunktionen von Magen und Darm. Die Funktionen von Magen und Milz-Bauchspeicheldrüse, die in der Akupunktur mit der Erdphase verwandt sind, befassen sich mit Fragen der Oralität, mit Empfangen, Aufnehmen und Ausscheiden von Nahrung, während die Dickdarmfunktion, die in der Akupunktur mit der Metall-Phase in Verbindung steht, Fragen rund um Analität, Geben, Ausscheidung und der Trennung von der Mutter (Erde) aufwirft.

Diskussionshalber werden wir die gastrischen von den intestinalen Funktionen und Erkrankungen trennen, um besser auf die akupunkturenergetische Beziehung zwischen der Oralität und dem Erdelement und die der Analität und dem Metallelement eingehen zu können.

Pforte zur Seele

Wie wir in Kapiteln 2 und 3 gesehen haben, werden der Magen- und der Milzbeamte, beide mit dem Erdelement verwandt, durch Sorgen und ängstliche Zweifel unmittelbar in ihrem Funktionieren gestört sowie indirekt durch Trauer, die ihr Kind, die Metallfunktionen (Lunge und Dickdarm) verletzt und so auch ihre Mutter, die Erdfunktion auslaugt. Analog dazu können die Erdfunktionen durch überaktives Holz (Leber und Gallenblase) überrannt werden, wenn letztere entlang dem Zerstörungszyklus durch Zorn, unterdrückte Wut oder andere hitzige Gefühle aufgewühlt werden. Cannon, ein Spezialist auf dem Gebiet der Psychosomatik, betont in seiner Erörterung gastrischer Erkrankungen genau dieselben Gefühle wie die alten chinesischen Ärzte als auslösende Faktoren bei Magenbeschwerden und unterstreicht, »wie wichtig es ist, Anflüge von Sorgen und Angst wenn möglich zu vermeiden und es Trauer und Zorn und anderen heftigen Emotionen nicht zu erlauben, überhandzunehmen«.[2]

Natürlich ist das Tor zum Magen in östlichen und westlichen Ausdrücken der Mund, der immer schon eine signifikante Rolle in Mythen und Legenden über den inneren Aufruhr des Menschen gespielt hat. In vielen traditionellen Kulturen kann die Seele den Körper nur durch den Mund verlassen; mancherorts wurden Nase und Mund bedeckt, damit sie nicht entfliehen konnte.[3] Wie der bekannte Psychiater Grinker uns mitteilt, nehmen die Bewegungen des Mundes in der vierzehnten fötalen Woche ihren Anfang.[4] Bei der Geburt tritt die Saugfunktion sofort in Aktion; im Alter von acht Wochen öffnet der Säugling den Mund in Erwartung der Brustwarze. In der zwölften Woche kann er die Lippen spitzen, sind zwanzig Wochen vergangen, ist die Unterlippe in der Lage, sich einzuschalten und am Löffel festzuhalten, wenn er ihm entzogen wird. Das Kauen folgt, wenn die Zähne erscheinen. Im Alter von drei Monaten fängt der Säugling auch mit der Interaktion von Hand und Mund an, was seinem autoerotischen Vergnügen dient und zur beginnenden Entwicklung eines Körperegos führt.

Über den Nährwert hinaus verschafft das Saugen dem Säugling ein offensichtliches Vergnügen. Auch das Beißen ist lustvoll und überlebt im Erwachsenenalter in der Lust am Essen, Trinken und Kauen. Gemäß der psychoanalytischen Literatur sind die oralen Freuden oft eine Vorstufe der genitalen Befriedigung. Kommt es also zu frühen oralen Enttäuschungen, wird das Lustobjekt verschlungen, einverleibt und in der Psyche gespeichert, was zu oralem Sadismus führt.

Wie wir in Kapitel 2 gesehen haben, sind die Anfänge des Körperegos in den inneren körperlichen Gefühlen physiologischen Funktionierens begründet.

Die bekannte Kinderpsychiaterin Melanie Klein behauptet, frühe orale Frustration führe zu Sadimus, begleitet von Phantasien des Auffressens der guten und schlechten Anteile des Körpers der Mutter, gefolgt von Bemühungen, diese wieder auszuspucken. Demnach sind Schlucken und Erbrechen mit psychischem Symbolismus überladene energetische Phänomene. Die Oralphase wird in der psychosomatischen Literatur manchmal als der Wunsch definiert, aufgefressen zu werden und aufzufressen, um dann einzuschlafen (eine parasympathische Funktion, die auf Erinnerungen an das Stillen zurückgeht).[5]

Man schluckt und integriert die Außenwelt in die Innenwelt des Magens.[6] Diese zwei Welten begegnen sich, wie wir in Kapitel 4 gesehen haben, in der ›oralen Höhle‹, die durch die wiegenden Arme der Mutter, durch ihre Brüste, ihr Fleisch und den empfangenden Mund des Säuglings entsteht. Die orale Sättigung führt zu digestivem Frieden und vice versa.

Die klassische Psychosomatik betrachtet den Mund als Tor zur eigentlichen Lebenserhaltung, eine Quelle sinnlicher Befriedigung und ein Weg, die Wirklichkeit aggressiv zu meistern (um durch Beißen, Kauen und Verschlingen sie und ihre Mächte aufzunehmen). Demnach stehen die psychoanalytischen Konzepte von Introjektion, Inkorporation und Projektion in enger Verbindung zu den physiologischen Funktionen von Saugen, Beißen, Verdauen und Erbrechen. Die bekanntesten Eßstörungen, die mit der Oralphase in Verbindung gebracht werden, Anorexie und Bulimie, sind mit dem Wunsch verwandt, zu bewahren und halten, oder aber die Nahrung, die für die Mutter steht, auszuscheiden, was mit Schuldgefühlen und Depression einhergeht.[7]

Wie wir in Kapitel 7 gesehen haben, ist das wichtigste Bedürfnis des Säuglings nach der Atemluft das Bedürfnis nach Nahrung, deren Befriedigung zu einem primären Spannungsabbau und zu Schlaf führt. Demnach ist die Sättigung unweigerlich mit dem sich entwickelnden Gefühl des Menschen verbunden, genährt und geliebt zu werden, und wenn diese Bedürfnisse nicht durch ›richtiges Bemuttern‹ (Winnicott) befriedigt werden, entstehen Furcht und Wut. Das kann wiederum zu einer überwältigenden Angst führen.

Der Schlüssel zur Oralphase ist die Dyade von Mutter und Kind. Am Ende der Oralphase (Erde) trennt das Kind sich von der Mutter und wird zu einem selbsternannten Individuum (Trennung-Individuation). Diese Trennung schließt die Introjektion der ›guten‹ und ›schlechten Mutter‹ und die Entwicklung des Überichs, das im Kind ein Gefühl von Scham und Angst hervorruft, mit ein. Die Analphase (Metallfunktionen), die an diesem Punkt bereits begonnen hat, beinhaltet ein Ausstoßen und Projizieren oder ein Zurückhalten.

Jedes Problem, das mit dem Verlust eines wichtigen Gegenstandes oder geliebten Menschen zu tun hat oder mit der Unfähigkeit, echte Probleme zu lösen, hat mit dem psychosomatischen Muster von Mutter-Kind/Mund-Brustwarze zu tun. Hier gilt es die tiefe Enttäuschung zu vermeiden, die zu einer unvollständigen und unangemessenen Trennung von der Mutter oder einer anderen Quelle von Nahrung und Liebe führt, begleitet von der daraus entstehenden Unfähigkeit oder Schwierigkeit, Beziehungen einzugehen.

Wie viele andere Psychosomatiker glaubt Grinker, daß Probleme, die mit der Bemutterung zusammenhängen, mehr *somatischer* Art sind als diejenigen, die den Vater betreffen, weil erstere auf die Oralphase zurückgehen. Demnach dient die Mutter-Kind-Dyade als Matrix für die Entwicklung von psychosomatischen Erkrankungen. »Alle inneren Prozesse gehen auf der Körperoberfläche, wo sie erfahren werden können, transaktionelle Beziehungen mit der Umwelt ein. Die biologische und psychologische Organisation von Mutter und Kind sowie das, was sich auf allen Ebenen zwischen ihnen abspielt, harrt einer gründlichen Untersuchung.« [8]

Energiestaus und der Wunsch, genährt zu werden

Franz Alexander beschreibt die Oralphase in etwas energetischeren Begriffen. Die erste Aufgabe des Kindes besteht darin, Energie anzusammeln und zu bewahren [9], da seine wichtigste Aktivität das Wachsen ist. Schnelles Wachstum in den ersten Lebensmonaten, gepaart mit hilfloser Abhängigkeit, führt zu einer überwiegenden Beschäftigung mit Essen und dem Wunsch, gehegt und geliebt zu werden.

Für Freud sind die durch Saugen im oral-energetischen Bereich hervorgerufene Lust und die abhängigen, passiven, rezeptiven und fordernden Haltungen in bezug auf die Mutter für diese Phase zentral. Reicht der Milchfluß nicht aus, beißt das Kind, um mehr zu kriegen, wobei diese orale Aggressivität der primären oralen Empfänglichkeit folgt. Diese frühe orale Tendenz ist laut Freud eine possessive, die mit Neid zusammenhängt.

Das überaus zentrale Problem des Lebensanfangs, nämlich Essen/Stillen/Sättigung, führt zu einem Gefühl von Zufriedenheit und Wohlbefinden. Andererseits hat die Angst zu verhungern mit Unsicherheit zu tun. Laut Alexander sind die wichtigsten emotionalen Dynamiken, die bei allen Eßstörungen mitspielen, Possessivität, Gier, Eifersucht, Neid und ein Streben nach Sicherheit. Sind die reiferen Genitalfunktionen wegen einer auf psychische Konflikte zurückgehenden Hemmung gestört, können emotionale Störungen auftreten, die sich um Nahrung und Oralität drehen.

Beobachten wir die wichtigsten psychosomatischen Verdauungsbeschwerden, können wir einerseits Vergleiche ziehen zwischen nervösem Erbrechen und dem Ausstoßen dessen, was psychisch aufgenommen wurde, und andererseits zwischen dem Schlucken und der Unfähigkeit oder Weigerung, Material aufzunehmen, das mit psychischen Inhalten überladen ist.

Alexander meint, daß es schwer sei, im Fall der eigentlichen gastrischen Neurose zwischen nervösen und organischen Faktoren zu unterscheiden. Hier ist die Multiplizität der involvierten Faktoren identisch mit denen, die in der chinesischen Literatur hervorgehoben werden: schlechte Eßgewohnheiten wie unvollständiges Kauen, schnelles Essen, Luft schlucken, Überessen, minderwertige Nahrung und essen, wenn man sich schlecht fühlt. Ein übersäuerter Magen hat hingegen mit Depression zu tun. Schindler bemerkt, daß die Hyposekretion von Magensäften »eines der wichtigsten somatischen Symptome der psychoneurotischen Depression« ist und bezeichnet dieses Syndrom, das den Akupunkturmustern von defizitärem Milz-Qi (das die Organe stützt und zu einer normalen Verdauung führt) auffallend gleicht, als *»Anazidität, begleitet von Ptosis und atonischer Konstipation, dem gastrointestinalen Korrelat der Depression«.*[10]

Hyperazidität ist mit denselben emotionalen Konflikten verwandt wie das Magengeschwür. Bei solchen Erkrankungen scheint eine Fixierung auf frühe Abhängigkeitssituationen zu bestehen, die sich mit dem erwachsenen Selbstgefühl in Konflikt befinden, was zu verletztem Stolz führt. Der daraus resultierende Wunsch nach Abhängigkeit muß unterdrückt werden, wie Alexander betont, was zur Entwicklung eines intensiven gastrischen Konflikts und schließlich zu einem Geschwür führt. Er schließt, daß der gemeinsame Nenner bei den meisten gastrischen Beschwerden die Sehnsucht nach einer Pause, Ruhe, Hilfe und Sicherheit ist (parasympathische Sehnsüchte). Ferien wirken hier oft Wunder, da sie die Aufmerksamkeit von den Kernsymptomen ablenken. Bei diesen Erkrankungen ist es äußerst wichtig, so wenig wie möglich auf die Natur der eigentlichen Symptome einzugehen, da dies nur zu einer Verschlimmerung führt, und sich statt dessen auf ihre Bedeutung zu konzentrieren, die verstanden werden muß, damit der Kern des Komplexes aufgelöst werden kann.

Der größte Erfolg der akupunktur-energetischen Therapie ist bei den meisten gastrointestinalen Erkrankungen in einem beachtlichen Ausmaß der Möglichkeit zu verdanken, eine angebrachtere gastrische Aktivität zu stimulieren, indem man das somatisch-energetische Kernreaktionsmuster feststellt und eine Konfiguration von Punkten wählt, die mit diesem übereinstimmen, ohne die Symptome intellektuell zu diskutieren. Nach einer kurzen Erklärung der Akupunktur-Energetik des mittleren Bereichs und dessen Abtasten, um dem Klienten ein körperlich empfundenes Gefühl der Unausgewogenheiten zu vermitteln, regt das Stechen der entsprechenden Punktreihe ein tiefes Erinnern der ursächlichen Bedeutung der Magenkrankheit an. Die langfristigen Auswirkungen der akupunktur-energetischen Therapie sind in solchen Fällen deren Fähigkeit zu verdanken, genaue Funktionen *im Körper* anzuregen, wobei die Einsicht auf dieses körperlich empfundene Verständnis folgt.

Wie Alexander und seine Kollegen beobachteten, ist der Typ Mensch, der gerne Magengeschwüre entwickelt, der aggressive Manager, der oft die weicheren, nährenderen weiblichen Tendenzen in seinem eigenen Wesen ablehnt (und dadurch, im akupunktur-energetischen Sinn, sein Erdzentrum). Wichtiger als die Persönlichkeitszusammensetzung des Magengeschwür-Patienten ist die Art der involvierten Konflikte. Hier befindet sich der Wunsch nach Zuwendung und Liebe in Konflikt mit dem Wunsch nach völliger Unabhängigkeit. Menschen, die einen solchen Konflikt austragen, verhalten sich oft übertrieben aggressiv, ehrgeizig und unabhängig und neigen dazu, Verantwortung zu übernehmen statt Hilfe anzunehmen. Doch offensichtlich abhängige Patienten kommen genauso häufig vor. In diesen Fällen taucht der Konflikt aufgrund äußerer viel mehr als innerer Umstände auf, wobei die Möglichkeit, diese abhängigen Wünsche zu befriedigen, frustriert wird. »Es besteht eine signifikante Beziehung zwischen dem Wunsch, Liebe und Hilfe zu empfangen, und der Magentätigkeit, unabhängig davon, ob diesem Wunsch durch äußere Umstände oder durch den Stolz, der einen Menschen hindert, äußere Hilfe anzunehmen, Versagung widerfährt.«[11] Der Wunsch, geliebt zu werden, wird ersetzt durch den

Wunsch, gefüttert zu werden. Dabei wird wiederum der Magen angeregt, was im weiteren Verlauf zu einer chronischen Stimulierung der Magenfunktionen mit daraus resultierenden gastrischen Dysfunktionen führt. In solchen Fällen reagiert der Magen ständig so, als würde er demnächst Nahrung, Liebe und Mutternähe erhalten. Menschen mit einem nervösen Magen sprechen von einer chronisch ›leeren Mitte‹, von einem *ungeliebten Selbst.* Oft werden in diesen Fällen Magensäfte ausgeschüttet, besonders nachts. Deshalb ist es ratsam, sich vor dem Einschlafen durch einen kurzen Spaziergang, mit Meditation oder Autogenem Training ganz zu entspannen.

Bei manchen Patienten mit gastrischen Störungen und besonders bei Magersucht, ist gemäß dem Jungschen Psychosomatiker Ziegler der »innere, unheimliche Drang spürbar, nicht der Trägheit der Schwerkraft der Erde zu verfallen«.[12]

Bei diesen Patienten stellten Alexander und seine Kollegen oft eine konstitutionelle Schwäche oder früh erworbene Störung fest, von der sie glaubten, daß sie somatisch zu behandeln sei. Auch hier kann die Anwendung der Akupunktur-Energetik die somatische Neigung im mittleren Bereich durchbrechen oder verhindern, was zu einer beschleunigten Lösung der involvierten Schlüsselprobleme führt.

Die Akupunktur-Energetik der Oralität

Aus akupunktur-energetischer Sicht erinnert der Mund an die Erdfunktionen von Magen und Milz sowie dem zusätzlichen Meridian Chong-Mo (Lenkergefäß), der die gastrischen Funktionen durchquert und innerlich mit der Milzfunktion verbunden ist, die allesamt den Zungenansatz und den Darmtrakt energetisieren und die Fähigkeit, frei zu artikulieren.

In der Akupunktur-Energetik besteht der Verdauungsprozeß in der Einverleibung von Energie aus dem Essen in Kombination mit Luft (Qi), um die ›nährende Energie‹ (*Jing Qi*) des Körpers zu bilden. Der Verdauungsbereich wird auch als Barriere betrachtet, die innen und außen trennt und verbindet.

Verdauungsstörungen betreffen alle Organfunktionen des mittleren Bereichs, nämlich die von Holz (Leber und Gallenblase) und Erde (Milz und Magen). Störungen involvieren oft Sorgen oder Erschöpfung, die zusammen das Yang der Milz verletzen und eine richtige Verdauung verhindern. Dieser Mangel kann zu Hyperaktivität und Hyperazidität (›Hitze‹) im Magenbereich führen oder zu einer vermehrten Tätigkeit der Leber- und Gallenblasenfunktionen, die dann entlang dem Zerstörungszyklus der Fünf Elemente die Erdfunktionen überfallen.

Akupunkturmuster bei Verdauungsproblemen

Sind Milz (Großes Fuß-Yin) und Lunge (Großer Hand-Yin-Kanal) gestört, ist auch die Magenfunktion beeinträchtigt. Bei einem Überschuß der Milzfunktion ist die Umsetzungsfähigkeit herabgesetzt, was zu einer schlechten Aufnahme, zu Wind und Verstopfung führt. Besteht bereits ein Defizit der Milzfunktion, kommt es zu lockeren Stühlen mit unverdauten Essenspartikeln. Aufstoßen und Erbrechen sind klare Zeichen für ein Milzdefizit und deuten auf einen Stau von Magen›hitze‹, der die Speiseröhre hinaufdrängt, oder, begleitet von Sodbrennen, den Weg des speziellen Verbindungsgefäßes (*Xu Li*) von einem Punkt knapp unter der Brustwarze (Magen 18) zum Herz wählt. Hier fühlt der Körper sich schwer an, da die Milz die Glieder kontrolliert und ein Defizit in dieser Funktion Feuchtigkeit und ein verstopftes Gefühl mit sich bringt. Magenblähungen sind ein Symptom der Funktionen von Milz und Dünndarm (Dünndarm-Feuer ist die ›Mutter‹ des Yang der Milz-Erde). Aufgrund der Verbindung des Milzmeridians zum Lungenmeridian ist der Schluckauf ein häufiges Symptom bei einer defizitären Milz.

Appetitverlust und Bauchweh kommen bei defizitären Milzmustern häufig vor. Wie die psychosomatische Literatur betonen auch die chinesischen Texte die Bedeutung von richtigen Eßgewohnheiten bei psychosomatischen Verdauungsstörungen.

Es gibt zwei häufige energetische Disharmoniemuster in den Erdfunktionen, die zu einer Gastralgie oder zu Magengeschwüren führen können: defizitäres Yin und ein defizitärer Yang-Aspekt der Milz. Das Muster Metall Großes Yin, in welchem das ›Kind‹ der Milz, die Lunge, defizitär ist, führt zu einem Defizit an Milz-Yang, gepaart mit einer Abneigung gegen Kälte, wobei Körperflüssigkeiten und Feuchtigkeit (Schleim) nicht richtig umgesetzt werden, oft wegen eines übermäßigen Konsums von rohem oder kaltem Essen und kalten Getränken. Hier werden die Anzeichen für eine unterfunktionierende Milz-Yang-Funktion begleitet von Magenkrämpfen, ständigem Durchfall und kalten Gliedern, die zu einer chronischen Erkältung führen, die oft mit Kolitis assoziiert wird. Diese Kältestörung führt zu einer Veranlagung zu Magengeschwüren, die wiederum auf ein Defizit an Milz-Yang zurückzuführen ist.

Das zweite häufige Muster ist feuchte Hitze, bei welcher ein Defizit an Milz-Yin (Wasser, Feuchtigkeit) nicht nur zu einem Stau von Schleim führt, sondern auch von Hitze, begleitet von Magengeschwüren, Dyspepsie, Esophagitis und Hiatushernien (Überflutung durch die Leber-Gallenblase). Requena betont in solchen Fällen die Nützlichkeit des Milz-Punktes, der das Chong-Mo-Zusatzgefäß öffnet, nämlich Milz 4, und ebenso den Verbindungspunkt der Milz darstellt und durch das Chong-Mo-Netzwerk nährende Yin-Energie durch den Brustkorb trägt. Dies wird mit dem vorderen Milz-Punkt, nämlich Leber 13, und Yin-Energie im allgemeinen in Verbindung gebracht.[13]

Bei defizitärem Milz-Yang müssen durch Moxibustion, dem Verbrennen von Kräutern über oder in der Nähe von gewissen Punkten, ›harmonisierende‹ Strategien eingesetzt werden, um die Yang-Energie zu fördern, wobei Hitze auf die vorderen und hinteren Milzpunkte deutet.

Genauso wie bei Magenbeschwerden oft das Erde-Metall-Yin-Meridiansystem (Großes Yin, Lunge und Milz) betroffen ist, ist oft auch dessen Yang-gepaartes System (Dickdarm und Magen) involviert. Es sind Ansammlungen von schlecht verdauten Essensrückständen vorhanden, wodurch Hitze und ein Gefühl von sich durch die Speiseröhre, den Hals und den Kopf ausbreitender Energie (durch die Magenpunkte 18, 12, 9 und 8) entstehen. Im Westen sind diese Krankheiten als Esophagitis reflux und Sodbrennen bekannt. Menschen, die an diesem überschüssigen Hitzezustand im Magen leiden, klagen oft über Sodbrennen, das sich nicht unhäufig als Herzanfall erweist, der den *Xu Li*-Pfad (Magen 18 bis zum Herzen) befällt.

Ein Abschnitt im *Handbuch des Gelben Kaisers* beschreibt spezifische Symptome für die verschiedenen Formen von Sonnenlicht-Yang und Magenbeschwerden:

> Wenn im Magen Yang-Hitze besteht, hat der Patient immer Hunger, und die Haut über dem Nabel ist kalt. Im Fall von Magen-Yin ist der Unterleib aufgedunsen. Bei Dickdarm-Yin hat der Patient Blähungen oder Durchfall; bei Magen-Yin und Hitze im Dickdarm treten sowohl Blähungen als auch Durchfall auf. Beim Auftreten von Magen-

Yang und Dickdarm-Yin ist der Patient stets hungrig, und der unterste Bereich des Unterleibs schmerzt.[14]

Holzmuster, und vor allem solche, die von Zorn oder unterdrückter Wut begleitet sind und in der Gegend der Leber in der Magengrube (Konzeptionsgefäße 10 und 11, drei bis sechs Zentimeter direkt über dem Nabel) auftreten, sind als ›blockiertes Leber-Qi‹ bekannt. Es sind häufige Begleiterscheinungen von Gastralgie bei defizitärer Milz, und wo diese Holzzustände auftreten, sind sie von einem bitteren Geschmack im Mund oder Verspannung bzw. Schmerzen im Brustkorb und in der (von Holz überwachten) Brust begleitet, die unter Umständen zur Bildung von Gallensteinen führen können. Perforierte oder akute Ulcuszustände im fortgeschrittenen Stadium befallen oft die Funktionen von Leber und Galle, begleitet von heftigem, stechendem Schmerz in der Magengrube, blutigem Auswurf, Schwitzen und einem verstopften Gefühl im Kopf, da diese Hitze durch die Kanäle von Magen und Gallenblase entflieht. Die moderne chinesische medizinische Forschung hat ohne weitere Mittel als die Akupunktur äußerst erfolgreiche Behandlungen an fortgeschrittenen und gar an perforierten Geschwüren durchgeführt, wobei 65 Prozent der behandelten Fälle geheilt werden konnten.[15]

Während Magenerkrankungen des Typs Sonnenlicht-Yang und Großes Yin (die primär die Organfunktionen von Magen, Milz und Dickdarm betreffen) häufig das Resultat schlechter Eßgewohnheiten wie schnelles Essen, im Stehen essen, unregelmäßiges Essen oder Essen von zu kalten, fetten oder gewürzten Speisen sind und zu ›Magenweh‹ führen, treten Erkrankungen rund um den ausgesprochen psychosomatischen ›nervösen Magen‹ entweder wegen einem primären Exzeß und der Hyperaktivität von Holz (Leber- und Gallenblasenfunktionen) auf, das in die Funktionen von Milz und Magen eingreift, oder wegen einem defizitären Milz-Yin, wo das normal funktionierende Leber-Gallenblasensystem ›überkontrollierend‹ wirkt und auf diese Weise die Verdauungsfunktionen von Erde behindert. Hier ist es essentiell, zusammen mit Vorschlägen über Diät und Eßgewohnheiten beruhigende Beschäftigungen wie Meditation, Visualisierung oder Biofeedback vorzuschlagen, die der Patient selbst anwenden kann, wenn sich in der Magengrube eine Verspannung bemerkbar macht (das heißt, wenn ein ›zorniger‹ statt ein ›leidender‹ Magen vorherrscht).

Ein Bild, das sich in meiner Praxis als sehr nützlich erwiesen hat, um

Menschen zu beschreiben, die an dieser Art Verdauungsbeschwerden leiden, ist das eines ständig aktiven, aufgeregten, ›zornigen‹ sympathischen Systems, das wegen des schnellebigen Drucks des städtischen Lebens jederzeit zu ›Kampf oder Flucht‹ bereit ist. Es kommt aber weder zu Kampf noch zu Flucht, und demnach zu keiner normalen parasympathischen Entspannung, bei welcher der Organismus in einen tiefen, ruhigen Zustand versinkt, um zu verdauen und sich inneren Funktionen zuzuwenden, sondern zu einer Invasion des parasympathischen Systems (Erde und Metall) durch das sympathische, das ständig frustriert wird (Holz). In Verbindungen mit nur einer Handvoll Akupunkturbehandlungen reicht dieses Bild oft aus, um die somatische Neigung in der Magengrube aufzulösen, und führt den Patienten manchmal zur Erkenntnis, daß er sich wie ein sympathischer Typ benahm (wie ein Mensch des A-Typs, wobei in diesem Fall die Funktionen Absolutes-Yin-Feuer und Kleines Yang und Großes Yang betroffen sind, nämlich Perikard, Dreifacher Wärmer und Dünndarm), während er sich in Wirklichkeit nach einem parasympathischen Verhalten und Lebensstil sehnte. In diesem Fall lernt der Patient die Verspannung in seiner Magengrube als die Art und Weise erkennen, wie der Körper/Geist ihn um eine Pause bittet. Er gibt zu, daß er sich nicht um sich kümmert und andere sich auch nicht um sich kümmern läßt und ist danach besser in der Lage, seinen ›bedürftigen‹ Magen aufzugeben und besser auf sich aufzupassen. Wirklich erholsame Ferien wirken in solchen Fällen Wunder.

Geheimes Vergnügen

Aus psychosomatischer Sicht befindet sich die Analität buchstäblich am anderen Ende des oral-analen Kontinuums, das für die ersten anderthalb Jahre des Lebens bestimmend ist.

Die Analerotik wird in der psychosomatischen Literatur ausgiebig erörtert und von Alexander zusammengefaßt, der aufzeigt, daß der Säugling »dann entdeckt, daß er eine ähnlich lustvolle Erregung am anderen Ende des Verdauungstraktes durch Zurückhaltung des Kotes erzeugen kann. Hier wird ebenfalls die Schleimhaut eines röhrenförmigen Organs von einem harten Körper erregt.« [16]

Das erklärt die Schwierigkeiten bei der Erziehung zur Reinlichkeit, denn das Kind wird gebeten, sein geheimes Vergnügen aufzugeben.

Alexander zeigt, wie eine anal-retentive Handlung während der Analphase der psychosexuellen Entwicklung zu Dickköpfigkeit, Unabhängigkeit und Possessivität führt. In diesem Fall entwickelt »das Kind [...] deshalb hier ein Gefühl von Unabhängigkeit, das sehr bald mit dem Akt der Defäkation assoziiert wird«.[17] Der Kot ist der erste, konkrete physische Besitz des Kindes und wird nur aufgegeben, wenn Belohnungen wie Lob, Süßigkeiten, Streicheleinheiten oder dergleichen von der Mutter angeboten werden. Die Beziehung von Analerotik und Unabhängigkeit ist das Kernproblem, und auch die Frage der Kontrolle über die Schließmuskeln und andere Muskeln taucht auf, wenn das Kind lernt, Dinge zu packen und festzuhalten. »Der Kot ist ein wertvoller Besitz, eine Lustquelle und etwas, was für andere Sachen eingetauscht werden kann«, folgert Alexander.[18] Eine negative Einmischung in das anale Vergnügen des Säuglings wird später oft durch eine retentive Einstellung kompensiert: »Da ich nicht gekriegt habe, was ich wollte, und es wahrscheinlich auch nie bekommen werde, werde ich mit allem, was ich habe, an dem festhalten, was ich habe!«

Die anale Phase kann weiter unterteilt werden in Retention und Elimination oder Expulsion. Während anale Retention mit Possessivität und Unabhängigkeit assoziiert wird, weist der von einem primär expulsiven Reaktionsmuster geprägte Mensch einen leicht zu verletzenden Stolz auf und wird mit analem Sadismus reagieren, nämlich mit dem Wunsch zu beschmutzen oder zu verleumden. Wie Alexander einräumt, überschneiden die anale und orale Phase sich auf unsichtbare Weise, und es ist lediglich dem Umstand der Erziehung zur Reinlichkeit zu verdanken, daß es so aussieht, als folge die Analphase der oralen. Nach der Entwöhnung ist die Erziehung zur Reinlichkeit die zweite große Einmischung in das normale bioenergetische Funktionieren des Kindes, was ihre Bedeutung für die psychosomatische Analyse und Behandlung erklärt.

Aus psychosomatischer Sicht kommen die exkrementalen Funktionen gleich nach der Nahrungsaufnahme als Herde, rund um die sich eine somatische Neigung entwickeln kann.

Die emotionale Schlüsselkonstellation der Oralität ist der Wunsch nach Sicherheit, Nehmen und Erzwingen von dem, was nicht freiwillig gegeben wird, ein Wunsch nach Liebe und Pflege und danach, sich bei jemandem anlehnen zu können, um von dieser Person angenommen und genährt zu werden.

Der Ausscheidungsakt wirft Fragen der Possessivität, von Stolz auf

Errungenschaften und von Geben und Zurückhalten auf.[19] Der feindselige Wunsch, anzugreifen und zu beschmutzen, geht oft mit diesen Veranlagungen in Verhalten und Persönlichkeit einher. Alexander erklärt die psychosexuelle Energetik folgendermaßen: Entwöhnung – Ende der lustvollen Gefühle des Saugens – Daumenlutschen als Ersatz, das von Erwachsenen entmutigt wird – Entdeckung der Lust bei der Retention eines harten Körpers (wie Saugen) – Unabhängigkeit, in die Erwachsene einzugreifen versuchen, durch die Erziehung zur Reinlichkeit – Regelung – sich den erwachsenen Wünschen fügen, wobei die Exkretion unbewußt als Opfer oder Geschenk an die Erwachsenen gesehen wird. Das Kind sieht seinen Kot zunächst als seinen wertvollsten Besitz, der dann in sein Gegenteil verwandelt wird, in etwas Widerliches und Schmutziges. Unbewußt wird der Akt der Defäkation zu etwas Sadistischem und Herabwürdigendem, wie vom Ausdruck ›Scheiß drauf‹ verdeutlicht.

Loslassen

Die in der psychosomatischen Literatur erwähnten Erkrankungen, die auf Konflikte während der Analphase zurückgehen, sind chronischer Durchfall, Darmkrämpfe und muköse Kolitis.

Chronischer Durchfall wird als lokale pathologische Erkrankung betrachtet, die Begleiterscheinung einer psychischen Störung. Oft wird diese vom Patienten als zentrale Sorge dargestellt, als Fokus ständiger Sorgen und Ängste (in der Akupunktur-Energetik verletzen Sorgen und Ängste den mittleren Bereich).

Muköse Kolitis wird einer exzessiven parasympathischen Aktivierung zugeschrieben (Erde-Metall-Funktionen) und kommt vor allem bei Personen vor, die zu Übergewissenhaftigkeit, Abhängigkeit, Hypersensibilität, Angst, Schuld und Rachsucht neigen.

Alexander betont im Zusammenhang mit den meisten Darmbeschwerden, die von ihm und seinen Kollegen untersucht wurden, das Vorherrschen von starken Abhängigkeitswünschen und dem Drang nachzugeben. Die Wünsche richten sich statt auf Durchfall auf richtige Leistungen und Geben. Das bedeutet, sich wegen eigener Pflichten und Verantwortungen zu sorgen, wegen der Notwendigkeit, Geld zu beschaffen und anderen Unterstützung angedeihen zu lassen, sich anzustrengen und produktive Arbeit zu leisten, mit einem eindeutigen

Nachdruck auf der Übergewissenhaftigkeit. Im Gegensatz zu den erwähnten Ulcuspatienten, die sich wirklich anstrengen, überkompensiert der Durchfallpatient seine Passivität durch die unbewußte Assoziation des Ausscheidungsaktes mit dem Akt des Gebens.

Laut Alexander verhält es sich bei Darmkrämpfen und ulcerativer Kolitis wieder anders. Bei diesen Erkrankungen sind Eheprobleme oft der ausschlaggebende Faktor, wie auch Fragen rund um Schwangerschaft und Abtreibung, erdrückende finanzielle Verpflichtungen und das allgemeine Gefühl, etwas leisten zu müssen, auf das man schlecht vorbereitet ist.

Alexander fügt hinzu, daß ein Schlüsselfaktor, der bei diesen Darmbeschwerden nie vergessen werden darf, das Ausmaß ist, in dem psychologische vielmehr als somatische Faktoren involviert sind. Somatische Funktionsstörungen dürfen nicht auf Kosten einer rein psychischen Dynamik ignoriert werden, und wie bereits gesagt, ist die Akupunkturtherapie eine präzise und effektive Methode, um diese somatische Neigung aufzulösen.

Psychogene Verstopfung, eine weitere häufige Krankheit, die von den Psychosomatikern der Dreißiger Jahren behandelt wurde, tritt oft bei Menschen mit einer pessimistischen und defätistischen Lebenseinstellung auf, begleitet von Mißtrauen und einem Mangel an Vertrauen in andere sowie von dem Gefühl, nicht liebenswert zu sein und nicht akzeptiert zu werden. Das kann soweit gehen, daß daraus eine klinische Paranoia oder eine tiefe Depression entsteht (»Ich kann von niemandem etwas erwarten, deshalb brauche ich auch niemandem etwas zu geben. Ich muß festhalten an dem, was ich habe!«). Alexander stellt fest, daß dieser Zustand sich bei einer kurzen Therapie schnell auflöst, wohingegen chronischer Durchfall und Kolitis viel schwieriger anzugehen sind und eine längere Analyse benötigen.

Die Akupunktur-Energetik der Analität

Die Funktionen von Darm und Ausscheidung erinnern in der chinesischen Medizin an Assoziationen wie die Organfunktionen von Metall, nämlich Lungen und Dickdarm, Trauer, Verlust, Loslassen und Nichtloslassen-Können sowie an die Systeme Großes Yin und Sonnenlicht-Yang.

Darmbeschwerden, die mit Holz zusammenhängen (wo die Fülle des Holzes das Metall entgegen dem normalen Kontrollzyklus angreift), sind im allgemeinen nicht sehr ernst. Ein Beispiel dafür ist die Fülle der Gallenblasenfunktion, begleitet von Bauchkrämpfen, abwechslungsweise Durchfall und Verstopfung, erbrochener Galle, Kopfschmerzen des Gallenblasenmeridian-Typs, Hämorrhoiden oder chronischer Verstopfung, die alle auf überschüssige Hitze im Gallenblasensystem zurückzuführen sind. Dank der Akupunkturbehandlung genesen diese Patienten bald, besonders wenn sie gebeten werden, gewisse Nahrungsmittel aufzugeben, die der Gallenblase schaden.

Absolute Yin-(Leber)-Störungen der Darmfunktion gleichen denen der Gallenblasenfunktion – besonders die rechtsseitigen Darmblockierungen, bei denen die Leber die Milz angreift, was zu unverdauten Nahrungsrückständen und Speiseresten im Darm führt, wobei Durchfall und Verstopfung sich abwechseln. Requena schreibt, daß die Behandlung des Chong-Mo, der den gastrischen Bereich durchquert und die Milzfunktion stärkt, oft zu guten Resultaten führt, zusammen mit Milz 4 (Öffnungspunkt für das Chong-Mo-Lenkergefäß) und Perikard 6 (*Yin Wei-Mo,* Öffnungspunkt des mit Chong-Mo gepaarten Yin-Lenkergefäßes, das seinen Anfang im Innern der Gedärme nimmt). In Fällen, in denen Wasser involviert ist, wird es häufig zu einer Insuffizienz von Yang in den Nieren kommen, was zu offener Kolitis und bösartigen Abszessen führt. Zu Darmerkrankungen führende Wasser-Feuer-(Nieren-Herz und Blasen-Dünndarm)-Erkrankungen, worunter chronische Verstopfung, Durchfall und die Crohnsche Krankheit fallen, sind weitaus schwieriger zu behandeln. Hier muß entweder Großes Yang oder Kleines Yin konstitutionell angegangen werden. Wir haben ebenfalls gesehen, daß eine exzessive sexuelle Aktivität des Typs ›falsches Feuer‹ und die zu häufige Einnahme von kalten Getränken und Speisen (*besonders Eis*) die wichtigsten Auslöser sind.

Die in der Akupunkturliteratur über Darmleiden am häufigsten besprochenen Erkrankungen sind Fülle und Leere der Dickdarmfunktion selbst.

Bei Fülle treten heftige Schmerzen auf der linken Körperseite auf, mit Anschwellen, Rumoren im Bauch, Verstopfung und schleimigen oder trockenen Stühlen. Eine Schwäche oder Leere der Dickdarmfunktionen ist von einem atonischen Darm begleitet, wie man ihn bei alten Menschen antrifft, nach einer schweren Operation oder als Nachwirkung einer langen Fülle dieser Funktion, was kaum Schmerzen verursacht, aber eine verminderte Beweglichkeit mit sich bringt. Wegen der Kälte ist der Dickdarm vor allem im Herbst und im Winter anfällig, was zu Schmerzen in der Nabelgegend und einer Abneigung gegen Kälte führt.

Sonnenlicht-Yang-Typen von Kolitis (Magen- und Dickdarmfunktionen) werden schnell chronisch und treten meistens auf der linken Körperseite auf. Sie führen leicht zu Divertikulitis oder Fisteln. Übelkeit und Appetitverlust treten ebenfalls auf, da Sonnenlicht-Yang sich mit Großes Yin (Milz) paart.

Bei Milzerkrankungen der Darmfunktionen kommt es bei dicken Menschen (mit defizitärem Milz-Yin) zu Verstopfung und Durchfall wegen mangelndem Milz-Yang, begleitet von wäßrigen, losen Stühlen.

Der Schlüssel-Akupunkturpunkt bei dieser Form von Diarrhöe ist Magen 25, der sich jeweils fünf Zentimeter auf beiden Seiten des Nabels befindet. Eigenes Pressen oder das Auflegen einer Heizdecke hilft hier oft sehr.

Während Erkrankungen der gastrointestinalen Funktion häufig und effektiv mit Akupunktur behandelt werden, ist dies ein Bereich, in dem die zugrundeliegende Psychodynamik so offensichtlich ist, daß eine direkte psychische Intervention durch den Akupunkteur angezeigt ist.

Die Kenntnis der Akupunktur-Energetik des mittleren Bereichs, verbunden mit einem Verständnis der verschiedenen psychosomatischen Dynamiken (Streßreaktion, Oralität, Fragen von Abhängigkeit-Unabhängigkeit) erlauben dem körper/geist-energetischen Akupunkteur, in einen integrierten Dialog mit dem Patienten einzutreten, der darauf abzielt, die Bedeutung des Leidens in den verdauenden und intestinalen Funktionen zu verstehen. Wir sind zum Schluß gelangt, daß dieser erzieherische Ansatz oft ausschlaggebend ist, wobei nur schon die Darstellung einer integrierten akupunktur-energetischen und psychosomatischen Erklärung die vorliegenden Beschwerden verändert, wie es der folgende Fall beweist.

Jetlag in den Organen

Der metaphorische Einsatz von Bildern aus der Akupunktur-Energetik dient als Ausgangspunkt für den Erinnerungsprozeß der Patientin.

Eine Stewardeß, Anfang dreißig, die mich bereits verschiedene Male zuvor kurz vor oder nach anstrengenden Flügen konsultiert hatte, um die Folgen des Jetlag zu vermeiden, suchte mich auf wegen etwas, von dem sie meinte, es sei ein Darmvirus. Sie sah bleich und erschöpft aus, als sie in die Praxis kam, und hatte seit Tagen keinen Appetit, was ein häufiges Symptom von ihr war.

Das Abtasten ergab eine extreme Verspannung und Empfindlichkeit rund um ihren Bauchnabel und einen sehr schwachen Puls in den Positionen, die mit den energetischen Funktionen von Milz (Erde) und Nieren (Wasser) assoziiert werden. Ihre Zunge war bleich und am Rand geschwollen, was auf einen Mangel an Milzenergie deuten ließ.

Seit Tagen litt sie an extremen Blähungen knapp unter dem Bauchnabel, an Kälteschauern und Übelkeit.

Ich erklärte ihr die Energetik der Milz und ihre Assoziation mit dem Erdelement in der Akupunkturtheorie, und wie ein Mangel an Feuer (Yang) der Milz oft einen Mangel an Feuer (Yang) der Nieren nach sich zieht. Die beiden Funktionen bewegen gemeinsam Nahrung und Flüssigkeit durch den gesamten Körper/Geist und verhindern einen Wasserstau sowie die Akkumulation von Flüssigkeiten oder Schleim. Ich diskutierte die weiteren häufigen Symptome bei einem Defizit in den Yangfunktionen von Milz und Nieren, wie ein dünner Stuhl oder Durchfall, der unverdaute Nahrungspartikel enthält (da die Mutter der Milz, das Dünndarm-Feuer, die Milzfunktion nicht richtig nähren kann, was zur Unfähigkeit führt, Speisen richtig zu zerlegen und zu verdauen). Sie wies auch diese Symptome auf. Ich fuhr fort mit der Erörterung der mehr psychologischen Aspekte der Dünndarm- und Milzbeamten in der Akupunkturtheorie: Ersterer ist verwandt mit der Fähigkeit, Prioritäten zu setzen und klare Wertvorstellungen zu entwickeln, von dem, was wichtig und was ›Scheiße‹ ist, die es loszulassen gilt; letzterer hat mit der Fähigkeit zu tun, sich konzentrieren und Nahrung spenden und empfangen zu können.

Ich schloß mit der Erklärung, daß die Hauptfunktion der Milzenergie darin besteht, Organe an ihrem Ort zu behalten, und daß es vielen Frauen nach der Geburt an Milzenergie fehlt, besonders wenn schwere Blutungen und erschöpfende Wehen zu einem signifikanten Mangel an Milzenergie und Blut führen, begleitet von gesenkten inneren Organen wie einer Gebärmuttersenkung, einer Blasensenkung oder einem Darmbruch.

Jetzt war meine Klientin plötzlich ganz aufgeregt und rief aus, daß viele von ihren Freundinnen unter den Stewardessen ein gemeinsames Leiden hatten, das sie ›absackende Eingeweide‹ nannten. Wenn sie ihren Ärzten gegenüber erwähnten, daß sie eine Leere in ihrer Mitte empfanden, als wäre ihr Inneres unter die Gürtellinie abgesackt, begegneten sie ausgesprochener Skepsis, und es wurde ihnen gesagt, sie seien bloß müde. Anhand dieses Bildes der Akupunktur spekulierte sie weiter über die Art, wie ihre Karriere notwendigerweise die Fähigkeit der Milz schwächte, Organe an ihrem Platz zu behalten, da sie regelmäßig gezwungen war, die Erde zu verlassen und damit die Verbindung zwischen der Milz und ihrem primären Element unterbrach. Nicht nur waren Stewardessen gezwungen, die Verbindung zur Erde zu verlieren; während des Fluges war es ihre Aufgabe, für die Passagiere *Erdfunktionen* auszuüben, indem sie ihnen Essen brachten, sie beruhigten und *bemutterten!* Mit einem Milz-Beamten, der bereits geschwächt war wegen seiner Trennung von der Erde, ist eine Stewardeß trotzdem verpflichtet, die Milzenergie einzusetzen, die sie übrig hat, und dadurch diese Energie noch mehr zu schwächen. Nicht nur das, fügte sie hinzu, sondern wenn das Flugzeug landet, ist jeder entweder zu Hause oder in einem fremden Land angekommen, während die Stewardeß dazu verurteilt ist, ein paar Stunden in einem Hotelzimmer zu verbringen, um zu versuchen, Energie für den nächsten Flug zu tanken. Dann müssen sie die Erde wiederum verlassen und als Milz-Beamte für eine Ladung Passagiere auftreten, bis sie zu guter Letzt zur Erde zurückkehren und endlich Kontakt zu ihrer eigenen Mitte finden dürfen.

Kein Wunder also, schloß meine Patientin, daß Stewardessen an absackenden inneren Organen und Verdauungsbeschwerden leiden. Kein Wunder, daß sie oft keinen Appetit haben oder aber übermäßig essen, da ihre Mitte völlig aus dem Gleichgewicht ist.

Auch hatte sie das Gefühl, daß viele Stewardessen überhaupt eine ambivalente Beziehung zum Erdelement hätten, was ihre Berufswahl zum Teil erklären würde. Ihr rastloser Lebensstil und die Suche nach dem Exotischen könnten als ein Leugnen der Heimat und als Weigerung gesehen werden, in sich selbst zu ruhen.

In diesem Fall behandelte ich gemäß dem klassischen Akupunkturprotokoll Punkte wie Milz-Feuer und Milz-Erde (Milz 2 und 3), um das Feuer (Yang) der Milz anzuregen und seine Funktionen zu stärken, sowie die Feuer- und Erdpunkte der Nieren, um die innere Feuerwurzel des Körper/Geists aufzubauen. Die wurde mit Leber 13 verbunden, ein Punkt, der sich auf beiden Seiten des Körpers direkt unter dem Brustkorb und direkt über den Leber- bzw. Milzfunktionen befindet, und Konzeptionsgefäß 12, über dem Magen, um die energetische Wirkung der Behandlung des mittleren Bereichs zu lenken und den Körper/Geist dazu zu bringen, in diesem Bereich zu funktionieren; und schließlich Perikard 6, auf dem Perikardmeridian, der sich mit dem inneren Pfad des Meridians verbindet auf seinem Weg durch die Kehle und die Speiseröhre zu Magen und Eingeweiden. Als die Nadeln angesetzt wurden, hatte die Behandlung schon längst begonnen, da die Erinnerung und die Assoziationen, die während der erfolgten Diskussion stattfanden, den Kern gastrischer Beschwerden wie den ihren bilden. Die Akupunktur konsolidiert diese Erinnerung und macht die Auswirkungen klar, die sie auf den Körper hat.

Diese Frau kommt weiterhin zu Behandlungen vor oder nach Langstreckenflügen, aber heute kommt sie, um ›geerdet‹ zu werden, wie sie das nennt.

ANMERKUNGEN

1 W. B. Cannon, von Dunbar zitiert in: *Emotions and Bodily Changes,* S. 272.
2 W. B. Cannon, von Dunbar ebenda zitiert, S. 273.
3 Roy W. Grinker: *Psychosomatic Conflicts,* New York 1973, S. 118.
4 Ebenda, S. 119.
5 Ebenda, S. 119–122 in Zusammenhang mit dieser Diskussion.
6 Ebenda, S. 124, zitiert von Grinker.
7 Ebenda, S. 126.
8 Ebenda, S. 140
9 Alexander: *Psychosomatische Medizin,* S. 56–58.
10 Wie von Dunbar zitiert, S. 284. Beachten Sie, daß die atonische Verstopfung in der Akupunktur einem Mangel an Lungenenergie zugeschrieben wird, sowohl im besonderen als auch grundsätzlich; Metall (Dickdarm und Lungenfunktionen) ist das Kind der Erde (Magen- und Milzfunktionen).
11 Alexander, S. 50.
12 Ziegler: *Krankheits-Bilder,* S. 102.
13 Siehe Requena: *Terrains et pathologies* für nähere Einzelheiten zu den *Tai Yin*-Mustern.
14 Wie von Requena in: *Terrains et pathologies* zitiert, unsere Übersetzung.
15 *Journal of Chinese Medicine,* Nr. 1, Peking 1974.
16 Franz Alexander: *Fundamentals of Psychoanalysis,* S. 50.
16 Ebenda.
17 Ebenda.
18 Ebenda.
19 Alexander: *Psychosomatische Medizin,* S. 82.

9.

Die Phänomenologie des unteren Bereichs: Funktionen der Genitalgegend

... es ist bemerkenswert, daß gewisse führende Gynäkologen, die die Psychoanalyse nicht kennen oder gegen sie sind, aufgrund ihrer eigenen Beobachtungen und Erfahrungen trotzdem zum Schluß kommen, daß der Großteil gynäkologischer Probleme ... psychosexueller Art sind.[1]

FLANDERS DUNBAR

Dunbar beginnt ihr Kapitel über die Systeme des Unterleibs und der Genitalien mit der Bemerkung, daß die Überschneidung dieser beiden Systeme, zumindest bei Frauen, so groß ist, daß sie gemeinsam untersucht werden müssen. Die enge Beziehung zwischen den Harnwegen und der Sexualität – zum Beispiel die Beziehung zwischen Bettnässen und sexuellen Angstträumen – wurde von den Gynäkologen und Psychoanalytikern der zwanziger Jahre häufig festgehalten.

Bei der Erörterung von Sterilität und uterinen Fisteln kam der bekannte deutsche Gynäkologe Kehrer zu Schlüssen nicht unähnlich denen der klassischen Psychosomatik, wobei er gynäkologische Dysfunktionen chronischen Störungen der Psychosexualität zuschrieb, als »daraus hervorgehende chronische Erkrankungen mit anormalem Blutfluß und geschwollenen Lymphknoten«.[2] Diese Sicht verläuft parallel zur akupunktur-energetischen Erklärung von gynäkologischen und urinären Problemen, da sie davon ausgeht, daß eine Störung in der Blut- oder Energiezufuhr im Unterleib zu Ansammlungen führen kann, die als stagnierendes Qi oder geronnenes Blut bekannt sind, begleitet von Knoten, Zysten oder Tumoren.

In der chinesischen Medizin sind die wichtigsten organ-funktionellen Systeme des Unterleibs die der Leber, der Milz und der Nieren. Da die Leber durch Zorn oder unterdrückte Wut beeinträchtigt wird, die Milz durch Sorgen oder ängstliche Zweifel und die Nieren durch Angst, braucht es uns nicht zu überraschen, daß Unterleibsbeschwerden, die diese Systeme betreffen, auch zu psychischen Konflikten führen. Die

Erfahrung von westlichen Akupunkteuren bestätigt in diesem Punkt die der frühen psychosomatischen Analyse, da auch die Akupunktur davon ausgeht, daß Emotionen und die Zirkulation von Blut und Lymphflüssigkeit gemeinsam allerlei Beschwerden hervorrufen, die sich auf den Bereich des Unterleibs konzentrieren.

Im Jahre 1927 stellte Heyer, ein führender Gynäkologe, die damals radikale These auf, daß »ein Frauenarzt, dem nicht in jeder Situation auch die Auswirkungen von psychischen Faktoren auffallen, blind ist«.[3] Heyer betonte weiter, daß »der Gynäkologe in einem größeren Ausmaß als jeder andere Arzt gezwungen ist, sich grundsätzlich mit dem psychosomatischen Befinden der Frau auseinanderzusetzen, statt sich nur auf pathologische Anatomie der weiblichen Genitalien zu konzentrieren. Ausgehend vom üblichen Ausbrennen, Duschen oder Auskratzen, durch die die Aufmerksamkeit auf die Genitalien gelenkt und der Zustand nur verschlimmert wird, müssen wir mehr und mehr dazu übergehen, viele gynäkologische Leiden als Ausdruck von psychischen Störungen zu sehen und zu behandeln, allen voran diejenigen erotischsexueller Natur.«[4]

Der bekannte deutsche Gynäkologe Mayer zitiert die Arbeit von Liepmann, Sellheim und Kehrer, in dem Sinn, daß »zu viele kleine gynäkologische Eingriffe vorgenommen werden und zu wenig ätiologisch gedacht wird«, und »wir die weiblichen Organe zu oft behandeln«.[5] Dunbar schließt, daß »[viele] unserer Patientinnen gynäkologische Symptome aufweisen, ohne gynäkologisch krank zu sein. Ihre Krankheit ist ein psychischer Konflikt, der unter einer gynäkologischen Fahne segelt...«[6]

In der Akupunkturpraxis haben wir diese Beobachtung auch sehr oft bestätigt gefunden, wie der folgende Fall zeigt.

Ein Fall von psychosexueller Urethritis

Eine Frau Ende Dreißig kam zur Akupunkturbehandlung wegen etwas, das verschiedentlich als Zystitis oder Harnröhrenentzündung diagnostiziert worden war, nachdem eine wiederholte Langzeitbehandlung mit Antibiotika nichts gefruchtet hatte. Sie war extrem nervös und verstört, weil sie ihre lukrative und renommierte Führungsposition verloren hatte und weil ihr Freund sich entschieden hatte, ihre vierjährige Beziehung zu beenden. Sie und ihr Freund hatten schon verschiedene Male zuvor beschlossen, sich zu trennen. Diesen Versuchen folgte jedesmal eine atemlose Zeit voller leidenschaftlicher sexueller Aktivität, da der Sex immer schon die wichtigste Anziehung zwischen ihnen gewesen war. Die Unterleibssymptome der Frau – Jucken, Rötung, Untertemperatur und Überempfindlichkeit, waren oft von hypernervösen Zuständen begleitet. Auch schwollen jedesmal ihre Brüste an, und ihre Kehle schnürte sich zu. Es war, als würde die während den leidenschaftlichen Perioden mit ihrem Freund verdrängte Wut ihre Kraft auf den psychosexuellen Bereich richten, weil die Geschlechtsteile vom Abbruch der Beziehung am meisten betroffen waren.

Ganz wie die Akupunktur ist die klassische Psychosomatik der Meinung, daß Erkrankungen des Unterleibs von einem Energiestau in der Beckengegend herrühren, der eine angemessene Blutzu- und -abfuhr behindert und zu Ansammlungen und Blockierungen von Blut und Flüssigkeiten führt. Gleichgültig, ob diese angestaute Energie ein Zeichen von unterdrückter Wut, von Resignation, Reue oder von Gleichgültigkeit gegenüber den involvierten Unterleibsfunktionen ist, das Resultat bleibt eine Ansammlung von schädlichem (stagnierendem, geronnenem) Blut und Lymphflüssigkeiten, die diesen unteren Bereich zu einem bevorzugten Terrain für Entzündungen, Reizungen und Staus machen.

Die Kombination von Akupunkturtherapie, die das stagnierende Blut und die angestaute Energie in Fluß bringt, mit einer oftmals kurzfristigen Psychotherapie erweist sich hier als besonders hilfreich. Ein Beispiel für die Effektivität dieses Ansatzes liefert eine Frau, die mir von ihrem Psychotherapeuten für eine begleitende Akupunkturbehandlung überwiesen wurde, mit vielfältigen Beschwerden wie Zysten in den Brüsten, prämenstruellem Syndrom, Migräne, Stimmungsschwankungen, einem Knoten in der Magengrube, periodischen, tiefen Depressionen und einem allgemeinen Gefühl von drohender Krankheit. Im Verlauf der Akupunkturtherapie, die über ein Jahr lang einmal monatlich stattfand, wurden eine Anzahl ihrer Beschwerden geheilt oder verloren an Intensität und Häufigkeit. Wir werden diesen Fall am Ende des Kapitels eingehender besprechen, um dem Leser ein Gefühl für das Potential der körper/geist-energetischen Akupunkturtherapie bei einer ganzen Palette gynäkologischer Leiden zu geben.

Da das gesamte psychosomatische Modell auf einem äußerst detaillierten Konzept psychosexuellen Funktionierens beruht, überrascht es nicht, daß die psychoanalytische Literatur über sexuelle Erkrankungen so weitläufig ist. Für eine eingehende Erörterung verweisen wir den Leser/die Leserin auf das Werk Dunbars und auf das von Alexander und seinen Kollegen. Wir werden uns hier mit einer Übersicht der häufigsten Beschwerden und der Kernproblematik befassen, die von ihnen angesprochen wird.

Der Gebärmutterhals

Zu Menstruationsbeschwerden im allgemeinen bemerkt Dunbar »den weitreichenden Einfluß von psychischen Faktoren auf die Triade Blutung, Schmerzen und Weißfluß«, die drei häufigsten Beschwerden, die Frauen zum Gynäkologen führen.

In den dreißiger Jahren fiel häufig auf, daß psychotische Patientinnen einen hohen Anteil an menstrueller Irregularität aufwiesen, und umgekehrt, daß irreguläres Verhalten aufgrund von menstruellen Beschwerden auftreten konnte, was oft als ›menstruelle Neurose‹ bezeichnet wurde. Schindler berichtet über Fälle von ›Kriegsamenorrhö‹, und er glaubte, daß diese in vielen Fällen nicht nur auf die Belastungen des Krieges und den Mangel an richtiger Ernährung zurückzuführen waren, sondern auch auf das Fehlen von Männern. Oft pendelte sich, wie er bemerkt, der Menstruationszyklus wieder ein, sobald Männer zugegen waren, auch wenn es zu keinem Geschlechtsverkehr kam.[8]

Die Möglichkeit, den Menstruationszyklus durch hypnotische Suggestion zu beeinflussen, ist in der von Dunbar zitierten Literatur einhellig bestätigt worden, wobei oft eine Hypnosesitzung genügte, um die Monatsblutung bleibend zu regeln. Hypnose wurde regelmäßig verlangt von Frauen, die Angst hatten, ihre Periode würde zu einem ungünstigen Zeitpunkt einsetzen, »wie Mädchen, die auf einen Ball gehen wollen, sich oft mit Amuletten schützen ... oder bei Frauen, die nur eine einzige, lang herbeigesehnte Gelegenheit für eine Liebesnacht haben«.[9]

Westliche Akupunkteure machen oft ähnliche Erfahrungen, daß ihre Patientinnen sie aus gesellschaftlichen oder persönlichen Gründen immer wieder bitten, ihnen zu helfen, damit ihre Regel früher oder später eintrifft. Wie die Hypnose wirkt die Akupunktur sehr schnell beim Regeln des Zyklus, was oft nur einige wenige Sitzungen bedeutet, um zu bleibenden Resultaten zu führen.

Das erinnert mich an den Fall einer Athletin in ihren frühen Zwanzigern, die eine Akupunkturbehandlung wünschte, um ihre Monatsblutung herbeizuführen, die immer sehr erratisch gewesen war und seit neun Monaten überhaupt ausgeblieben war. Sie wollte innerhalb des nächsten Jahres schwanger werden, und ihr Gynäkologe, dem die Fälle von Amenorrhö bei Athletinnen und Tänzerinnen bekannt waren, hatte vorgeschlagen, daß sie weniger trainiere und acht Kilo zunehme, worauf das Zünglein auf der hormonalen Waage sich regelmäßigen Blutungen zuneigen würde. Weil sie diesen Rat nicht annehmen konnte, ohne ihre Karriere aufs Spiel zu setzen, kam sie auf Anraten eines Freundes in die Akupunkturbehandlung. Ihre Periode setze nach der ersten Behandlung ein. Sie kam einmal die Woche, um durch die Akupunkturbehandlung eine normale zweite Blutung herbeizuführen, und danach noch zwei weitere Male im Abstand von je einem Monat. Ohne etwas an ihren Trainings- oder Eßgewohnheiten zu ändern und ohne zuzunehmen hat diese Frau nun seit acht Monaten regelmäßige Blutungen und ist nur noch zweimal zur Behandlung gekommen, als sie das Gefühl hatte, ihre Periode sei etwas verspätet. Ich habe festgestellt, daß die Akupunkturbehandlung wirklich hilft bei der Wiederherstellung von normalen Menstruationszyklen, bei denen keine irreversiblen organischen Schäden vorliegen, wie sie auch Frauen, die schwanger werden möchten, so sehr hilft, daß ich neuen Patientinnen, die mich wegen einer solchen Behandlung aufsuchen, sagen kann, sie sollen sich auf die Rückkehr der Blutung innerhalb von 48 Stunden vorbereiten bzw. innerhalb von ein paar Monaten auf eine Schwangerschaft. An diesen ›Suggestionen‹ habe ich in den letzten fünf Jahren nichts ändern müssen.

Hier leistet die positive Suggestion der Wirkung (oder auch der Placebo-*Trächtigkeit* – je nach Meinung) der Akupunkturbehandlung Vorschub. Tatsächlich führt sie Frauen oft dazu, eigene Visualisierungstechniken zu entwickeln (das Becken wird wärmer; eine warme, dicke Flüssigkeit strömt durch das Becken; altes, geronnenes Blut wird eingesammelt und ausgestoßen), was wiederum die Wirkung der Therapie verstärkt. Ich habe auch klassisch ausgebildete orientalische Ärzte beobachtet, die keine Suggestionen verwenden und kein einziges erklärendes Wort verlieren über die Energetik des Zerstörungszyklus, die aber zu ebenso einhelligen Resultaten gelangen. Allein schon die Plazierung der Nadeln entlang der energetischen Pfade (vor allem auf dem Milz-, Nieren- und Lebermeridian), welche die Beckengegend durchqueren und beleben, scheint zu genügen, um ein normaleres energetisches (und somit hormonales) Funktionieren zu gewährleisten. Trotzdem sind

Suggestionen und Visualisierungen, genauso wie eine angemessene Therapie, in Ordnung, denn diese körper-geistigen Methoden helfen, weiteren Beschwerden in diesem energetischen Bereich vorzubeugen, und ermöglichen dem Patienten, die Verantwortung für seinen eigenen Körper zu übernehmen.

Etwas möchte ich hier zur Klärung noch einfügen, falls der Leser anfängt zu vermuten, ich schließe mich einer offensichtlich von Männern dominierten psychoanalytischen Sicht an, die dazu neigt, bei Frauenleiden viel eher eine psychische Ursache zu vermuten als bei Männerkrankheiten. Ich muß betonen, daß die zitierten Autoren in vielen Fällen Gynäkologen waren, die der Psychoanalyse ablehnend gegenüberstanden, die enge Beziehung von Psyche und Soma bei Unterleibsbeschwerden jedoch nicht leugnen konnten. Wir werden später noch darauf zurückkommen, daß ›Männerleiden‹ in der Literatur viel weniger häufig vorkommen, doch zum jetzigen Zeitpunkt ist es wichtig, über die offensichtliche größere Häufigkeit bei Frauen als bei Männern einer eindeutig offenen Beziehung zwischen den Funktionen von Körper und Geist bei Unterleibsbeschwerden wie den hier angeführten, einzugehen.

Erstens wird der Leser daran erinnert, daß eine These des körper/geist-energetischen Modells, die in der kombinierten Anwendung eines psychosomatischen und akupunktur-energetischen Ansatzes besteht, genau deshalb gerechtfertigt ist, weil beide von ein und derselben Voraussetzung ausgehen, die sich in der Praxis durchwegs bewahrheitet hat: daß Körper und Geist bei jeder Körperbeschwerde, gleich wie geringfügig, immer unzertrennlich miteinander verbunden sind. Es gibt keine Trennung zwischen Psyche und Körper, und wenn wir von den psychologischen Aspekten einer Erkrankung sprechen, braucht deswegen niemand beleidigt zu sein. Während es stimmt, daß viele Mediziner heute das Wort ›psychosomatisch‹ viel öfter auf Frauen anwenden als auf Männer (um auszudrücken, daß ihre Patientinnen ›spinnen‹, ihre Leiden ›eingebildet sind‹ und ›alles nur in ihrem Kopf‹ stattfindet), ist dies auf eine bedauerliche Wissenslücke der medizinischen Gemeinschaft zurückzuführen bezüglich der Natur und Art der Verbindungen zwischen Psyche und Soma – Verbindungen, die die Pioniere der psychosomatischen Medizin aufzudecken suchten, und die deshalb von Freudschen psychosexuellen Theorien beeinflußt waren, die in der heutigen Zeit immer mehr in Verruf geraten, ihr Werk färbten und zu überbetont psychosexuellen Interpretationen führten. Wegen der darin enthaltenen sexuellen Vorurteile meidet das körper/geist-energetische Modell diesen Aspekt der klassischen Psychosomatik. Das heißt aber nicht, daß wir deswegen die Literatur nicht lesen sollen.

Zweitens braucht es uns nicht zu wundern, daß die körper-geistigen Symptome des unteren Bereichs bei Frauen offener zutage treten, aus dem einfachen Grund, weil die Menstruation selbst in traditionellen und in modernen Gesellschaften immer wieder als ›Plage‹ oder ›Krankheit‹ dargestellt wird. Bluten wird mit Krankheit in Verbindung gebracht, und deshalb ist es wahrscheinlich, daß die erste Reaktion eines jungen Mädchens auf diesen neuen Prozeß psychologisch kompliziert ist. Sie fragt sich vielleicht, was dieses Bluten eigentlich soll, ob man sie deswegen attraktiver oder, im Gegenteil, abstoßender finden wird; ob sie immer noch alles machen kann wie bisher und was die neue Fähigkeit, schwanger werden zu können, für sie bedeutet. Diese Fragen, wie sie ein junges Mädchen stellen mag, sind wie die damit zusammenhängenden Beschwerden sowohl psychologischer als auch physischer Art und reichen aus, um Unterleibsbeschwerden herbeizuführen. Ich habe zahlreiche Universitätsstudentinnen behandelt, die sexuell aktiv waren und dennoch keinerlei Art von Verhütung praktizierten. Als ich mich besorgt zeigte, meinten sie, Sex sei keine wirklich leidenschaftliche Angelegenheit für sie, und daß sie sich ihren Partnern nie wirklich ›hingaben‹ – entweder, weil sie nicht so viel Interesse am Sex hatten oder weil sie sich nicht ›hingeben‹ wollten, bis sie den richtigen Mann gefunden hatten. In mehreren Fällen wurden die Frauen sofort schwanger, als sie diesen Mann kennenlernten. Das hat mir schon früh in meiner Akupunkturpraxis gezeigt, daß der Geist den Körper beherrschen kann.

Schließlich ist es möglich, daß moderne Frauen aus vielen soziokulturellen und vielen sogar biologischen Gründen viel leichter somatische Manifestationen von psychischen Konflikten entwickeln als Männer, weil es ihnen zum Vorteil gereicht. Während die Männer in vielen westlichen Kulturen dazu erzogen worden sind, sich über die von ihnen empfundenen emotionalen und psychischen Konflikte auszuschweigen, hat man Frauen oft mehr Platz eingeräumt (leider oft in der Praxis ihrer Ärzte), um über ihre emotionalen und psychischen Probleme zu sprechen. Wenn eine Frau beim Einsetzen ihrer Periode eine schwere Migräne entwickelt, begleitet von heftigen Krämpfen und Blutgerinnseln, sich schlecht gelaunt zeigt, kein Interesse an sexueller Aktivität mit ihrem Mann hat und ihn vielleicht sogar anschreit, kann es sein, daß gewisse Aspekte dieser Körpersymptome von einer ungeheuren Wut herrühren, die sie auf ihn hat, weil er ein Mann ist, der gehen und eine Karriere verfolgen kann, während sie gezwungen ist, zu Hause zu bleiben und sich um die Kinder und den Haushalt zu kümmern. Doch Migräne und Krämpfe und Stimmungsschwankungen sind ziemlich gutartige Symptome und vielleicht sogar dazu da, Dampf abzulassen, wodurch Frustration und Zorn daran gehindert werden, eine ernsthaftere Beschwerde zu gebären. Ihr Mann wird wahrscheinlich dieselben Frustrationen und denselben Zorn wegen ihrer Beziehung spüren, in seinem Fall, weil er deswegen in die Welt hinausgehen und arbeiten muß, doch in unserer Kultur ist es immer noch wahrscheinlicher, daß er sich weigern wird, psychische Konflikte offen auszutragen, womit er sie tief in seinen Körper hineintreibt und seine Chance vermehrt, explosiven und potentiell tödlichen physischen Leiden wie einem zu hohen Blutdruck oder einem Herzinfarkt anheimzufallen.

Was ich damit sagen will, ist, daß wir alle unter dem Körper/Geist-Dilemma leiden, weil wir von Kind an in einer Gesellschaft erzogen worden sind, die diese zwei Bereiche kulturell und medizinisch voneinander trennt. Gerade heute, da mehr und mehr Ärzte, Psychiater und Psychologen eine körper/geist-integrative Sicht für sinnvoll halten, ist es essentiell, die psychischen und physischen Aspekte der Beschwerden eines Klienten offen und im Detail zu erörtern. Übrigens ist es sehr gut möglich, daß die Menschen, die von ihren Ärzten am leichtesten (und herablassenderweise) als ›psychosomatisch krank‹ abgetan werden, genau die Leute sind, die am besten mit geistigen Mitteln wie Entspannung, Selbsthypnose und Visualisieren umgehen können und damit ihre körperlichen Symptome unter Kontrolle bringen.

Das scheint bereits der Fall zu sein bei denen, die Dr. Bernie Siegel, ein bekannter Chirurg, der aus körper/geist-integrativer Sicht arbeitet, ›außergewöhnliche Krebspatienten‹ nennt. Diese Patienten akzeptieren die Tatsache, daß ihre Krebstumore sich aufgrund von psychischen und physischen Unausgewogenheiten entwickelt haben, und sind manchmal in der Lage, in beiden Arenen Veränderungen vorzunehmen, um ihren Krebs unter Kontrolle zu bringen. Visualisierungen, die einen klaren geistigen Einsatz beinhalten, um den Körper zu beherrschen, haben bei diesen Patienten den größten Erfolg. Doch niemand könnte behaupten, daß es leicht ist, mit diesen Patienten auszukommen, aus dem einfachen Grund, wie Siegel betont, daß sie sich weigern, herkömmliche, passive Patienten zu sein, und statt dessen fordern, daß der Arzt oder Therapeut sich nach ihren Wünschen richtet: »Außergewöhnliche Patienten weigern sich, ein Opfer zu sein. Sie arbeiten an sich selbst und werden geradezu Spezialisten, was ihre eigene Pflege betrifft... Ärzte müssen sich darüber im klaren sein, daß die Patienten, die ihnen schwierig und unkooperativ erscheinen, die größte Chance haben, wieder gesund zu werden.« Was größtenteils ihrem Kampfgeist, und nicht etwa einer ›stoischen Gelassenheit‹ zu verdanken ist.[10]

Im Lichte dieser Bemerkungen möchte ich die Diskussion der psychosomatischen Erkrankungen des Unterleibs anhand von zwei komplizierten Leiden schließen, uterinen fibroiden Tumoren und eingebildeten Schwangerschaften.

Frigidität und verwandte Fruchtbarkeitsprobleme wie auch fibroide Tumore wurden anfang dieses Jahrhunderts von vielen psychosomatisch eingestellten Gynäkologen als psychogen bezeichnet, so auch von Kehrer und Mohr, zwei geschätzte deutsche Frauenärzte jener Tage.[11]

Kehrer war der Meinung, daß fibroide Formationen nicht zu Sterilität führen, sondern vielmehr, daß beide eine »koordinierte Sequenz des gleichen fundamentalen Zustands sind, das heißt, eine chronisch gestörte Psychosexualität mit daraus hervorgehenden chronischen Störungen in der Verteilung des abdominalen Bluts und der Lymphflüssigkeit«.[12] Er stellte fest, daß Fisteln am häufigsten bei Frauen mit einem unerfüllten Geschlechtsleben auftreten, und daß man an der Größe der Fistel den Anfang dieser Unzufriedenheit ablesen kann. Wengrof, ein Psychosomatiker der Jahrhundertwende, bemerkte, daß »ein von den Genitalien kommender Konflikt« zu Gewebsveränderungen führen kann mit einer Hypertrophie, die sich später zu einem Fibrom entwickelt. Bei diesen Zuständen genügte eine kurze therapeutische Behandlung, um das Wachstum der Fisteln zu hemmen oder eine Rückbildung einzuleiten.[13]

Die psychogene Scheinschwangerschaft oder *Grossesse nerveuse,* bei welcher eine Frau die äußerlichen Zeichen einer nicht vorhandenen Schwangerschaft aufweist, welche sogar in einer Nachahmung der Geburt gipfeln kann, ist ein Phänomen, das häufig von psychosomatisch orientierten Psychiatern und Ärzten behandelt wird.

Eine mildere Version desselben Phänomens tritt in Form von exzessiven Blähungen während der Menstruation auf, die oft mit geheimen Schwangerschaftsfantasien einhergehen und ebenfalls auf eine analytische Behandlung ansprechen.

Dunbar schließt ihre eigene Übersicht der gynäkologischen Erkrankungen mit einem Zitat von Mayer, der die Verantwortung von Ärzten betont, die Frauenleiden behandeln. Erstens, bemerkt Mayer, muß der Arzt sich daran »erinnern, daß ein jedes seiner Worte und jede Handlung genau wie jede therapeutische Maßnahme eine suggestive Wirkung auf die Patientin haben, die nur allzuoft Schaden anrichtet«. Dann zählt er mehrere Beispiele für solche negativen Suggestionen auf: »Eine kleine oder achtlose Bemerkung, zum Beispiel über ›schwache Lungen‹, kann zu einer bleibenden Angst vor einer Schwangerschaft führen und somit in Frigidität und ehelichem Unfrieden enden. Sich einer Unterleibskrankheit bewußt zu sein, beinhaltet für viele Frauen den Vorwurf, sexuell und mit allen Folgen nicht zu genügen.« Er schließt: »Besonders heimtückisch sind die Worte ›Eileiterentzündung‹ und ›Gebärmutterhals‹. ›Hals‹ wird von einer großen Anzahl Frauen mit unzähligen Krankheiten in Verbindung gebracht, mit der Sicherheit einer ernsthaften Krankheit oder mit Arbeitsunfähigkeit.« [14]

Mayers Schlüsse aus dem Jahre 1925 sind auch für den heutigen Gynäkologen gültig: »[E]s gibt zu viele Frauen, die an ihrem Körper unzählige Zeichen der Behandlung durch Spezialisten tragen, *weil sie an ihren Beschwerden festhielten, obwohl man ihnen wiederholt gesagt hatte, anatomisch sei alles normal.* Ganze Reihen von Prozeduren wie Operationen, Kurretagen, Cervixdiscissionen, Amputationen der Portio, plastische Operationen, Exzisionen der Adnexae, Appendektomien, Nephropexien, Gasteroenteromien und schließlich Extirpationen des Uterus – alle umsonst.[15] Jeder, der über diese Dinge nachdenkt, kommt umgehend zum Schluß, daß solche Vorgehensweisen die wirkliche Quelle der Beschwerde nicht zu beheben vermögen. Mayers Kommentare werden vor allem wegen der einschneidenden Schlußfolgerungen, die sie erlauben, bei den vielen Tausenden Frauen von heute Anklang finden, an denen zu schnell Hysterektomien durchgeführt wurden, oft ohne jegliche Beratung. Wenn ein Arzt jemandem nicht helfen kann«, fügt Mayer hinzu, ist das bedauerlich, »aber wenn eine Frau, die zuvor gynäkologisch gesund war, krank wird als Resultat oder Folge einer unnötigen Operation oder dadurch sogar behindert ist oder stirbt, sehen wir uns den traurigsten Resultaten eines einseitig spezialisierten Standpunkts gegenüber, die die psychogene Ätiologie außer acht läßt.« [16]

Dieser Mangel an Erkenntnis führt zu einer Überanwendung von gynäkologischen Verfahren, von denen sogar die einfachsten, wie häufige oder längere lokale Manipulationen, schädlich sein können. Denn solche Manipulationen fokussieren die Aufmerksamkeit der Patientin auf die physische Beschwerde und ermutigen sie dadurch unbewußt, ein wirkliches Leiden zu entwickeln. Stellen Sie sich vor, wie es manchen Frauen zumute sein muß, wenn ihr Gynäkologe ihnen eröffnet, ihr Krebsabstrich sei positiv, sie hätten den Test innerhalb von drei bis sechs Monaten zu wiederholen, wobei er abschließend hinzufügt: »Sie wollen doch nicht, daß wir etwas übersehen!« Diese Ermahnung beinhaltet die Suggestion: »Sie werden *etwas* entwickeln.« Leider wurden Mayers Ratschläge von den Gynäkologen und Internisten seiner Tage größtenteils mißachtet; deshalb sind abschließende Bemerkungen heute besonders angebracht: »Wenn eine neue Generation in der Medizin weiterhin jedes gynäkologische Symptom als Zeichen einer lokalen Erkrankung und Grund zur lokalen Behandlung deutet, wird sie blinde Organspezialisten hervorbringen, die die Gebärmutter durch ein Vergrößerungsglas anstarren und den Rest der Patientin übersehen.« [17]

Wegen des eindeutigen männlichen Chauvinismus, der Ende des neunzehnten und Anfang des zwanzigsten Jahrhunderts in Europa und den Vereinigten Staaten herrschte, überrascht es nicht, daß die klassische pychosomatische Literatur nur die Unterleibserkrankungen der Frau erörtert. Deswegen können viele Männer auch heute noch nicht zugeben, an Dysfunktionen im Beckenbereich zu leiden, und Ärzte haben die Tendenz, ihre männlichen Patienten bei einer allgemeinen Kontrolle nicht so genau wegen ihres Unterleibs zu befragen wie Frauen.

Auch wenn es scheint, als würden Frauen häufiger ärztliche Behandlung aufsuchen wegen Unterleibsbeschwerden, ist das Auftreten einer relativ neuen Krankheit – nichtspezifische Prostatitis – bei jungen Männern, die nicht unbedingt mit den ernsthaften Prostataerkrankungen bei älteren Männern zusammenhängt, nicht unähnlich den vagen und störenden Beschwerden, mit denen Frauen so oft zu ihrem Arzt kommen. Vielleicht sind die sexuellen Fragen, die in den letzten zwei Jahrzehnten zur männlichen sexuellen Unterdrückung aufgeworfen worden sind, von jüngeren Gruppen von Männern verinnerlicht worden, was die männlichen Geschlechtsorgane anfällig macht für Schmerzen oder Krankheit. Es besteht auch eine Zunahme an vagen und eigenartigen Anomalitäten des Unterleibs wie geschwollene Drüsen, Knötchen oder Ausschläge bei Männern, die an dem leiden, was ich das ›Angst vor AIDS-Syndrom‹ nenne. Diese Männer, die nicht unbedingt schwul sind, haben immer mindestens einen Freund, bei dem kurz vor dem Auftreten dieser Symptome AIDS festgestellt wurde oder der daran gestorben ist.

Es ist deshalb klar, daß Erkrankungen und Schmerzen im Unterleib des Mannes in den nächsten Jahren eine genaue Untersuchung erfahren werden, wobei von einer körper-geistigen Sicht, die auf psychische und somatische Energien eingeht, ausgegangen werden muß.

Ich habe oft genitale Dysfunktionen – milde Formen von Impotenz, vorzeitiger Samenerguß, Träufeln, häufiger Harndrang, Empfindlichkeit oder Schmerzen im Unterleib – festgestellt bei männlichen Patienten, die an diese Unausgewogenheiten nie als Beschwerden gedacht hatten, die sie ihrem Arzt melden könnten. In den meisten Fällen waren es nicht diese Probleme, die sie zu mir geführt hatten, doch als sie einmal realisierten, daß es sich dabei um Symptome eines allgemeineren energetischen Ungleichgewichts – zum Beispiel wegen defizitärem Nierenfeuer oder mangelnder Leberenergie – handelte, öffneten sie sich einer Diskussion der Bedeutung dieser Leiden. Psychosexuelle Konflikte wie der Verlust der Partnerin, Angst vor sexueller Unzulänglichkeit, Schuldgefühle wegen einer außerehelichen Affäre und so weiter, tauchen oft in unseren gemeinsamen Gesprächen auf. Die vagen Symptome gehen dank der Akupunkturbehandlung bald zurück und verhindern dadurch ernste organische Leiden in späteren Jahren.

Akupunkturpfade im Unterleib

Auch wenn die akupunktur-energetische Analyse die wesentliche Rolle der »Fehlverteilung von Blut und Lymphflüssigkeit« anerkennt, wie Kehrer es nannte, ist sie grundsätzlich unbeholfen, wo es um psychosexuelle Faktoren geht, was zweifellos dem ›Puritanismus‹ des chinesischen Umgangs mit der Sexualität ganz allgemein zuzuschreiben ist. Das akupunktur-energetische Modell hingegen bietet eine klare und detaillierte Beschreibung der energetischen Beziehung zwischen den drei Organen an sowie der respektiven Meridiane, die den Beckenbereich durchqueren und beleben: Milz, Leber und Nieren.

Vom Milz-Beamten heißt es, er sei von Sorgen und Zweifeln befallen, der Leber-Beamte von Zorn oder unterdrückter Wut und der Nieren-Beamte von Angst und Autoritätskonflikten. Daran sieht man, daß der Ansatz der Akupunktur dieselben emotionellen Konflikte behandelt wie die klassische Psychosomatik.

Was folgt, ist eine Zusammenfassung der wichtigsten akupunkturenergetischen Erkrankungsmuster im unteren Bereich.

Energetische Störungen im unteren Bereich

Die drei Yin-Kanäle des Fußes fließen alle einige Zentimeter über dem inneren Fußknöchel zusammen, an dem Punkt, der Milz 7 genannt wird (›Drei Yin-Kreuzung‹), und nochmals über dem Schamknochen, bei Lenkergefäß 2 und 3. Hier dringen diese drei Meridiane tief in die Beckengegend ein. Der Leberkanal führt an der Außenseite der Genitalien vorbei, wobei alle drei Kanäle die Gebärmutter und die Eierstöcke durchqueren bzw. die Prostata, Blase und Nieren, ehe sie auftauchen, um den Brustbereich hochzufließen.

Deshalb werden Unterleibsbeschwerden in der chinesischen Medizin einer Kombination von Störungen dieser drei Funktionen zugeschrieben, bei gleichzeitig auftretenden Störungen in den vitalen Funktionen des Beckenbereichs (Defizit, Stagnation, Akkumulation oder Hitze, die Blut, Qi oder die Körpersäfte beeinträchtigt).

Im Falle der Menstruationsschmerzen zum Beispiel unterscheidet die orientalische Medizin drei häufige Muster. Erstens werden Menstruationsschmerzen Energiestaus und Blutgerinnseln zugeschrieben, wenn ein allgemeiner Energiemangel (verwandt mit dem Defizit des Lungen-Qi) zu einer schlechten Blutzirkulation und zu Blutgerinnseln in der Beckengegend führt (die Lunge wird ›Kind‹ der Milz genannt, somit ermattet der Mangel an Energie unter der Herrschaft der Lungen die ›Mutter‹, die Milz). Ist nur Qi nicht im Fluß, können Staus wie weiche, bewegliche Zysten auftreten, wohingegen bei Blutgerinnseln harte, unbewegliche Massen wie Fisteln oder Tumore vorherrschen. Anzeichen von Unterleibsbeschwerden sind zum Beispiel ein geschwollener, schmerzender Bauch, unregelmäßiger Blutfluß, dunkler Blutfluß mit Gerinnseln, Nachlassen der Schmerzen nach Ausstoßen der Gerinnsel, geschwollene Brüste, eine violette Zunge und ein drahtiger Puls. Der Puls deutet auf eine Blockierung des Leberkanals, und tatsächlich tritt dieses Energiemuster häufig in Kombination mit ›blockiertem Leber-Qi‹ auf (was manchmal einem Mangel an Lungen-Qi zu verdanken ist, wenn die Lungenphase zu schwach ist, um die Leberphase richtig zu überwachen). Oft treten dabei Zorn, unterdrückte Wut oder andere heftige Gefühle auf, die ›einen regelmäßigen Qi-Fluß‹ behindern, der unter der Kontrolle des Leber-Beamten steht. Wie wir in Kapitel 2 gesehen haben, sind Gebärmutter, Beckengegend und Genitalien, die alle vom Leberkanal energetisiert werden, offen für Erkrankungen, befinden sich die Emotionen nicht auf geradem Kurs.[18]

Ein weiteres häufiges energetisches Muster, das zu Dysmenorrhö führt, ist als ›kalter blockierender Sumpf‹ des Menstruationszyklus bekannt und einer defizitären Yang-Funktion der Milz in der Umsetzung von Flüssigkeiten und Feuchtigkeit zu verdanken, die ›Klammheit‹ und Kälte in der Beckengegend vereint. Hier schmerzt der Unterleib, der sich kalt anfühlt. Es kann auch eine ›innerliche Kälte‹ auftreten, die durch die Anwendung von Wärme Linderung findet. Die Monatsblutung ist unregelmäßig, dunkel und wäßrig und enthält einige Blutgerinnsel. Die Zunge ist blaß (defizitäre Milz) und der Puls absinkend (Defizit) oder langsam (Kälte).

Schließlich ist im Fall von Dysmenorrhö mit defizitärem Blut und Qi die Blutzufuhr in der Beckengegend beeinträchtigt, begleitet von Unterleibsschmerzen, die durch Druckanwendung nachlassen. Zu einem solchen Zustand kann es durch chronische Erschöpfung, nach einer Operation oder Geburt kommen, oder aber sie tritt bei Patienten auf, die unter emotionalen Konflikten, obsessiver Sorge oder Trauer leiden (was Erde oder Metall verletzt und demnach die Funktionen des Großen Yin von Milz und Lungen angreift).

Diese drei Muster treten auch bei vielen anderen Unterleibsbeschwerden auf. Stagnierendes Qi und Blutgerinnsel können zum Beispiel auch die Ursache für Amenorrhö sein, wobei emotionaler Streß und das plötzliche Aufhören der Blutung stattfinden oder eine funktionelle uterine Blutung auftritt, die mit einem ständigen dünnen Blutfluß und anderen Zeichen von gehemmtem Leber-Qi wie aufgedunsene Seiten und ein drahtiger Puls oder Beckenentzündungen einhergehen, die ebenfalls zum gehemmten Leber-Qi gehören.

Kälte/Feuchtigkeit gelten als Wurzeln der Amenorrhö, da die damit einhergehende Schleimbildung, die auf das Defizit der transformierenden Kräfte der Milz zurückgeht, den Fluß hemmt, was zu Schwäche im Unterleib und anderen Zeichen einer defizitären Milz führt wie Übelkeit, Appetitverlust und ein schlüpfriger Puls. Wird diese Feuchtigkeit (Schleim) heiß (was zu Entzündungen führt, einer häufigen Begleiterscheinung von Feuchtigkeitsleiden), können träufelnder Urin, Harnröhren- und Beckenentzündungen und Prostatitis auftreten, begleitet von zusätzlichen Symptomen wie wolkiger Urin, Schwellungen im Schambereich, Schmerzen in der Beckengegend und ein schlüpfriger Puls.

Defizitäres Blut und Qi sind oft involviert in Fällen von Amenorrhö, bei denen der menstruelle Blutfluß allmählich austrocknet, um schließlich ganz auszusetzen, aber auch bei einer anormalen uterinen Gefäßblutung, die mit geschwächten Beinen und Ödemen einhergeht. Defizitäre Milz- und Nieren-Yang-Funktionen treten oft gemeinsam auf und können zu Beckenentzündungen führen, mit Rückenschmerzen, Schwellungen (und Schmerzen, die nach einer Anstrengung oder nach dem Geschlechtsakt zunehmen) im Schambereich und Anschwellen der unteren Extremitäten (defizitäres Yang der Nierenfunktion).

Ein weiteres Muster, das im allgemeinen als Resultat eines Mangels an Yin der Organfunktionen von Nieren und Leber auftritt, ist ›Hitze‹ im Blut, begleitet von einem schnellen Puls, einer roten Zunge, dunkelroten, schweren Blutungen und Harnröhrenentzündungen. Diese kommen bei manchen Fällen von Amenorrhö vor, wobei die Patientin sich über Gewichtsabnahme beklagt, trockene Kopfhaut und Haut aufweist, ein schwaches Kreuz und schwache Beine und viel Durst hat. Auch bei fortgeschrittenen oder akuten Stadien von Entzündungen in Becken und Harnröhre treten diese Symptome auf, die mit einem schmerzenden, drängenden Harnfluß, warmen Fußsohlen und Handflächen und einem trockenen Mund einhergehen.

Urinäre Erkrankungen wie Träufeln (in Zusammenhang mit Prostatitis und Becken- oder Harnleiterentzündungen) sind ebenfalls auf die spezifische Schwäche des Yang-Aspekts der Nieren (dem Feuer des ›Lebensflusses‹) zurückzuführen, der eng mit den Blasenfunktionen zusammenhängt und durch die Energie von Milz-Yang gespeist wird. Wie bei Milz-Yang ist auch hier der Yang-Aspekt durch drückende Sorgen, Überanstrengung, geistige oder körperliche Erschöpfung oder schlechte Eßgewohnheiten überbeansprucht worden. Dieses Defizit im mittleren und im unteren Bereich tritt oft bei Menschen auf, die mit zwanzig körperlich aktiv waren, sich mit dreißig aber gesetzt haben. Dieses unbewegliche Verhalten bekommt der Yang-Funktion der Milz nicht, deren Aufgabe es ist, Nährstoffe aufzunehmen, und so kommt es zu einer geschwächten Mitte (die vom Milz-Beamten beherrscht wird). Die Organe in dieser Gegend werden mit der Zeit schlaff und sinken ab (Ptosis oder Hämorrhoiden). Viele Patienten, die unter diesen Schwächen leiden, berichten von einem Gefühl von Leere in der Körpermitte oder von einem Kältegefühl, als würde alles hinunterhängen, was oft mit Schlaffheit in genau diesem Bereich einhergeht. Diesem Defizit kann größtenteils durch Ruhe und Schlaf, die Umstellung von Sex- und Eßgewohnheiten, Abstinenz von Alkohol, angemessenen Leibesübungen und Meditation begegnet werden, was den Geist beruhigen wird.

Dieser Zusammenfassung entnehmen wir, daß die akupunktur-energetische Sicht reich ist an somatisch-energetischen Erklärungen für Unterleibsbeschwerden und zu einer sehr spezifischen und individualisierten Behandlung führt, die genau auf den befallenen Bereich eingeht. Die Akupunkturbehandlung ist bei diesen Unterleibsbeschwerden sehr effektiv und oft konklusiv bei deren Heilung. Doch in manchen Fällen, besonders bei solchen mit chronischen Symptomen, führt eine Kurzzeittherapie oder eine psychologische Beratung als flankierende Maßnahme zu den besten Resultaten.

Wir schließen diese Übersicht des unteren Bereichs mit der körper/geist-energetischen Analyse eines komplexen Falls, der sich um die am Anfang des Kapitels erwähnte Frau dreht, die an einer ganzen Palette gynäkologischer Beschwerden litt.

Ein Fall von wanderndem Leber-Qi

Eine Frau wurde von ihrem Psychotherapeuten zu mir geschickt wegen einer Vielzahl von Beschwerden, die sich im Verlaufe der Psychotherapie verschlimmert hatten und von denen er das Gefühl hatte, sie würden einer näheren Aufmerksamkeit bedürfen. Die Patientin selbst hatte bei sich ein ›prämenstruelles Syndrom‹ diagnostiziert, begleitet von extrem empfindlichen Brüsten zur Zeit der Ovulation und Menstruation, heftigen Menstruationskrämpfen mit dicken Blutgerinnseln, äußerst heftigen sexuellen Wünschen vor der Periode, von denen sie fürchtete, sie würden sie überwältigen, wenn sie ihnen nachgab, und häufigen Migränen, besonders beim Eisprung und vor dem Beginn ihrer Periode.

Sie war sich der Tatsache vollauf bewußt, daß ihre Symptome entsprechend der Phasen ihres Zyklus variierten, und witzelte in einer frühen Behandlung, daß sie verrückt sein müsse, daß sie so stark von lunaren Energien abhängig sei.

Sie litt oft unter Übelkeit, vagen Verdauungsbeschwerden und Verstopfung. Ihre Stimmungen schwankten, mit gelegentlichen, aber um so heftigeren Anfällen von ›abgrundtiefer Depression‹. Auch ihre Körperschmerzen und -leiden variierten, wobei sie ebenso plötzlich auftraten, wie sie verschwanden und durch den ganzen Körper wanderten. Manchmal befielen sie die Innenseiten ihrer Beine und Oberschenkel bis zum Becken, zu anderen Zeiten die Außenseite der Beine und Hüften, manchmal griffen sie auch ihre Magengrube oder Rückenmitte oder aber auch ihren Kopf an (Migräne).

Sie schien sich wegen ihrer Körpersymptome große Sorgen zu machen, doch sie sprach auch mit mir über ihre psychologischen Assoziationen, und wir diskutierten deren Bedeutung.

Als ich ihr den Begriff des Körper/Geist-Dilemmas darlegte, räumte sie ein, daß sie mehr der psychischen Seite zuneige, und daß sie sich vor ihren tatsächlichen Körperkräften und -gelüsten mehr oder weniger fürchte. Sie verhielt sich ihrer Sexualität gegenüber, als sei sie eine dunkle, geheimnisvolle und letztendlich tödliche Macht, die sie immer unter Kontrolle halten müsse. Ihr Mann hatte nur selten Lust auf Sex, was ihr half, ihre eigene Leidenschaft unter Kontrolle zu halten. Sie war auch sehr athletisch, joggte oder trainierte jeden Tag in einem Fitneßclub. Ihr Körper war schlank und muskulös, aber sie hatte üppige Brüste, was sie störte.

Sie hielt sich selbst für ziemlich intelligent und für eine potentielle Schriftstellerin, aber nicht für besonders anziehend. (Dabei war sie äußerst attraktiv.)

Während unserer Gespräche kam eine Litanei von Beschwerden ans Licht, die darauf schließen ließen, daß die Patientin ihren Körper ganz allgemein nicht mochte. Diese Haltung äußerte sich in einer fast schon asketischen Beziehung zu Essen und Schlaf. In ihrer Jugend war diese Patientin als leicht anorektisch eingestuft worden, doch sie zeigte wenig Interesse daran, diese Phase ihrer Gesundheit zu erörtern.

Als ich sie bat, ihre Menstruationsschmerzen zu beschreiben, berichtete sie, sie glichen einem Orgasmus und seien tief und durchdringend. Manchmal bekam sie ihre Periode monatelang nicht, und so war es schon von Anfang an gewesen.

Abtasten erbrachte einen sehr drahtigen, prallen Puls für die mittleren Positionen, die mit den Funktionen von Leber, Gallenblase und Magen verwandt sind. Der Lebermeridian war verspannt, besonders entlang den inneren Aspekten des Wadenbeins und der Körperachse, die knapp über dem Nabel, durch den Brustkorb zu spüren waren. Sie war auch rund um den gesamten Gallenblasenpfad sehr verspannt, an beiden Seiten der Schläfen sowie am Hinterkopf und im Nacken, an beiden Körperseiten, im Becken, in den Hüften und bis in die Beine und Fußknöchel. Sie schwitzte selten, auch bei anstrengender körperlicher Betätigung nicht, was auf eine Unterfunktion des Dreifachen Wärmers und des mit ihm gepaarten Perikards schließen ließ und sich auf gleiche

Art äußert wie ein Defizit seiner unteren energetischen Einheit, der Gallenblase (beide Kleines Yang). Beim Aufnahmegespräch sagte sie auch, daß sich in ihrem Körper alles ›verkehrt‹ anfühle, und sie fürchtete, sie hätte vielleicht eine Gebärmuttersenkung.

Die erste Auswertung erbrachte eine Unausgewogenheit von Holz und Feuer, die sowohl die Yin- als auch die Yang-Funktionen betraf, nämlich Kleines Yang (Gallenblase und Dreifacher Wärmer) und Absolutes Yin (Leber und Perikard). Die ganze Zeit über zeigte sie nicht einmal einen Anflug von Ungeduld, und ihr Gesicht wirkte grünlich (Holz). Ihrer Haut mangelte es eindeutig an Röte (defizitäres Feuer). Es schien, als könne ihre Holz-(Leber Gallenblase)-Energie ihr Kind, das Feuerelement (Perikard, Dreifacher Wärmer), nicht richtig erreichen, was einem Stau dieser Energie in den Bereichen Becken, Verdauungsapparat und Kehle zu verdanken ist, was in moderner chinesischer Medizin zur Diagnose ›gehemmtes Leber-Qi‹ führt. Dieser Befund erklärte auch ihren etwas langsamen Milz-Puls, ihre häufige Übelkeit, den Appetitverlust und die Blähungen während ihrer ganzen Mensis – alles Symptome für eine Invasion der Erde (Milz) durch eine überaktive oder gehemmte Holzphase (Leber, in diesem Fall).

Der eindeutig am meisten betroffene energetisch-reaktive Bereich war Kleines Yang (Gallenblase und Dreifacher Wärmer), dessen Muskeln entlang des gesamten Meridians verspannt und gepanzert waren, wobei die meisten Symptome sich auf diesen Bereich konzentrierten.

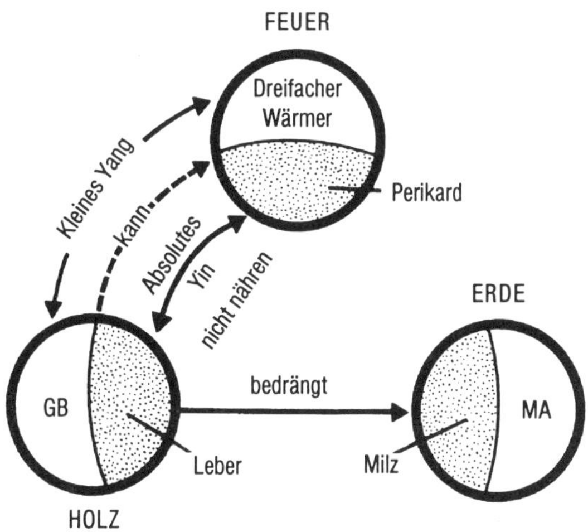

Deshalb beschloß ich, die Behandlung mit dem Öffnen des Bereichs Kleines Yang zu beginnen, um tiefer im Körperinnern eine normale Energiezufuhr zu bewirken. Ich erklärte ihr diese Energetik und schlug vor, daß die freigesetzte Energie des Kleinen Yang-Bereichs auf ihre tiefere Yin-Entsprechung (Leber und Perikard, Absolutes Yin) überfließen würde.

Bei den ersten paar Behandlungen, die jeweils eine Woche auseinanderlagen, reagierte sie heftig auf die Akupunktureinstiche und spürte sie wie elektrische Ströme, die sie ›wie ein Orgasmus‹ durchfluteten. Ihre Reaktionen auf die Behandlung waren immer sehr heftig und manchmal von einem Ausbruch von Symptomen entlang dem Gallenblasen- oder Dreifachen-Wärmer-Meridian begleitet (erhöhte Spannung in den Schläfen oder im Nackenansatz, plötzlich auftretende, heftige Rückenschmerzen, die ebenso plötzlich wieder aufhörten). Nach ein paar Behandlungen bemerkte sie, daß es ihr leichter fiel zu schwitzen (was bedeutete, daß ihr Dreifacher Wärmer kräftiger wurde). Nach etwa einem Monat mit wöchentlichen Behandlungen gingen wir zu einem monatlichen Behandlungsmodus über, um eine regelmäßige Menstruation herbeizuführen und übertriebene Menstruationssymptome zu vermeiden, und um das komplexe energetische Feld ihres Körpers langsam in Ordnung zu bringen.

Nach ein paar Monaten waren ihre Perioden weniger schmerzhaft, und die Schwellung in ihren Brüsten hatte merklich nachgelassen. Sie war ganz allgemein viel weniger verkrampft und manifestierte sowohl während der Behandlung als auch in den Zeiten dazwischen eine kleinere Anzahl dramatischer Reaktionen. Sie schien ihren Körper jetzt besser zu akzeptieren. Ihr Erscheinungsbild wurde weicher, weil die harten Konturen des Reaktionsmusters von Kleines Yang sich abgerundet hatten. Auch ihre Migräne nahm an Häufigkeit und Intensität ab, und ihre heftigen wandernden Schmerzen waren jetzt mehr wie milde Beschwerden oder wie ein allgemeines Völlegefühl, das sie manchmal sogar mit einer einfachen Atem- oder Entspannungsübung lindern konnte, die wir aufgrund von Bildern erfanden, die sie bei der Akupunktur entdeckte. Die Bilder hatten meistens zum Ziel, es dem Stau in ihrer Becken- und Magengegend zu erlauben, sich langsam aufzulösen, wobei sanfte Ströme von violettem und goldenem Licht aus der Beckengegend in das Zwerchfell und die Brust einflossen, das seinen Weg bis in die Kehle und in die Schläfen fand, von wo es den Körper wieder hinunterfloß.

Sie berichtete, ihr Therapeut sei hocherfreut wegen der Fortschritte, die sie bei ihrer Arbeit machten, wobei sich ihre Diskussionen jetzt auf dynamische Schlüsselfragen statt auf physische Beschwerden konzentrierten.

Als die Reaktion von Kleines Yang genügend abgeschwächt worden war, wandte ich mich den tiefersitzenden Funktionen von Absolutes Yin zu, wobei ich primär die Leber und das ›blockierte Leber-Qi‹ behandelte. Das führte bald zu einer Besserung, wonach der Fokus meiner Behandlung sich auf die Funktionen des Perikards (Herzensmeister, Herzschutz-Beamter) verlegte, der die Aufgabe hat, das Herzorgan zu schützen und psychischen Streß abzuwehren. Die Behandlung von Punkten wie Blase 14 und einem speziellen Punkt für spirituelle Störungen der Herzbeschützerfunktion, der sich laut gewissen Lehren auf der zweiten Linie des Blasenmeridians neben Blase 14, Perikard 5 und 6 und Nieren 2 befindet, erwiesen sich als äußerst beruhigend und vorbeugend. Während diesen Behandlungen wurde sie emotional weicher und sprach von Beziehungen, Liebe und ihrer ständigen Angst, daß ihre sexuelle Energie, einmal losgelassen, sie auf gefährliche Art zerstören würde. Darauf fokussiert sich jetzt die Arbeit mit ihrem Psychotherapeuten, wobei sie zur Zeit der Veröffentlichung dieses Buches immer noch monatlich von mir behandelt wird, was zu einer weiteren Verbesserung ihrer wichtigsten Symptome wie auch ihrer allgemeinen Einstellung dem Leben gegenüber geführt hat. Sie steckt jetzt viel Energie in ihre Schriftstellerei und scheint zuversichtlich, nicht nur was ihre kreativen Versuche angeht, sondern auch in Hinsicht auf die Zukunft ganz allgemein, etwas, vor dem sie sich früher fürchtete.

ANMERKUNGEN

1 Dunbar: *Emotions and Bodily Changes,* S. 318.
2 Wie von Dunbar zitiert, S. 342.
3 G. R. Heyer, wie von Dunbar zitiert, S. 332.
4 Ebenda.
5 Ebenda.
6 Ebenda.
7 Ebenda, S. 333.
8 Ebenda.
9 Ebenda, S. 334.
10 Bernie S. Siegel: *Liebe, Medizin und Wunder. Heilerfolge aus der Praxis eines mutigen Arztes,* Düsseldorf 1991, S. 45–46.
11 Seite 9 der englischen Originalausgabe.

12 Seite 342 der englischen Originalausgabe.
13 Ebenda.
14 Wie von Dunbar zitiert, S. 349.
15 Ebenda, S. 350 (unsere Hervorhebung).
16 Ebenda.
17 Ebenda, S. 350–351.
18 Für dieses und alle weiteren Diskussionen von Mustern, siehe Kaptschuk, S. 305–330 und 360–380.

10.
Die Phänomenologie der Reaktionsmuster des Muskelskeletts

Beim kleinen Kind besteht der primitivste Ausdruck von Frustration in zufälligen Muskelentladungen.

ALEXANDER und FRENCH [1]

Die Literatur über die Psychosomatik des Muskelskeletts, vor allem über Kreuzschmerzen und verschiedene Formen von Arthritis (insbesondere Rheuma), ist nicht sehr schlüssig.

Mehr als anderswo treten hier die Schwächen des psychoanalytisch ausgerichteten psychosomatischen Ansatzes ans Licht, was auf das Fehlen eines somatisch-energetischen Verständnisses und von therapeutischen Methoden zurückgeht, die es erlauben würden, das Organ oder den Sitz der Somatisierung zu verstehen und zu behandeln.

Muskelentladungen

Alexander bemerkt, daß der primitivste Ausdruck der Frustration eines kleinen Kindes in zufälligen Muskelzuckungen besteht. »Werden diese Regungen durch primitive Erziehungsmethoden mit Angst und Schuld beladen, hat man im späteren Leben jedesmal, wenn Angst und Schuldgefühle auftreten, das Gefühl, in einer psychischen Zwangsjacke zu stecken.« [2]

Solche Muskelentladungen sind bei Kreuzschmerzen festgestellt worden. Bei den psychogenen Rückenschmerzen, über die Saul [3] berichtet, hatte ein Patient einen starken Hexenschuß und sah sich in heftigen Träumen rennen, schlagen, angreifen, Sport betreiben und schwere Lasten auf dem Rücken schleppen, wobei es um irgendeinen ›Test‹ seiner Person ging, der mit körperlicher Schwerstarbeit zu tun hatte. Er wachte auf mit einem steifen, verspannten Rücken und gekreuzten Beinen, die sich genauso steif anfühlten. Ob diese Kontraktionen den Rückenschmerz verursachten oder einer bereits bestehenden Schwäche im Rücken zu verdanken waren, spiele keine Rolle, sagt Saul, denn es müsse nicht unbedingt eine psychologische Erklärung für die Schmerzen geben; sie könnten auch eine bloße Nebenerscheinung der involvierten Gefühle sein. Wenn der Patient abgekämpft war und schlecht schlief, reagierte sein Rücken mit Spasmen.

Sauls Erklärung weicht der Frage aus, warum diese Spannung zum Beispiel statt dessen nicht im Nacken aufgetreten ist, und er räumt ein, daß eine somatische Schwäche angenommen werden muß. Andererseits hält er es auch nicht für ausgeschlossen, daß bei der Wahl des Rückens als Ort der Spannungsabsorption spezifische psychische Faktoren mitspielen. Er zitiert Fetterman, der der Meinung ist, daß diese Lokalisierung mit »der aufrechten Haltung zusammenhängt, die an das erwachsene Leben mit all seinen Verantwortungen und Mühen erinnert«.[4] Schließlich, bemerkt Saul, besteht ein Hinweis auf eine sexuelle Spannung, durch welche eine Blockierung im Beckenbereich entsteht, die den Rücken tangieren kann. Das sieht man zum Beispiel an den Kreuzschmerzen, die bei vielen Frauen während der Menstruation auftreten.

Bei der rheumatischen Arthritis haben sich behavioristische Versuche, eine rheumatoide Persönlichkeit zu definieren, ebenfalls als unschlüssig erwiesen. Man fand zwar, daß die Frauen (die mehr als fünfundsechzig Prozent der Patienten stellten, die an diesen Beschwerden litten) abgespannt und launisch wirkten, ihre Wut nicht ausdrücken konnten, ›ablehnende‹ Mütter und ›strenge‹ Väter hatten[5], doch dasselbe gilt auch für Patientinnen mit Darmentzündungen. Die Behavioristen machten eine interessante Beobachtung, denn da rheumatische Arthritis eine autoimmune Krankheit ist, haben »Forscher sich gewundert, ob eine besondere Art von selbstzerstörerischer Persönlichkeit sich nicht als autoimmune, neurophysiologische Zerstörung des Körpers auswirkt«.[6] Gemäß Pelletier ist das vorhandene Forschungsmaterial noch viel zu dürftig, um in dieser Hinsicht spezifische Schlüsse zu erlauben.

Die psychoanalytische Literatur über rheumatische Arthritis konzentriert sich bei solchen Erkrankungen hauptsächlich auf den spastischen Zustand der Muskeln, der angeblich mit einem »chronisch gehemmten, feindselig-aggressiven Zustand« einhergeht.[7]

Während manche Forscher von der Arthritis als einer symbolischen Bestrafung oder Sühne für »aggressiv konkurrierende Gefühle gegenüber den Menschen«[8] sprechen, deuten die meisten analytischen Untersuchungen auf eine »Abwehr gegen die heterosexuelle Rolle«, was sich mit den ursprünglichen Aussagen Groddecks deckt. Das kann leicht als eine unbewußte Weigerung interpretiert werden, in der Gesellschaft die Rolle einer unterdrückten Frau zu spielen, wobei diese Weigerung die Fähigkeit des Körper/Geists, sich zu bewegen und sich auf eine solch unterdrückte Art zu verhalten, buchstäblich beeinträchtigt.

Die Persönlichkeitsfaktoren, die der psychoanalytischen Literatur entnommen werden können, deuten auf ein latent ›burschikoses‹ Verhalten mit »starker Kontrolle aller Gefühlsausdrücke als Erwachsener«.[9]

Die von Shapiro, Johnson und Alexander zitierten rheumatischen Arthritikerinnen wiesen eine ›starke männliche Prostestreaktion‹ auf, bei gleichzeitiger Übernahme von ›männlichem Konkurrenzverhalten‹ und einer ›konkurrierenden Haltung gegenüber Männern‹. Während die Literatur eine ganze Reihe von auslösenden Faktoren erwähnt, finden sich darin nur wenige konstante psychodynamische Faktoren. Alexander bemerkt, daß die Arthritis sich bei einer Zunahme an unbewußter Rebellion und bei gegen Männer gerichtetem Groll verschlimmert und meistens mit Begebenheiten zusammenhängt, die die Aggression und die Schuldgefühle fördern, die zuvor latent waren und in der Aufopferung und dem Dienst am Nächsten, den die Patientin leistete, einen angemessen gelebten Ausdruck fanden.[10] Es ist wahrscheinlich, daß es sich bei dem, was diese frühen Psychosomatiker den ›männlichen Prostest‹ nannten, um einen spezifischen feministischen Protest gegen die Ungleichheit aus biologischen Gründen handelt.

In dreiunddreißig Fällen gelang es Alexander und seinen Kollegen, zwei dynamische Situationsmuster festzuhalten: Ablehnung der weiblichen Funktion (maskuline Protestreaktion), oft in Zusammenhang mit offener Bisexualität und einem masochistischen Bedürfnis, »etwas für andere zu tun« [11], was Alexander einer Entladung dieses ›Protestes‹ zuschreibt und auf die Leugnung unserer Kultur, daß sie von der Pflege von Männern und Kindern abhängig ist.

Die Familien dieser Frauen bestanden häufig aus einem strengen oder dominanten und einem unterwürfigen Elternteil, wobei diese Frauen schon sehr früh lernten, sich strenge Einschränkungen aufzuerlegen. Sühne wegen eines Grolls gegen die Mutter oder wegen ihrer Ablehnung wurden auch häufig beobachtet.

Alexander schließt, daß rheumatische Arthritis genau genommen zu den hysterischen Konversionsreaktionen gehört, da sie »der Ausdruck eines unbewußten Konflikts durch somatische Veränderungen in den willentlichen Muskeln« sei.[12]

Alexander nahm an, daß Muskelentladungen und die daraus hervorgehende erhöhte Muskelspannung den Körper/Geist für Arthritisanfälle empfänglich machen.

Nur in ein paar wenigen Fällen gelang es Alexander und seinen Mitarbeitern, in Zielorganen eine spezifische unbewußte Spannung zu beobachten, die auf die Veranlagung dieser Systeme zu Zuckungen und einer daraus hervorgehenden Arthritis hätte schließen lassen.

Die ›psychische Zwangsjacke‹, die von diesen Patienten entwickelt wurde, tritt als Versuch auf, einen Ausgleich herzustellen zwischen aggressiven Trieben und einem Bedürfnis, andere zu kontrollieren. Wenn verschiedene spezifische Begebenheiten die adaptiven Reaktionsmuster dieser Patienten unterbrachen und dadurch die Entladung von Feindseligkeit und Befreiung von Schuld hemmten, nahm die Muskelspannung zu, und ein Arthritisanfall stand kurz bevor.

Während Alexander der Meinung ist, daß somatische (traumatische, infektuöse oder genetische) Faktoren bei der Neigung zu Arthritisanfällen in einer bestimmten Körpergegend mitspielen, führt er auch an, daß die Kombination einer psychologischen Konfliktsituation und eine gesteigerte Muskelspannung bestehen müßten, um einen solchen Anfall herbeizuführen.

Aus phänomenologischer Sicht beobachtete Ziegler ein spezifisches Muster bei Frauen und Männern mit rheumatischer Arthritis: ein Konflikt zwischen Anpassungsfähigkeit und ›stoischem Widerstand‹. Ihm fiel auf, daß diese Patienten ständig (für andere) in Bewegung waren, sich selbst in den Hintergrund stellten und sich dabei überaus pflichtbewußt verhielten. Aus der Etymologie der mit der rheumatischen Arthritis verwandten Worte schließt Ziegler, daß »aller rheumatische Verlust an Beweglichkeit in Wirklichkeit eine Zunahme an Konstanz und eine Zunahme an Standhaftigkeit meinen könnte. Es ist, als ob die Natur versuchte, eine allzu bereitwillige, gliederpuppenhafte Beweglichkeit und damit eine Neigung zum hampelmännischen Selbstverlust zu verhindern.« [13] Nach außen fügsam und bescheiden, manifestiert sich der Protest bei diesen Menschen in der Muskulatur, deren Rigidität zu bedeuten scheint, daß »das, was ihnen fehlen mag, eine Art *natürliches Nein* gegenüber allzuviel Aufopferung, ... nur in der Materialität ihrer Körper zu finden« ist.[14]

Körperspannung und Akupunkturtherapie

Aus akupunktur-energetischer Sicht tritt die von Alexander beobachtete größere Muskelspannung bei beinahe allen Rheumatikern auf, was die meisten Akupunkteure dazu führt, sich auf ein reibungsloseres Funktionieren und eine bessere Zirkulation durch die Muskeln der betroffenen Bereiche zu konzentrieren. Indem sie direkt bei dieser Muskelspannung ansetzen, können sie und andere Körpertherapeuten einen unmittelbaren Zugang zur ›Zwangsjacke‹ erlangen, von der zuvor die Rede war.

Wie wir in Kapitel 3 gesehen haben, impliziert Requenas Interpretation der Akupunkturtemperamente spezifische Körpertypen, die wir als somatische Reaktionsmuster sehen wollen, das heißt, als verschiedene Formen von hochspezifischen ›Charakterpanzern‹ (Reich). Diese Sicht führt zu einer individuellen und spezifischen Analyse und Behandlung von arthritischen Leiden und Rheuma, die in der orientalischen medizinischen Literatur einen großen Platz einnehmen.

Wir sehen, daß die von akuter Arthritis betroffenen Hauptzonen die Yang-Bereiche sind, nämlich Großes Yang (Dünndarm und Blase), Kleines Yang (Gallenblase und Dreifacher Wärmer) und Sonnenlicht-Yang (Magen und Dickdarm), wohingegen die chronischen, wirklich degenerativen Arten von Arthritis, die systematisch auftreten und jeden Teil des Körpers betreffen, mehr in den Bereich von Großes Yin (Milz und Lungen) und Kleines Yin (Nieren und Herz) gehören.

Das Reaktionsmuster Großes Yang deutet auf eine hohe Muskelspannung entlang den Dünndarm- und Blasenkanälen, an der Außenseite von Händen und Armen, in der Schulterblattgegend und im Gebärmutterhals (wo diese Kanäle aufeinandertreffen), an Nacken und Hinterkopf, in den Muskeln, die vom Rückgrat zum Gesäß verlaufen, und an der Rückseite der Beine entlang bis an den äußeren Fußrand. Diese Kanäle bedecken des weiteren somatisches Territorium auf dem Rücken und dominieren zusammen mit dem Kleinen Yin-Kanal den gesamten hinteren Körperbereich. Und genau diese Bereiche werden steif, wenn der Körper/Geist sich bedroht fühlt und entweder bereit ist, zurückzukämpfen oder zu fliehen, deshalb sind sie bei modernen Menschen auch so häufig angegriffen. Die schweren Lasten des erwachsenen Lebens werden, wie Fetterman betont, am stärksten empfunden von Menschen, die Unausgewogenheiten in dieser Großen Yin-Zone aufweisen. Oft haben sie Probleme mit ihrer Willenskraft und mit Autoritäten, was die Spannung in dieser Körperzone verstärkt.

Es liegt der Befund einer Erkrankung des Großen Yang-Reaktionsmusters vor, wenn okzipitale und zervikale Steifheit oder Schmerzen in diesen Bereichen auftreten, die oft mit vertikalen Kopfschmerzen einhergehen, da Arthritis vor allem die Gegend des Schulterblatts und des Gebärmutterhalses, möglicherweise aber auch die Oberflächen von Händen und von Füßen befällt, wie auch Ischiasschmerzen oder Harnröhrenleiden auftreten, die auf die hinteren Seiten der Beine abstrahlen. Eine große Steifheit des Rückgrats, Schwierigkeiten beim Bücken, häufige Verspannung in Nacken und Schultern und eine verminderte Drehfähigkeit des Halses werden ebenfalls erfahren. Weil die Organfunktionen der Nieren zusammen mit denen der Blase (Großes Fuß-Yang) bei der Erhaltung der Knochenqualität eine so große Rolle spielen, gehören zu den rheumatischen Erkrankungen des Großen Yin-Typs vor allem Spondilytis ankylosans, Osteoporose und Osteoarthritis.

Wenn muskuloskelettale Reaktionsmuster von Kleines Yang zu Arthritis in den Bereichen, die von den Meridianen und Organfunktionen der Gallenblase und des Dreifachen Wärmers energetisiert werden, führen, tritt diese von den Fingerspitzen bis zur Schulter, entlang dem Kapuzenmuskel und dem hinteren Nacken auf, im Kiefer, im Ohr und im ganzen Schläfenbereich (Dreifacher-Wärmer-Meridianpfad, der sich an den Schläfen mit dem Gallenblasenzweig trifft), an den Schläfen, im Brustkorb und in den Hüftknochen und an den Außenseiten der Beine und des Fußes (dem Pfad des Gallenblasenkanals). Arthritis, die die Reaktion von Kleines Yang annimmt, befällt meistens die Schultern und den oberen Nacken oder Kiefer und Hüftknochen und ist begleitet von chronischen Zuckungen im Kapuzenmuskel und häufiger Schwäche des Hüftknochens und der Außenseite der Beine. Die Patienten klagen oft über ein unangenehmes, sprunghaftes, verspanntes Gefühl entlang den Außenseiten der Beine, angefangen bei den Hüften über die Fußoberfläche bis zum vierten Zeh. Vielleicht haben sie sogar das Gefühl, etwas zwischen ihrem vierten und fünften Zeh sei gebrochen, ein paar Zentimeter über dem Gewebe (GB 41). Wut oder andere heftige Gefühlsausbrüche können zu Anfällen entlang diesen Pfaden führen, während unterdrückte Wut oft dazu neigt, den gesamten Bereich zu schwächen und ihn damit auf spätere Anfälle von Schmerz und Entzündung einzustellen. Menschen mit diesen Arthritismustern haben oft unglaublich verspannte Kiefer (die oft geschwollen sind, weil sie ständig zusammengepreßt werden), leiden unter Migräne und Augenschmerzen (vor allen hinter den Augen und in den Schläfen) bei gleichzeitiger Verspannung von Kapuzenmuskel und Schläfen, was sich als regelrechtes ›Zipperlein‹ äußern kann. Diese Art Arthritis neigt dazu, auch die Gegend des Ischiasnervs zu befallen. Menschen mit diesem Muster haben oft Mühe, sich zur Seite zu beugen (Schwäche des Gürtelkanals, *Dai Mo,* der vom Gallenblasenkanal energetisiert wird) und leiden primär an Arthrosen der Kiefer, Schultern, Handgelenke und Hüften. Diese Art ›Arthritis‹ (oder *Behinderungssymptome,* wie die Chinesen sie nennen) sind meistens nicht so gravierend und treten in Schüben auf, mit ziemlich unbehelligten Zeiten dazwischen.

Wenn das Sonnenlicht Yang-Muster zu dem führt, was in der westlichen Medizin als Arthritis diagnostiziert wird, treten Symptome entlang den Pfaden des Dickdarms und des Magens auf, die entlang den vorderen Armen und Schultern, rund um den Mund wie auch entlang den Außenseiten der Beine und der Fußoberflächen verlaufen. Die häufigsten Formen von Arthritis, die auftreten, wenn dieses Muster aktiviert worden ist, sind, gemäß den Forschungen Requenas, Periarthritis des Schultergelenks und Gicht.

Eine Arthritis systematischer Natur, von der Ausrichtung her Yin, wird eher bei Menschen auftreten, die an einer Schwäche des Großen Yin- oder Kleinen Yin-Systems leiden (Lungen und Milz/Nieren und Herz). Diese beiden Funktionseinheiten betreffen das Immunsystem, das heißt, sie haben mit der Intaktheit des Bluts im allgemeinen und dem der weißen Blutkörperchen im besonderen (Großes Yin) zu tun sowie mit der genetischen Aufmachung (Kleines Yin). Sorgen, Angst und Furcht, in Kombination mit einem exzessiven oder erschöpfenden Lebensstil, der keinen Platz läßt für angemessene Ruhe und Nahrung, setzt diesen beiden Systemen unmittelbar zu und schwächt dadurch indirekt auch das Immunsystem. Die Arthritis, die bei diesen beiden Arten von Mustern auftritt, ist degenerativer Natur und befällt alle Gelenke gleichzeitig. Im Gegensatz zu den Yang-Reaktionsmustern konzentriert sich hier die Behandlung auf eine Klärung und Reinigung des Blutes und auf den Aufbau von Energie und Blut, um einer Degeneration vorzubeugen. Die Behandlung dieser Yin-Muster kann maßgeblich dazu beitragen, Symptome zu reduzieren und den degenerativen Prozeß sogar einzudämmen, doch wirklich heilen kann sie ihn nicht.

Bei den Yang-Mustern kann die Akupunkturtherapie hingegen bei einer Frühanwendung die somatische Neigung im betroffenen Bereich völlig beheben und dadurch weitere rheumatische Entwicklungen verhindern.

In meiner eigenen Erfahrung sind Menschen, die an den chronischen Sorten von arthritischen Reaktionsmustern des Yin-Typs leiden, entweder kränklich und haben von klein an eindeutig an einem Energiemangel gelitten, oder es sind Typen mit defizitärer Milz oder Lunge, die ein ausschweifendes Leben geführt haben oder von Sorgen und (vor allem finanziellem) Druck gebeutelt sind, die das System angreifen und die Widerstandskraft herabsetzen. Bei den letzteren Typen von Reaktionsmustern tritt oft eine wirkliche Depression auf, so daß die Symptome in den Knochen als eine depressive Reaktion gesehen werden können und ein Versuch des Körper/Geists, streßauslösende Einflüsse abzuwehren, die den Körper ständig auf eine solche Art und Weise angreifen, daß Reparaturen und Wiederherstellung schwierig sind.

Der folgende Fall verdeutlicht den Nutzen des körper/geist-energetischen Modells für das Verständnis und die Behandlung dieser Symptome.

Eine körperliche Zwangsjacke

Ein Mann in seinen frühen Vierzigern wurde mir von seinem Arzt geschickt wegen eines Fall von hartnäckiger Arthritis des Temporomandibulargelenks (TMG), die von einer starken Muskelverspannung im ganzen Körper begleitet war.

Der Patient war Verwalter an einer Schule, der von Anfang an das hohe Streßlevel betonte, das er bei seiner Arbeit erfuhr, wo er gezwungen war, ständig ruhig und beherrscht zu wirken. Er war gerade erst an eine neue Schule versetzt worden, wo er auf große Widerstände seitens der anderen Verwalter und der Lehrerschaft stieß wegen tiefgreifender Veränderungen im Lehrstoff, die man ihn einzuführen beauftragt hatte.

Er schien seine Verantwortung sehr ernst zu nehmen und zeigte sich besorgt um das erzieherische Wohlergehen der Kinder, sollten diese Veränderungen nicht vorgenommen werden.

Bei der Befragung gab er sich bescheiden und erwähnte mit resignierter, trauriger Stimme, daß er seine Arbeit »im Dienst am Nächsten« liebe, doch sei sie, wie alle seine früheren Anstellungen (als Sozialarbeiter und in einer Anlaufstelle für ältere Menschen) »unheimlich anstrengend«, da man nie wisse, »was die Leute sonst noch von einem erwarten könnten!«

Das Problem in seinem Kiefer betraf eine chronische Versteifung und Schmerzen im Temporomandibulargelenk, denen jahrelange Muskelverspannungen, Zuckungen im Nacken und am Hinterkopf und Kreuzschmerzen vorausgegangen waren. Ein paarmal im Jahr gab sein Rücken immer noch ›nach‹, was stets unter aufreibenden Arbeitsbedingungen geschah. Am linken Bein litt er an Ischias, das ihn in der Vergangenheit alle paar Monate belästigt hatte, aber jetzt seit einem Jahr nicht mehr aufgetreten war. Kürzlich hatte er sich einen Tennisellbogen zugezogen.

Der Patient war nach eigenen Worten ›süchtig‹ nach körperlicher Ertüchtigung, machte jeden Tag aufwendige Aerobicübungen und trieb Sport. Wenn er einen Tag ausließ, wurde er sehr nervös und hatte ganz allgemein eine schreckliche Laune. Er hatte das Gefühl, seine Muskelverspannung würde zur Behinderung auswachsen, wenn er nicht regelmäßig trainiere.

Ein Hauptproblem, das während der Befragung zutagekam, war seine Unfähigkeit, sich auf klare Lebensziele festzulegen, wie er auch keine Entschlüsse bezüglich seiner Zukunft fassen konnte. Er sagte auch, daß er wisse, daß sein Zustand sich nie bessern würde, daß er keine Hoffnung habe und sich auf einen schleichenden Zustand eingestellt habe und daran zweifle, ob eine Therapie ihm überhaupt helfen könne.

Die Untersuchung erbrachte eine Muskelverspannung entlang der rechten Seite des Dünndarmkanals und der linken Seite des unteren Zweigs des Blasenkanals, was das ganze somatisch-energetische Reaktionsmuster von Großes Yang ins Spiel brachte. Ein Abtasten der Pulse erbrachte eine betont defizitäre Nierenfunktion, begleitet von einem Überschuß in der Blasenposition des Pulses. Als ich ihn fragte, ob er manchmal Beschwerden im Beckenbereich habe, antwortete er, sichtlich verlegen, daß er oft urinierte und danach oft tropfenweise Harn verlor, eine sehr geringe sexuelle Potenz aufweise und in der Nierengegend ganz allgemein ständig ein ungutes Gefühl habe.

Ein Abtasten des Unterleibs ergab eine Verspannung knapp über dem Nabel und, wichtiger noch, eine harte Masse um den Nabel herum, die auf eine Störung der Leber- und Nierenenergetik schließen ließ.

Die erste Behandlung fokussierte die Schmerzen und die Steifheit im rechten TMG-Bereich, mit einem Muster an Punkten, die diesen Bereich befreien würden, und um die zugrundeliegende Unausgewogenheit von Wasser (Blasenexzeß/Nierendefizit) und das Reaktionsmuster Großes Yang als Ganzes zu behandeln.

Die gewählten Punkte waren Dünndarm 18 im Bereich des Temporomandibulargelenks und Dünndarm 18 unter dem Wangenknochen, der besonders empfindlich auf meine Berührung reagiert hatte und ein Hauptfokus der Yang-Reaktionsmuster des Gesichts darstellt, wie auch auf die zusätzlichen Schmerzpunkte entlang des Pfades von Großes Yang, nämlich Großes Yang selbst, ein weiterer Punkt für die TMG-Zone, Blase 7 oben am Kopf und Blase 10 im Okzipital am Halsansatz. Alle reagierten sie ziemlich empfindlich auf Druck und eigneten sich gut bei dieser Art von Muskelsteifheit. Distale Punkte, um die Wirkung der Behandlung durch eine Unterstützung der ursächlichen Unausgewogenheiten zu stärken, waren Dünndarm 3 und Blase 62, eine Kombination des Musters Großes Yang, die die Yang-Zusätze des Lenkergefäßes und des Yang Absatzgefäßes einbeziehen, die besonders wirkungsvoll sind bei Reaktionsmustern des Muskelskeletts diesen Typs, und Nieren 3 und 7, Quelle und Belebungspunkte der Nierenkanäle, um die Nierenenergie aufzubauen.

Als der Patient eine Woche später für eine zweite Behandlung zurückkehrte, erklärte er, daß es ihm viel schlechter ging und daß am Abend nach der Behandlung frontale Kopfschmerzen aufgetreten seien, ein Problem, das er Jahre zuvor gehabt hatte. Er berichtete, daß am zweiten Tag nach der Behandlung seine Kreuz- und Ischiasschmerzen vor allem auf der linken Körperseite zurückgekehrt seien, was ihm schon lange nicht mehr widerfahren sei, und daß er ein nagendes, schmerzendes Gefühl in der Leistengegend empfand. Verständlicherweise verspürte er wenig Lust, mit der Akupunktur fortzufahren, da sie die Rückkehr seiner alten Symptome zu begünstigen schien, bis ich ihn an das erinnerte, was ich ihm nach der ersten Behandlung erklärt hatte – daß alte Symptome oft zurückkehren oder bestehende sich vorübergehend verschlimmern, wenn der Körper/Geist angeregt wird, sich an die alten, adaptierten Muster zu erinnern, und daran arbeitet, zu einem angemessenen funktionellen Zustand zurückzukehren. Ich versicherte ihm, daß diese Verschlimmerung seiner Symptome bald nachlassen würde und daß ich bei der zweiten Behandlung ein Muster von Punkten wählen würde, von denen nicht anzunehmen war, daß sie zu solch heftigen Ausbrüchen führten. Die zweite Behandlung konzentrierte sich auf eine Wiederherstellung der Ausgewogenheit in der Wasserphase, um es dieser Energie zu ermöglichen, sich von der überaktiven, verspannten Blasenzone (Oberfläche) zur tieferen, schwächeren Nierenfunktion zu bewegen. Ich behandelte

Blase 58 und Nieren 3, ein Muster, das die Energie vom Blasen- zum Nierenkanal lenkt und als Innere/Äußere Regulierung bekannt ist, und Blasen 23 und 28, die verwandten Punkte für die eigentlichen Blasen- und Nierenfunktionen. Ich bat ihn, die Augen zu schließen und sich vorzustellen, daß seine Körperoberfläche entlang der betroffenen Bereiche (die ich ihm an seinem Körper gezeigt hatte, um in ihm eine Erinnerung der genauen Pfade wachzurufen) voller Energie war, und daß diese Überaktivität nachlassen würde, wenn er während der Behandlung immer ruhiger atme und seine Muskelverspannung so auflöse, daß die überschüssige Energie jetzt in den tieferen Nierenpfad floß und durch die Beckengegend, um dort allfällige Behinderungen auszuräumen.

Anläßlich der dritten Behandlung, zwei Wochen später, berichtete er mit eindeutigem Optimismus, daß es seinem Kiefer immer noch besser ging. Er hatte nach der letzten Behandlung nicht so sehr gelitten und eine allgemeine Verringerung der Muskelspannung in seinem Körper empfunden. Seine Ischiasschmerzen waren beinahe gänzlich verschwunden, sein Rücken fühlte sich stärker an, und er fühlte sich am ganzen Körper ganz allgemein weniger verspannt. Das einzige negative Anzeichen war, daß es mit den Schmerzen in seinem Becken schlimmer geworden war.

Das machte ihm Angst, und ich verwies ihn an seinen Internisten, um zu kontrollieren, ob eine Prostatitis oder eine andere Erkrankung dieses Symptom erklären würde. Die Untersuchung erbrachte negative Resultate. Trotzdem vermutete der Arzt eine nichtspezifische Prostatitis und schlug vor, in einigen Wochen eine Antibiotikakur zu machen, falls die Symptome nicht zurückgingen. Dazu muß man wissen, daß es oft einer tatsächlichen organischen Blockierung oder Entzündung zu verdanken ist, wenn solche Symptome sich nach einer Akupunkturbehandlung bleibend verschlimmern, und diese gilt es auszuräumen, damit die Akupunktur eine Chance hat, wirksam zu sein.

Die dritte Behandlung konzentrierte sich zwei Wochen später darauf, die blockierte Beckengegend zu befreien und gleichzeitig die zugrundeliegende Unausgewogenheit von Nieren und Blase, das Nierendefizit wie auch das gesamte Reaktionsmuster von Großes Yang zu behandeln. Das Muster der gewählten Punkte bestand aus Nieren 11 – genau dort, wo das Becken schmerzte –, Nieren 16 – über dem Schambein etwas neben der Körpermitte, um die Verspannung in der Nabelgegend zu lösen –, Konzeptionsgefäße 3, 4 und 6, aus Punkten entlang der Körpermitte, die mit Großes Yang (Dünndarm und Blasen-Alarmpunkte) und den Nierenfunktionen in Verbindung stehen, zusammen mit den distalen Punkten Blase 64 und Nieren 3, Schlüsselpunkten der Wasserfunktionen, und Herz 7, die mit der Feuerfunktion und dem Pfad des Dünndarms zusammenhängen.

Bei der vierten Behandlung, zwei Wochen später, waren seine Beschwerden praktisch verschwunden, und er machte sich wegen seines Zustands große Hoffnungen. Die Steifheit war noch mehr zurückgegangen. Er gab auch an, daß er sich weniger zu täglichem Sport getrieben fühlte, weil er realisierte, daß er sich damit nur auf sein äußeres Muskelsystem konzentrierte statt auf tiefere Körper/Geist-Probleme. Diese Probleme, von denen er zuvor nicht gesprochen hatte, waren seine Angst, eine schwere Krankheit zu entwickeln, wenn er sich nicht eine andere Arbeit suchte und aus dem Sozialbereich ausschied, eine unheimliche, schwer kontrollierbare Wut auf die Lehrerschaft seiner Schule, weil sie seinen Bemühungen widerstand, den Lehrstoff der Kinder zu verbessern, große Traurigkeit, weil es in seinem Leben keine Liebesbeziehung gab, von der er realisierte, daß er sie sehr brauchte, und eine überwältigende Angst, er würde wie sein Vater an Hodenkrebs sterben.

Ich verordnete ihm vier Behandlungen innerhalb von einem Jahr, jeweils zu den Jahreszeitenwechseln, um die ausgezeichneten Resultate der Akupunkturtherapie beizubehalten. Außerdem verwies ich ihn an einen Psychologen, der bei psychosomatischen Erkrankungen Entspannungstechniken, Hypnotherapie, Visualisation und Kurzzeittherapie einsetzt. Das würde es ihm erlauben, an den emotionalen Problemen zu arbeiten, die während der Akupunkturtherapie zutage getreten waren, sowie Selbsthilfetechniken zu lernen, um ein Gefühl von Macht über seinen Körper zu erlangen – besonders in der Beckengegend, der jetzt voll war von seiner Angst vor Krebs.

Ein Jahr später waren seine Kieferschmerzen und seine anderen muskelskelettalen Beschwerden nicht zurückgekehrt, außer bei zwei Gelegenheiten, wobei es ihm selbst gelang, das Problem in den Griff zu bekommen. Auch hatte er sich gerade verlobt und wollte heiraten.

Eine Behandlung vom Somatischen her

Bei muskelskelettalen Reaktionsmustern, die oft mit sehr genauen somatisch-energetischen Mustern einhergehen (Muskelzucken, Entzündungen, Anschwellen eines bestimmten Bereichs oder ein allgemeiner Anstieg an Muskelspannung), scheint der beste Ansatz in einer somatisch-energetischen im Gegensatz zu einer psycho-energetischen Behandlung zu bestehen. Während Psychotherapeuten Menschen helfen können, mit Schlüsselproblemen ihrer Persönlichkeit und ihres Verhaltens umzugehen oder eine Beziehung zu ihren unbewußten Trieben und Motiven herzustellen und unter Anwendung von Biofeedback und anderen Entspannungstechniken sogar eine Besserung muskelskelettaler Symptome bewirken können, kann die Psychologie sich nicht genau auf die betroffenen somatischen Bereiche einschwingen, da diese oft eine örtliche Behandlung erfordern.

Wo ein Psychotherapeut Monate brauchen kann, um bei einem Patienten, der an einer Becken- und Kieferarthrose leidet, zur psychologischen Ursache zu gelangen, kann ein Akupunkteur in einer oder zwei Sitzungen feststellen, ob der betroffene Bereich Teil des Reaktionsmusters von Großes Yang und Kleines Yin ist, und diesen Bereich dann gezielt behandeln. Diese Behandlung hat eine äußerst individuelle Ausprägung und hilft vor allem bei Yang-Reaktionsmustern oft entscheidend und nachhaltig.

Psychiater und Psychologen tun gut daran, Patienten mit chronischen Schmerzen und Arthritis zur Akupunktur oder in eine andere somatisch-energetische Therapie zu schicken. Die Befreiung durch die somatisch-energetische Auflösung von körper/geistigen Behinderungen stellt Energie für die psychologische Arbeit bereit; in manchen Fällen führt sie sogar zu psychologischen Einsichten, die zu einer spontanen Auflösung in diesem Bereich führen.

Es ist im Hinblick auf diese Art von somatisch-energetisch integrativer Arbeit, daß Stanley Keleman, ein Pionier der somatischen Psychologie und der Direktor des *Center für Energetic Studies* in Berkeley, von einer ›emotionalen Anatomie‹ spricht.[15]

In seiner Sicht stellt der Körperprozeß das emotionale Leben des einzelnen dar und befaßt sich mit »Mustern von guten Gefühlen, Mustern von Streß und Leiden und mit emotionalen Mustern ..., die als besondere Art Pulsierungen organisiert sind ... Beweglichkeit muß von innen her empfunden werden. Es ist die Vitalität des pulsierenden Musters, die Kraft und Intensität der Organpulsierungen, die Energie und persönliche Identität verleihen ... Gefühle und Empfindungen, die aus unserem Innern emporsteigen, sagen uns ›das ist, wer ich bin‹. Das Selbstbild basiert auf Gefühlen aus dem Innern.«[16]

Bei dieser somatischen Beschreibung des Konzepts eines Körperbilds treffen wir wieder auf den Begriff eines körperlich empfundenen Gefühls, wie der phänomenologische Psychologe Gendlin es erstmals ausformulierte. Laut seinem Ansatz kennen wir uns »vom Säuglingsalter an von innen heraus ... Der innere Metabolismus ist eine Art zu denken. *Diese Denkweise ist präverbal ...*«[17]

Im körper/geist-energetischen Modell betonen wir das körperlich empfundene Gefühl, das die Akupunktur besonders heraufbeschwören kann, als Quelle, aus der die therapeutische Veränderung aufsteigen wird. Es gibt Menschen, die glauben, daß wir durch die Nadelbehandlung bestimmter Akupunkturpfade, bekannt als die Acht Außerordentlichen Gefäße, es einem Menschen erlauben, mit vorgeburtlichen Seinsmustern Kontakt aufzunehmen. Gemäß der embryologischen Akupunkturtheorie entwickeln sich diese acht Pfade aus dem undifferenzierten Ei und bilden die ersten Kraftlinien und Kanäle für den freien Fluß von kosmischen und körperlichen Energien.[18] Keleman beschreibt die frühe embryonale Entwicklung ähnlich, bei der »alle Gewebe und Organe eng miteinander verbunden sind. Herz und Gehirn sind nur zwei Flächen voneinander entfernt. Der Herzschlag wird direkt ins Gehirn eingeritzt. Es braucht keine Nerven. Mit fortschreitender Entwicklung werden wir zu *Spuren erinnerten Kontakts.* Das ist Information, ein intimes Wissen.«[19]

Es ist genau diese Art intimes Wissen, das die akupunktur-energetische Therapie aus einer körper/geist-integrativen Perspektive praktiziert, die dem Patienten erlaubt zu erlangen, was ihm schon die ganze Zeit gehörte. Aus körper/geist-energetischer Sicht konzentrieren wir uns also nicht auf die Behandlung von Krankheit, sondern trachten vielmehr danach, unsere Patienten dahin zu führen, daß sie wieder lernen, was sie bereits wissen, und sich an Spuren eines Einssein-mit-der-Welt erinnern, um so zur Seinserinnerung zu gelangen, die tief im Körper gespeichert ist.

Grundfrage und Ausgangspunkt für einen solchen therapeutischen Prozeß ist eine Frage, die erstmals von Nietzsche gestellt wurde und von Phänomenologen wie Heidegger und Merleau-Ponty aufgegriffen wurde, nämlich, ob die Behandlung von menschlichem Leiden schließlich in der Lage sein wird, als Prozeß eines *Mitseins* mit den Menschen zu existieren, die zur Therapie (Hilfe) kommen, also viel mehr als ein Prozeß, der diese Begegnung mit dem Leiden eines Menschens zu einer bloßen Behandlung von Krankheit macht. Viele Mediziner stellen sich diese Frage, was darauf hindeutet, daß sich eine Philosophie der Gesundheit und des Wohlbefindens ausbreitet, die sich einer abgestumpften Wissenschaft von Pathologie und Krankheit entgegensetzt. Hier beginnt die medizinische Therapie mit der Etablierung eines neuen Paradigmas der Gesundheitspflege, das eine Umerziehung des breiten Publikums miteinschließt, was die Beziehung von Geist und Körper anbelangt, und die bei der Kindererziehung anfängt. Diese Erziehung basiert auf einer grundsätzlichen Kritik des kartesianischen Dualismus von Körper und Geist, Subjekt und Objekt, und postuliert eine primäre Einheit dieser Bereiche. Während sich Körper- und Geistspezialisten zweifelsohne nach wie vor mehr auf die somatische Seite oder auf die psychische Seite ausrichten würden, wären sie sich der grundlegenden Philosophie der Einheit von Körper/Geist bewußt, und es würde eine wirkliche Zusammenarbeit zwischen ihnen bestehen, um zusammen mit ihren Patienten Behandlungspläne zu entwerfen, die eine individuelle Integration des Körper/Geists herbeiführen.

Die Frage, die diese Mediziner sich selbst und ihren Patienten stellen würden, wäre einfach, ob »[wir] in unserem erwachsenen Körper ein *empfundenes Gefühl* dieser ursprünglichen Ganzheit, der Matrix der Ewigkeit aufspüren können«, das auf das noch undifferenzierte Körperbild des Säuglings zurückgeht und »so groß und endlos wie der Kosmos« ist.[20]

ANMERKUNGEN

1 Alexander und French: *Studies in Psychosomatic Medicine,* S. 496.
2 Ebenda.
3 Ebenda, S. 544–545.
4 Ebenda, S. 545.
5 Pelletier: *Mind as a Healer, Mind as a Slayer,* S. 150.
6 Ebenda.
7 Alexander und French, S. 489–498.
8 Ebenda, S. 490.
9 Ebenda.
10 Ebenda.
11 Ebenda, S. 492.
12 Ebenda, S. 494.

13 Ziegler: *Krankheits-Bilder,* S. 109.
14 Ebenda, S. 111.
15 Siehe Stanley Keleman: *Emotional Anatomy, The Structure of Experience,* Berkeley 1985.
16 Ebenda, S. 28.
17 Ebenda.
18 Siehe Claude Larre, Jean Schatz und Elizabeth Rochat de la Vallée: *Survey of Traditional Chinese Medicine,* Paris 1986, S. 142–146.
19 Keleman, S. 12.
20 David Michael Levin, zitiert Neumann: *The Body's Recollection of Being*, S. 219–220. Siehe auch S. 235, »On the Education of Our Children in Bodily Felt Awareness«.

11.
Transformationen des Körper/Geists

Der Mensch, nicht der Kranke, sucht den Arzt auf, der Mensch, nicht der Kranke, begehrt Hilfe.[1]

GEORG GRODDECK

Bei der Entwicklung der vorliegenden Phänomenologie der Körper/Geist-Energetik wurde eine Beziehung zwischen der akupunktursomatischen Energetik und der psychosomatischen Psychoenergetik hergestellt, wobei die Implikationen dieses kombinierten Modells für den Psycho- und Körpertherapeuten jetzt klar sein sollten.

Psychotherapeuten und Psychologen, die oft ausgezeichnet horchen und zuhören können, werden dank der körper/geist-energetischen Sicht in der Lage sein, einen anderen Standpunkt einzunehmen, der zum Ziel hat, sie die Auswirkungen und Ursachen von psychischen Transformationen im Körper ihrer Patienten abtasten und spüren zu lassen, damit sie ihre Analyse auf eine solidere somatische Basis stellen können.

Körpertherapeuten, und damit meine ich auch Akupunkteure, die die Akupunktur lediglich als eine Körpertherapie ansehen, werden feststellen, daß dieser Ansatz die grundlegende Rolle von psychischen Faktoren hervorhebt, die sich auf die Körperfunktionen auswirken und die intime Beziehung zwischen den Therapien von Körper und Geist betonen.

Wir hoffen, daß dieser Ansatz in manchen Psychiatern und klinischen Psychologen den Wunsch wachruft, noch philosophischer als bis dahin vorzugehen, um so ihre klinischen Fähigkeiten zu verfeinern.

Ärzte, die sich für ganzheitliche Gesundheit interessieren – was schließlich alle Ärzte sämtlicher Fachrichtungen betrifft –, finden in diesem Ansatz vielleicht neue Gedankenpfade zu energetischen Behandlungsmodellen und neue Rollen für den Arzt der Zukunft, der in Zusammenarbeit mit anderen Therapeuten daran arbeitet, die psychosomatische Einheit der Patienten zu fördern.

Interessierte Laien können sich durch diesen Ansatz bestätigt fühlen in ihren eigenen, oft subtilen Erkenntnissen der psychosomatischen Komponente ihrer eigenen Symptome und Krankheiten sowie ihrer eigenen Rolle bei der Erhaltung ihrer Gesundheit und ihres Wohlbefindens.

Der körper/geist-energetische Ansatz ermutigt den Kliniker, durch Empathie, gutes Zuhören und verschärfte Sicht die Resonanz geschehen zu lassen, die ihm das komplexe Wesen eines Menschen eröffnet, der Hilfe sucht, denn »die Diagnose der Krankheit hat nur einen sehr geringen Wert, ist meist entbehrlich und oft, sehr oft, schädlich ... Einzig und allein drei Tatsachen sind zur Einleitung der Behandlung zugelassen: der Mensch, der behandelt werden soll, sein Hilfesuchen und sein Verhältnis zu dem Menschen, bei dem er Hilfe sucht. Das sind die Gegenstände des diagnostischen Forschens, alles andere ist demgegenüber nebensächlich.«[2] Groddeck meint damit, daß der Zustand des Menschen wichtiger ist als der Name seiner Krankheit, und daß die vorliegende Krankheit ein organischer Prozeß ist, und nicht etwas Statisches und Totes.

Diese Sicht situiert spezifische Beschwerden oder Erkrankungen auf dem psychosomatisch-energetischen Kontinuum, das von grundsätzlich somatisch-energetischen Krankheiten, bei denen eine somatische Therapie einen guten Ausgangspunkt darstellt, bis zu psycho-energetischen Leiden geht, die besser von der psychischen Seite angegangen werden. Ziel dieses Modells ist, beide Wege zu vereinen, um den Kern des psychosomatischen Komplexes zu erreichen, egal wo der Therapeut zu Anfang stand.

Energetische Veränderungen aufspüren

Vor über fünfzig Jahren schloß Flanders Dunbar ihr monumentales Werk *Emotions and Bodily Changes* mit dem Hinweis an ihre Arztkollegen, daß die Basiskomponente des psychotherapeutischen Modells – Suggestion, Umerziehung und Katharsis – für die Notwendigkeit sprach, die psychosomatische Sicht in das allgemeine Feld der Medizin und in die Erziehung von Ärzten einzuschließen. Indem sie sich auf die bahnbrechende Arbeit stützte, die von Groddeck dreißig Jahre zuvor unternommen worden war, betonte Dunbar, daß »ein Thema von fundamentaler Bedeutung das der *psychischen Komponente bei der angemessenen Anwendung von Massage, Bewegung, Physiotherapie, Baneotherapie und medi-*

kamentöser Therapie im allgemeinen ist«.[3] Leider sind diese Techniken sehr mechanistisch geworden, und wir sehen jetzt, daß das volle Potential dieser somatischen Techniken, mit Ausnahme der medikamentösen Behandlung, von der modernen Psychiatrie beinahe völlig ignoriert worden ist. Der psychodynamische Geist, inhärent im ›wilden Heer‹ von Ärzten und Psychiatern von Groddeck und Deutsch bis zu Dunbar und Alexander, wurde in der amerikanischen Psychiatrie bald durch die neuen klinischen Medikamente abgelöst. Wenige Psychiater, klinische Psychologen und psychiatrische Kliniker lesen heute Groddeck, Dunbar oder Alexander. Diese Unkenntnis der frühen Psychosomatik scheint in direkter Proportion zur zunehmenden Beliebtheit von psychiatrischen Medikamenten zu stehen, die gewisse Geisteskrankheiten unterdrücken und die Psychiatriekliniken von bestimmten Gruppen von Patienten befreiten, und die jetzt aufgerufen sind, die Ängste des Alltags ebenso umsichtig zu behandeln wie die viel seltenere Psychose.

Begeistert vom Einsatz von Xanax, dank dem er Panikanfälle ›in den Griff kriegt‹, wird sich ein klinischer Psychiater selten Fragen zu der existentiellen Natur dieser Panik stellen oder zu der genauen Art, wie sich diese im Körper einer geplagten Seele äußert. Durch das ›Eingreifen‹ in die Panik bleibt dem Psychiater mit pharmakologischen Überzeugungen wenig Zeit für die psychosomatischen Komplexitäten, die schon bei der kleinsten Angst zugegen sind.

Medikamente haben die menschliche Berührung in der Psychiatrie und in der allgemeinen Medizin beinahe gänzlich verdrängt. Wie viele Psychiater, Internisten oder Spezialisten benutzen eine berührende somatische Therapie, um ihre medikamentöse Behandlung zu ergänzen? Es ist eine Ironie, daß in diesem Zeitalter der hochtechnologischen Medizin medikamentöse viel mehr als berührende Therapien als ›sanft‹ gelten. Die oft unvorhersehbaren Auswirkungen der biochemischen Intervention, die innerhalb eines komplexen Körpers eigenen Zielen nachgeht, bringt oft trotz der guten Absichten des Arztes ernsthafte Nebenerscheinungen hervor oder sogar eine völlig neue Krankheit, die eine zusätzliche medizinische Intervention verlangt (Iatrogenese). Da keine ›sanfteren‹, menschlicheren Therapien zur Verfügung stehen, gibt sich die moderne Medizin einen mutigen Anstrich, der ihrem Anspruch, radikal wissenschaftlich und wahr zu sein, Auftrieb gibt.

Die gegenwärtige Praxis der Psychiatrie spottet der Vision Dunbars. Ihr schien logisch, daß die somatischen Therapien denen der Psyche einverleibt würden, deshalb betonte sie nur, »daß eine jede bewußt angewendet werden muß, nicht um ihrer selbst willen, sondern als Teil eines allgemeinen therapeutischen Schemas, hat eine akkurate (psychosomatische) Diagnose der Situation stattgefunden«.[4]

In den dreißiger Jahren hielt man ganz besonders die Hypnose, aber auch die *Suggestion* für »unaufrichtig und unwissenschaftlich, und man sprach von ihnen meist in Zusammenhang mit irgendwelchen Kulten«.[5] Und doch wird die Suggestion immer angewandt, ob bewußt oder unbewußt, von jedem Therapeuten oder Arzt, der einen Patienten behandelt. Denken Sie an die suggestive Wirkung der folgenden Aussage, die sich an einen Patienten richtet, der wegen abgenutzter Wirbel an Kreuzschmerzen leidet: »Wenn die muskelentspannenden Medikamente und die Schmerzmittel und Traktionen nicht helfen, müssen sie operiert werden.«

Diese Art *drohende Suggestion* wird von vielen Chirurgen verwendet, wenn auch wahrscheinlich unwillkürlich. Zum Glück fangen manche von ihnen an, die vergebliche Mühe einer Operation bei solchen Fällen zu verstehen und schicken ihre Patienten zu Chiropraktikern, Akupunkteuren, Biofeedback-Technikern oder Psychotherapeuten, um zu den komplexen physischen und psychischen Kernproblemen eines Rückens vorzudringen, der dem Druck des Lebens nicht standhalten kann.

Welche Lasten wurden auf diesen Rücken gehäuft, fragt die körpergeistige Akupunktur, daß sie diesen Menschen zur Unbeweglichkeit reduzierten (und somit zur Unfähigkeit, seinen täglichen Pflichten nachzugehen)! Es kommt in jeder Akupunkturpraxis häufig genug vor, daß man sich Rückenpatienten gegenüber sieht, bei denen eine Operation zur Entfernung des komprimierten Wirbels nur wenige Monate zurückliegt, als ob diesem Menschen dadurch die Lasten des Alltags abgenommen worden wären. Ein Chirurg, der das Rückgrat als Stütze von Persönlichkeit und Geist sieht, und der nicht nur an die Struktur denkt, die den physischen Organismus aufrechterhält, wird sich hüten, das Messer anzusetzen, ohne das volle Spektrum der involvierten psychischen Fragen erkundet zu haben. Dann nur wenn die alltäglichen Lasten erkannt worden sind, werden meiner Erfahrung nach Blut und Energie wieder frei fließen und dadurch Körper und Psyche richtig unterstützen.

Manche Chirurgen belächeln vielleicht den Gedanken an die Suggestion oder die Idee, Menschen zu helfen, über die Belastungen nachzudenken, die es ihnen an ›Rückgrat‹ und Charakter fehlen läßt; andere wiederum kritisieren einen solchen Ansatz als bloßes Placebo, das dem Patienten ein richtiges Umgehen mit seinen Schmerzen verunmöglicht, wie wenn der Placeboeffekt nicht einem beinahe magischen Selbstheilungsvermögen zuzuschreiben wäre, das in einer therapeutischen Situation spontan im Körper/Geist des Patienten auftritt und auf die unbewußte Empathie und die Persönlichkeit des Arztes oder Therapeuten zurückzuführen ist. Wie analytisch inspirierte Psychiater wie Dunbar früh bemerkten, »ist die Berücksichtigung der Persönlichkeit des Arztes sowie seines Verhaltens im Kontext seiner therapeutischen Ausbildung von ebenso großer therapeutischer Bedeutung für eine Betrachtung des Organismus wie die Beziehung von Organismus und Umwelt.«[6] Technische Kontrolle des Persönlichkeitfaktors ist tatsächlich das Ziel der Psychotherapie. Die Kontrolle von Übertragung und Gegenübertragung beabsichtigt von der Persönlichkeit des Therapeuten in der Beziehung Patient-Therapeut Gebrauch zu machen. Diese Frage ist nicht nur für die Psychotherapie relevant, wie Dunbar meinte, denn »dieser Faktor tritt bei jeder therapeutischen Intervention des Arztes auf, und wenn er sich an die Interessen des therapeutischen Programms halten will, muß er seiner Untersuchung der Medizin und des Menschen eine tiefgehende Kenntnis seiner selbst hinzufügen«.[7]

Um fair zu sein, muß man sagen, daß das medizinische Wissen heute viel komplexer geworden ist, als es vor fünfzig Jahren war, so daß es beinahe nicht möglich ist, alle angehenden Ärzte diese Art Studien unternehmen zu lassen, doch könnten sie zusätzlich zu ihrem medizinischen und wissenschaftlichen Pensum mit diesen Fragen konfrontiert werden und lernen, ihre Patienten an andere Therapeuten von Psyche und Soma zu überweisen, die besser in der Lage sind, mit diesen Fragen umzugehen. Eine solche Zusammenarbeit, von der wir glauben, sie sei das Zukunftsmodell des neuen körper-geistigen Paradigmas der Prävention, von dem hier die Rede gewesen ist, umfaßt eine Erkundung der Bedeutung der Symptome oder Beschwerden des Patienten.

»Grosso modo«, schreibt Dunbar, »muß Krankheit in Ausdrücken der Beziehung zur Umwelt und zur *totalen Energiewirtschaft* gesehen werden. Die Krankheit selbst ist eine Sprache, die es uns, würden wir sie verstehen, ermöglichen würde, *Energietransformationen* aufzuspüren, die innerhalb des Organismus stattfinden, ein Gewahrsein und ein Verständnis, das von vitaler Bedeutung für die Gesundheit des Patienten sein dürfte.«[8]

Eine dynamische Vision

Wegen des Fehlens eines angemessenen somatisch-energetischen Therapiemodells hat die psychodynamische Vision, wie wir in Kapitel 4 aufgezeigt haben, in den letzten fünfundsiebzig Jahren viel von ihrer Kraft eingebüßt bei der Behandlung von psychosomatischen Erkrankungen.

Wir glauben, dieser Verlust ist in einem nicht unbedeutenden Maß der Tatsache zu verdanken, daß diese psychosomatischen Probleme nur von einer sehr kleinen Gruppe innerhalb der medizinischen Gemeinschaft wahrgenommen werden. Freud und Jung waren beide betrübt über die Übermedikalisierung der Psychoanalyse und der Psychotherapie und fürchteten, daß die Philosophie und Poesie in diesem Prozeß verlorengehen könnten. Zum Glück hat sich die Psychologie aufgrund eines immensen populären Bedürfnisses und Wunsches weit über die Grenzen der psychiatrischen medizinischen Gemeinschaft hinaus entwickelt. Doch in dieser Ausdehnung sind die harten philosophischen und existentiellen Fragen vielfach auf der Strecke geblieben zugunsten einer eindeutig verwässerten humanistischen Sicht. Der körper/geist-energetische Ansatz gibt Psychiatrieschwestern, Sozialarbeitern und Laientherapeuten das Recht zur philosophischen Untersuchung zurück, und wir hoffen, daß diese Bewegung das relativ anti-intellektuelle Klima im psychotherapeutischen Bereich wettmacht.

Zu ihrer Verteidigung sei gesagt, daß nicht-medizinische Psychotherapeuten sich für Körperarbeit und -energetik viel offener gezeigt haben, weil sie die Nützlichkeit eines kombinierten Behandlungsplans einsehen, der darauf abzielt, auch die Soma zu behandeln. Wenn dieses Konzept korrekt ist, ist es offensichtlich, daß jede Krankheit nicht nur psychologisch verstanden und behandelt werden kann, sondern auch somatisch.[9] »Es gibt keine rein psychische oder rein physische Krankheit, sondern nur eine *lebendige Begebenheit,* die in einem lebendigen Körper auftritt, der selbst nur wegen der Tatsache am Leben ist, daß Psyche und Soma in ihm zu einer Einheit verschmelzen.«[10]

Der körper/geist-energetische Ansatz ist in Dunbars Arbeit allenthalben spürbar. Letztlich hatte sie das Gefühl, daß »jeder Arzt [und Therapeut] ein Wissen haben sollte von Konzepten wie dem Geist und seiner umweltbedingten Inklusion (Invasion der Kultur), der Bedeutung des Körperbilds und den psychologischen und physiologischen Mechanismen, durch die Energietransformationen stattfinden.«[11]

Das sind prophetische Worte, doch leider sind sie in den letzten zwanzig Jahren fast nur auf taube Ohren gestoßen. Dunbars und Groddecks Bücher, die wir hier erörtert haben, sind nur in den Bücherregalen einiger ausgesuchter Buchläden zu finden, und sogar das Werk Alexanders ist schwer aufzutreiben. Der körper/geist-energetische Ansatz ist somit auf einer Ebene ein Tribut an diese Arbeit, und wir werden uns für erfolgreich halten, wenn wir einige Kliniker dazu bewegen, die in dieser umfassenden Literatur angesprochenen Fragen zu untersuchen.

* * *

In meiner eigenen Untersuchung der psychosomatischen Frage hat sich der Kreis zurück zu meiner eigenen Position als ein in Philosophie ausgebildeter Akupunkteur, der von dieser psychsomatischen Literatur sogar schon vor seinem Studium der Akupunktur fasziniert war, wieder geschlossen.

Schon früh in meinen Studien wurde ich mir der orientalischen medizinischen Einstellung zur Psyche bewußt und wandte mich der westlichen psychosomatischen Literatur zu, um den Fragen nach der Beziehung von Körper und Geist aus meiner eigenen, westlichen Sicht nachgehen zu können.

Während meiner Ausbildung und als ich anfing zu praktizieren, blieb ich der somatisch-energetischen Natur der Akupunkturtherapie sehr treu; ursprünglich sah ich in diesem Behandlungsmodell eine fantastische Form von Körpertherapie. Diese Haltung nahm ich auch wegen eines Überdrusses an meiner grundlegenden Faszination mit der psychischen Seite der Krankheit ein. Das heißt, ich widerstand dem Bedürfnis nach einem zu offensichtlich psychologischen Ansatz, damit ich meine physischen Fähigkeiten verfeinern konnte und um zu lernen, energetische Dynamiken mit Genauigkeit wahrzunehmen.

Das Akupunktur-Ausbildungsinstitut [12], das ich gründete und heute leite, nahm seinen Anfang in dieser somatisch-energetischen Perspektive, die nach wie vor den Kern des Stundenplans bildet. In den vergangenen fünf Jahren hat das Institut als Forum gedient, in dem wichtige Fragen angesprochen werden, die die Akupunktur als körper/geist-integratives Therapiemodell betreffen. In einem gewissen Sinn richtet sich dieses Buch also an meine Studenten und Lehrer und an Akupunkteure im allgemeinen – um sie dazu anzuregen, diese faszinierende klinische Literatur zu studieren und aus ihrer eigenen Sicht mit dem Körper/Geist-Dilemma klarzukommen, das die Praxis der Akupunktur im Westen nachhaltig beeinflußt. Zweifelsohne werden gewisse Schulen weiterhin das Bedürfnis verspüren, somatisch-energetische Akupunkteure auszubilden, während andere danach trachten, psycho-energetische Therapeuten dieser alten Heilkunst hervorzubringen. Ich hoffe, daß beide Ausrichtungen zusammenarbeiten werden, um eine in einem richtigen Maß behavioristische, körper/geist-integrative Akupunkturtherapie zu entwickeln, die auf die einmaligen Bedürfnisse westlicher Klienten zugeschnitten ist.

Dieses Buch stellt meinen eigenen Versuch dar, einen Ansatz zur Akupunktur zu entwickeln, der mit meiner eigenen Position auf dem Körper/Geist-Kontinuum übereinstimmt; es handelt sich also um mein persönliches Abenteuer, mit dem ich andere ermutigen will, sich *auf den Weg* zu machen.

Diejenigen, die energetische Therapien aus dem Osten mit einer westlichen Sicht von psychologischen Dingen verbunden sehen wollen, sind verpflichtet, der psychosomatischen Frage mit Ausdrücken zu begegnen, die ihrem eigenen Erbe gerecht werden. In diesem Sinn sind die philosophischen Untersuchungen westlicher Denker, die in diesem Buch zitiert werden, eindeutig genauso relevant wie die philosophischen Konzepte, die der klassischen orientalischen Medizin zugrunde liegen, wenn nicht mehr. Schließlich und unausweichlich werden westliche Akupunkteure eine Praxis entwickeln, die dem westlichen Körper und Geist entspricht.

In einem größeren Maßstab hoffe ich, daß mancher Leser sich bewegt fühlen wird, verschiedene Methoden auszuprobieren, durch die Therapien der psychischen und körperlichen Prozesse auf neue Art integriert werden können, und somit zum Durchbruch eines neuen Paradigmas der körper/geist-integrativen Therapie beizutragen, die von einem Gefühl für Energetik durchdrungen ist.

Etwas ist sicher: Durch die Übernahme einer körper/geist-energetischen Haltung werden Praktiker aller Ausrichtungen und klinischer Orientierungen realisieren, daß ihre Arbeit privilegiertes menschliches Territorium abdeckt. Hier beflügelt die wiederholte Begegnung der Seelen von Therapeut und Klient beide und kulminiert in großem Respekt vor den grenzenlosen Fähigkeiten des Körper/Geists zu Gesundheit und Heilung.

ANMERKUNGEN

1 Groddeck: *Die Bedeutung von Krankheit,* S. 200.
2 Ebenda, S. 197–198:
3 Dunbar, S. 417.
4 Ebenda, S. 417–418.
5 Ebenda, S. 418.
6 Ebenda, S. 419.
7 Ebenda.
8 Ebenda, S. 422–423 (unsere Hervorhebung).
9 Ebenda, S. 426.
10 Ebenda, S. 428.
11 Ebenda, Fußnote 17, S. 324.
12 Das Tri-State Institut of Traditional Chinese Acupuncture in Stamford im Staat Connecticut.

Epilog

Das Denken selber ist ein Weg. Wir entsprechen diesem Weg nur so, daß wir unterwegs bleiben. Auf dem Weg unterwegs zu sein, um ihn zu bauen, ist das Eine. Das andere aber ist, sich von irgendwoher nur an den Weg zu stellen und sich darüber zu unterhalten, ob und inwieweit die früheren und späteren Wegstrecken verschieden und in ihrer Verschiedenheit vielleicht sogar unvereinbar sind, für jeden nämlich, der den Weg niemals geht, ihn zu gehen sich auch nie anschickt, sondern sich außerhalb des Weges aufstellt, um den Weg immer nur vorzustellen und zu bereden.

Um in das Unterwegs zu gelangen, müssen wir uns freilich aufmachen. Dies ist in einem doppelten Sinne gemeint: einmal, daß wir uns der sich öffnenden Wegaussicht und Wegrichtung selber aufschließen, zum anderen so, daß wir uns auf den Weg begeben, d. h. die Schritte tun, durch die der Weg erst ein Weg wird.

MARTIN HEIDEGGER, *Was heißt denken,* S. 164

Ausgewählte Literatur

Alexander, Franz: *Psychosomatische Medizin. Grundlagen und Anwendungsgebiete,* Berlin 1985;
–: *Fundamentals of Psychoanalysis,* New York 1963;
und French T. M., *Studies in Psychosomatic Medicine: An Approach to the Causes and Treatment of Vegetative Disturbances,* New York 1948.
Ammon, Günter: *Psychoanalysis and Psychosomatics* (dtsch. vergriffen), New York 1979.
Becker, Robert: *Energiemedizin und Elektrosmog. Der Einfluß der elektrischen Ströme und Felder auf den menschlichen Körper,* München 1991.
Boss, Medard: *Grundriß der Psychologie und Medizin. Ansätze zu einer phänomenologischen Physiologie, Pathologie, Therapie und zu einer Präventivmedizin in der modernen Industriegesellschaft,* Stuttgart 1975.
Cannon, W. E.: *The Wisdom of the Body,* New York 1932.
Capra, Fritjof: *Wendezeit. Bausteine für ein neues Weltbild.* München 1983.
Chamfrault, A. und Nguyen, Van Nghi: *L'énergétique humaine en médecine chinoise,* Angouleme 1975.
Cole, K. C.: *Sympathetic Vibrations,* New York 1985.
Connelly, Dianne M.: *Traditionelle Akupunktur. Das Gesetz der Fünf Elemente,* München 1988
Cousins, Norman: *Der Arzt in uns selbst. Die Geschichte einer erstaunlichen Heilung – gegen alle düsteren Prognosen,* Reinbek 1984.
Deleuze, Gilles; Guattari, Felix: *Anti-Oedipus. Kapitalismus und Schizophrenie,* Frankfurt 1977.
De Morant, George Soulie: *L'acupuncture chinoise,* Paris 1937.
Dossey, Larry: *Die Medizin von Raum und Zeit. Ein Gesundheitsmodell,* Reinbek 1987;
–: *Wahre Gesundheit finden. Die ganzheitliche Sicht von Wohlbefinden, Krankheit und Schmerz: Wege zu einem Bewußtsein der Gesundheit,* München 1991.
Dunbar, H. Flanders: *Emotions and Bodily Changes: A Survey on Literature of Psychosomatic Interrelationships, 1910–1933,* New York 1935.
Epstein, Gerald: *Wachtraumtherapie. Der Traumprozeß als Imagination,* Stuttgart 1985.
Frank, Jerome D.: *Der Heiler. Wirkungsweisen psychotherapeutischer Beeinflussung. Vom Schamanismus bis zu den modernen Therapien,* Stuttgart 1981.
Fulder, Stephen: *The Tao of Medicine,* New York 1980 (dtsch. vergriffen).
Groddeck, Georg: *Krankheit als Symbol. Schriften zur Psychosomatik,* Frankfurt 1990.
–: *Das Buch vom Es. Psychoanalytische Briefe an eine Freundin,* München 1988.
Grossman, Richard: *The Other Medicines,* New York 1985.

Heidegger, Martin: *Was heißt denken.* Tübingen 1954.
Illich, Ivan: *Die Nemesis der Medizin. Von den Grenzen des Gesundheitswesens,* Reinbek 1981.
Kaptchuk, Ted J.: *Das große Buch der chinesischen Medizin. Die Medizin von Yin und Yang in Theorie und Praxis.* München 1992.
Keleman, Stanley: *Verkörperte Gefühle. Der anatomische Ursprung unserer Erfahrungen und Einstellung,* München 1992.
Larre, Cl.; Schatz, J.; Rochat de la Vallée, E.: *A Survey of Traditional Chinese Medicine,* Columbia, Maryland. 1986.
Low, Royston: *The Secondary Vessels of Acupuncture. A Detailed Account of Their Energies, Meridians and Control Points,* New York 1983.
Mann, Felix: *Akupunktur. Ein Weg zur Heilung von vielen Krankheiten,* Heidelberg 1976.
Nietzsche, Friedrich: *Jenseits von Gut und Böse. Zur Genealogie der Moral,* Stuttgart 1976.
Pelletier, Kenneth R.: *Mind as a Healer, Mind as a Slayer: A Holistic Approach to Preventing Stress Disorders,* New York 1977.
Porkert, Manfred: *Die chinesische Medizin,* Düsseldorf 1992.
Requena, Yves: *Terrains et pathologie en médecine chinoise,* Paris 1980 (Band 1) und 1983 (Band 2).
Sacks, Oliver: *Der Mann, der seine Frau mit seinem Hut verwechselte,* Reinbek 1990.
Seem, Mark D.: *Acupuncture Energetics: A Workbook for Diagnostics and Treatment,* New York 1987.
–: *The Logic of Power: An Essay on the Work of M. Foucault, G. Deleuze and F. Guattari.* Dissertation, State University of New York in Buffalo, 1976 (auf Mikrofilm).
Selye, Hans: *Streß beherrscht unser Leben,* München 1991.
Starr, Paul: *The Social Transformation of American Medicine,* New York 1982.
Weil, Andrew: *Was uns gesund macht. Heilung und Selbstheilung,* Weinheim 1991.
Winnicott, Donald W.: *Reifungsprozesse und fördernde Umwelt,* Frankfurt 1990.
Yuasa, Yasuo: *The Body: Toward an Eastern Mind-Body Therapy,* New York 1987.
Ziegler, Alfred J.: *Krankheits-Bilder, Elemente einer archetypischen Medizin,* Frankfurt 1989.

Marc D. Seem promovierte in Romanistik an der Universität New York in Buffalo, wo er Schüler von Michel Foucault war und seine Dissertation über Nietzsches Begriffe von Macht und Wille in der französischen Philosophie schrieb. Dr. Seem ist Mitübersetzer und Verfasser der Einleitung zur englischen Ausgabe von Deleuze und Guattaris *Anti-Oedipus. Kapitalismus und Schizophrenie,* während dessen Übersetzung er kurze Zeit an der innovativen La Borde-Klinik in Frankreich arbeitete. Nach Abschluß seiner Dissertation kümmerte er sich um psychisch Kranke und Behinderte, lehrte Psychologie und bildete für eine staatliche Institution Therapie-Assistenten in Psychohygiene aus. Dr. Seem studierte und graduierte am Quebec Institute of Acupuncture und arbeitete während dieser Zeit als Akupunktur-Assistent in zwei Kliniken in New York. Dr. Seem ist Begründer und Vorsitzender des Tri-State Institute of Traditional Chinese Acupuncture in Stamford, Connecticut, eines Instituts zur Ausbildung von Akupunkteuren, und ein häufiger Referent an anderen Akupunktur-Instituten und bei Konferenzen. Dr. Seem ist ehemaliger Vorsitzender des National Council of Acupuncture Schools and Colleges und Beauftragter der National Commission for the Certification of Acupuncturists, wo er den Rang eines diplomierten Akupunkteurs innehält.

Er hat diverse Artikel zur Akupunktur-Ausbildung verfaßt und ist der Autor von *Acupuncture Energetics: A Workbook for Diagnostics and Treatment* (Thorsons Pubishers, New York 1987). Dr. Seem betreibt eine Privatpraxis für körper/geist-energetische Akupunktur in New York.

Joan Kaplan schloß die New School for Social Research mit einem Diplom in Psychologie ab und beendete dort ebenfalls ihr klinisches Praktikum. Frau Kaplan hat als Beraterin in einem Gesundheitszentrum für Frauen gearbeitet, ist gelernte Laienhebamme und arbeitet in der Abteilung für Besondere Dienste einer Hochschule für experimentelle Studien in New York. Zur Zeit konzentriert sie sich auf ihre schriftstellerische Tätigkeit und kümmert sich um ihre beiden Kinder.

Mark Seem, Joan Kaplan und ihre beiden Kinder Illyan und Anya Kaplan-Seem, leben in New York.

Register

N

O

P

Q

R

S

T

U

V

W

Y

Z